Anita Heiliger

Täterstrategien und Prävention

Sexueller Mißbrauch an Mädchen innerhalb familialer und familienähnlicher Strukturen

Frauenoffensive

1. Auflage, 2000

(Metzstr. 14 c, 81667 München)

ISBN 3-88104-319-5

Druck: Clausen & Bosse, Leck
Umschlaggestaltung: Erasmi & Stein, München

Dieses Buch ist gedruckt auf Papier aus chlorfrei gebleichtem Zellstoff.

Inhalt

Danksagung

Für die Unterstützung der vorliegenden Veröffentlichung, die aus einem Forschungsprojekt am Deutschen Jugendinstitut (gefördert vom Bundesministerium für Familie, Senioren, Frauen und Jugend) hervorgegangen ist, danke ich zuallererst dem Direktor des Instituts.

Vielen weiteren Menschen bin ich für die Unterstützung der Arbeit zu Dank verpflichtet. Zunächst sind hier die Selbsthilfegruppen der Initiative Münchner Mädchenarbeit zu nennen, deren Leiterin Roswitha Reger den Zugang zu betroffenen jungen Frauen eröffnete, die über ihre Erfahrungen berichten wollten. Mein Dank gilt der Offenheit und Genauigkeit, mit der sie und die erwachsenen Frauen, die mir Interviews gaben, die Täterstrategien aus ihrer Sicht geschildert haben.

Für Hilfe beim Zugang zu Gerichtsakten und bei der Auswertung vor allem von Glaubwürdigkeitsgutachten danke ich Helga Poschenrieder, die aus ihrer langen Erfahrung als Gutachterin in Gerichtsverfahren wegen sexuellen Kindesmißbrauchs ein großes Wissen über Täterstrategien gewonnen hat, an dem sie mich bereitwillig teilhaben ließ. Mein besonderer Dank gilt Ursula Enders für ihre Ermutigung, die Auseinandersetzung mit den Täterstrategien in Angriff zu nehmen, mit denen sie in der Beratungsarbeit von „Zartbitter Köln" ständig konfrontiert ist. Auch für kritisches Lesen des Manuskripts und nicht zuletzt das Vorwort für die vorliegende Arbeit habe ich ihr zu danken. Friesa Fastie, die aus ihrer Begleitung von Mädchen mit sexuellen Gewalterfahrungen in Berlin einen präzisen Blick für die gesellschaftlichen Verhältnisse und Strategien der Täter entwickelt hat, die Mädchen zu Opfern machen, bin ich dankbar für viele Anregungen und Kritik des Manuskripts. Ferner hat mir Dr. Gabriele Roth von der Pädagogischen Hochschule Ludwigsburg mit ihrer Auseinandersetzung mit der Reaktion von Institutionen auf sexuellen Mißbrauch wichtige Impulse gegeben. Dem holländischen Therapeuten Dr. Ruud Bullens, der in seiner Arbeit mit Sexualstraftätern die Entlastungsstrategien der Täter reichlich studieren konnte, danke ich ebenfalls für kritisches Lesen des Manuskripts. Wichtig war vor allem sein Hinweis, daß die Mütter mißbrauchter Kinder von den Tätern oft in einer Weise manipuliert werden, daß sie die Signale ihrer Kinder nicht verstehen oder glauben können, während die Opfer von ihrer Mitwisserschaft überzeugt sind, weil sie ihnen nicht halfen.

Vorwort

Ursula Enders, Zartbitter Köln

Nachdem in den achtziger Jahren vor allem betroffene Frauen sich zu Wort meldeten und das Ausmaß der sexuellen Ausbeutung von Mädchen und auch Jungen im sozialen Nahbereich öffentlich machten, entstanden neue Konzepte der Prävention. Diese strebten eine Erziehung zur sexuellen Selbstbestimmung an. Die Stärkung der Widerstandskraft von Mädchen und Jungen und die altersgerechte Vermittlung von Information über sexuellen Mißbrauch standen im Fokus dieser präventiven Arbeit gegen sexuellen Mißbrauch. So wichtig und richtig die Entwicklung dieser ersten Konzepte für die Präventionsarbeit war und auch für die heutige Arbeit noch ist, wurden doch zunehmend die begrenzten Möglichkeiten der Gegenwehr von Mädchen und Jungen gegenüber sexuellen Übergriffen deutlich.

Es ist Aufgabe der Erwachsenen, laufenden Mißbrauch zu stoppen und schützende Strukturen zu entwickeln, die Tätern die sexuelle Ausbeutung von Kindern und Jugendlichen erschweren. Ein erster notwendiger Schritt in diese Richtung ist die bewußte Auseinandersetzung mit Täterstrategien und gesellschaftlichen Strukturen, die sexualisierte Gewalt gegen Mädchen und Jungen begünstigen. Bislang wurde die Forschung zu Täterstrategien in Deutschland grob vernachlässigt.

Das Deutsche Jugendinstitut stellt mit der Studie „Täterstrategien und Prävention" von Anita Heiliger nun eine praxisrelevante Forschung vor, die diese gravierende Lücke schließt. In Auswertung der Aussagen betroffener Mädchen und Frauen und gerichtlich bestellter Glaubwürdigkeitsgutachten analysiert Anita Heiliger die Strategien von Tätern bei innerfamilialem Mißbrauch, die in der Regel ebenso von Tätern bei außerfamilialem Mißbrauch angewandt werden. Die Studie zieht Schlußfolgerungen für die Entwicklung von Konzepten einer effektiven Präventionsarbeit, die der Verantwortlichkeit von Erwachsenen für den Schutz von Mädchen und Jungen Rechnung trägt.

Darüber hinaus leistet die Studie einen entscheidenden Beitrag zur Qualitätssicherung der Beratungsarbeit kindlicher Opfer sexualisierter Gewalt als auch der Tätertherapie. Sie beschreibt detailliert die Täter-Opfer-Dynamik, die im Sinn der „Anwesenheit des abwesenden Täters" den Beratungskontakt mit kindlichen Opfern sexualisierter Gewalt, den Prozeß der therapeutischen Aufarbeitung als auch die Psychodynamik kindlicher Zeugen vor Gericht beeinflußt. Ebenso beschreibt die Studie kognitive Verzerrungen der Täter, deren Kenntnis eine Voraussetzung für eine im Sinn der Sekundärprävention erfolgreiche Täterarbeit ist. Diese darf auf keinen Fall die Arbeit an den kognitiven Verzerrungen und damit an der Verleugnung seitens der Täter vernachlässigen.

Die Fülle an Originalzitaten macht die Authenzität dieser Studie aus. Dies ist als besonderer Wert anzusehen, insbesondere in Zeiten, in denen methodologische Disputationen zu hermeneutischen Verfahren oftmals die von Praktikern geforderte Evidenz und Eindeutigkeit wissenschaftlicher Ergebnisse vermissen lassen. Die Empirie der letzten Jahre hat gezeigt, daß die Überwindung von Sprachlosigkeit im Bereich sexualisierter Gewalt die Grundvoraussetzung für professionelles Handeln darstellt. Bei der Fülle offener Fragen ist es eine Aufgabe der Forschung, die Praxis hierbei zu unterstützen und den Boden für die Entwicklung professioneller Handlungskompetenz zu schaffen. Die vorliegende Studie des Deutschen Jugendinstitutes leistet dazu einen entscheidenden Beitrag.

„Täterstrategien und Prävention" ist Pflichtlektüre für alle, die an Konzepten der Prävention sexualisierter Gewalt arbeiten.

1. Einleitung

Seit der Häufung von Sexualmorden in den vergangenen Jahren und dem Erschrecken über die mittlerweile internationale Dimension sexuellen Kindesmißbrauchs ist auch die Dringlichkeit von Prävention sexueller Gewalt stärker denn je ins Bewußtsein der Öffentlichkeit gelangt. Dabei steht im Mittelpunkt der aktuellen Forderungen die sekundäre Prävention im Sinn von Strafverschärfungen, konsequenterer Strafanwendung und -verfolgung und vor allem von therapeutischer Behandlung der Täter in der (bisher kaum erfüllten) Hoffnung, sie mit einem Hilfsangebot von weiterer Täterschaft abhalten zu können. Primäre Prävention wird in diesem Diskurs in erster Linie bei den Kindern als (potentiellen) Opfern angesiedelt, deren Widerstandskraft und Selbstbewußtsein gestärkt werden und deren Bezugspersonen lernen können, sie effektiver zu schützen.

Die Entstehung von Täterschaft und die konkreten Vorgehensweisen der Täter sind hierbei nach wie vor nicht ausreichend im Blickfeld, um klare Konzepte zu ihrer Verhinderung und wirkungsvoller Prävention zum Opferschutz entwickeln zu können. Diese Perspektive ist überfällig angesichts der Tatsache, daß Täter, die gefaßt, angezeigt und am Ende verurteilt werden, einen sehr geringen Prozentsatz der gesamten Täterschaft ausmachen, wie alle Institutionen und Projekte wissen, die zu diesem Problem arbeiten. Die weit überwiegende Mehrzahl der Täter übt nach dieser Kenntnis die Delikte vor allem im sozialen Nahraum und im Rahmen familialer und familienähnlicher Konstellationen aus. Diese Täter bleiben zumeist unentdeckt und verschwinden im Verständnis von Normalität der männlichen Population.

Der neue Trend zur Tätertherapie, der seit 1998 gesetzlich als Verpflichtung der Bundesländer verankert ist, erfordert dringend eine – auch öffentliche – Auseinandersetzung mit Therapiekonzepten und den Erklärungsmodellen für sexuellen Mißbrauch, die den bisherigen Ansätzen zugrundeliegen. Nach wie vor scheint eine Individualisierung von Täterschaft zu dominieren, die das wahre Ausmaß sexueller Gewalt mit der vermuteten hohen Dunkelziffer nicht zu erklären und daher nicht zu reduzieren vermag. Sexuelle Gewalt wird – davon geht die vorliegende Untersuchung aus – wesentlich verursacht und gestützt durch die Geschlechterhierarchie als gesellschaftlichem Strukturmerkmal und daraus abgeleitet durch eine männliche Sozialisation und ein männliches (sexuelles) Selbstverständnis, das von einer Verfügbarkeit über Mädchen und Frauen ausgeht und ihnen im Prinzip keinen Widerstand zugesteht.

Der erste Teil des Forschungsprojekts zur „Prävention sexuellen Mißbrauchs an Mädchen“ im Deutschen Jugendinstitut setzte sich im wesentlichen mit den Ursachen des sexuellen Mißbrauchs in diesem Normalitätsverständnis auseinander (vgl. Heiliger/Engelfried 1995). Nach der Herausarbeitung der Bedingungen potentieller Täterschaft in der männlichen Sozialisation in diesem Mitte 1995 abgeschlossenen Forschungsstrang wandte sich die ergänzende Forschungslinie ab 1996 schwerpunktmäßig den Strategien zu, mit denen Täter die gesellschaftsstrukturellen Gegebenheiten gezielt und geplant nutzen, um an Opfer heranzukommen bzw. Mädchen/Kinder zu Opfern zu machen und ihren Widerstand zu brechen oder von vornherein auszuschalten. Dieser letzte Faktor steht im Mittelpunkt, um zur Beantwortung der vor allem in Gerichtsprozessen immer wieder auftauchenden Frage beizutragen, warum ein Mädchen am Ende scheinbar freiwillig mitmacht, was fast regelmäßig zur Schuldminderung des Täters mit der Begründung, er habe keine Gewalt angewendet, angeführt wird. Hierzu gehört auch das Spektrum von Rationalisierungen, Entschuldigungen und Schuldzuweisungen an das Mädchen, mit denen sich der Täter in der Regel rechtfertigt.

Die Begegnung mit diesem Spektrum fand im ersten Forschungsstrang statt, in dem u.a. über die Auswertung von Gerichtsakten versucht wurde, Informationen über biographische Hintergründe, Tatmotive und Handlungsweisen der Sexualstraftäter in Erfahrung zu bringen. Hierbei stellte sich heraus, daß die Aussagen der Opfer oft eine Quelle sind, aus denen die Handlungsweisen und Strategien der Täter sowie das strukturelle Gefüge, innerhalb dessen die Taten ausgeführt wurden, z.T. gut nachvollziehbar zu rekonstruieren sind. Während entsprechendes Wissen in Beratungs- und Selbsthilfeprojekten für betroffene Mädchen und Frauen vorhanden ist, die daraufhin den sexuellen Mißbrauch öffentlich machten, fand es bisher wenig Eingang in die Forschung, stehen die Aussagen von Opfern noch immer im Kontext des Zweifels an ihrer Glaubwürdigkeit.

Die Herausarbeitung der vielfältigen Faktoren und Zusammenhänge des sexuellen Mißbrauchs unter dem Aspekt der Täterstrategien sollte konkrete Anhaltspunkte einerseits für die Gegenwehr bzw. die Wahrung körperlicher und seelischer Integrität von Mädchen und andererseits für die Verhinderung von Täterschaft auf der Ebene struktureller und individueller Voraussetzungen liefern. Die Ergebnisse der Studie sollen daher auch Hinweise darauf geben, wie eine positive, unbeschädigte Sozialisation von Mädchen gewährleistet werden kann.

2. Zum Stand der Forschung über Täterstrategien

In stereotyp vorgetragenen Rechtfertigungen behaupten Täter, die Kinder sexuell mißbrauchen, immer wieder, es sei einfach über sie gekommen, es sei eben passiert (vgl. Bullens 1995), um eine plötzliche, nicht geplante Handlung zu suggerieren, für die sie kaum oder keine Verantwortung zu tragen hätten. Dieser Darstellung folgen Gerichte nicht selten mit entsprechend milden Urteilen, die häufig sowohl die Schwere der Tat und ihrer Folgen als auch die Gefahr der Wiederholungstäterschaft fehleinschätzen (vgl. Kavemann/Lohstöter 1984, Fastie 1994, Kirchhoff 1994, Heiliger/Engelfried 1995). Die vorliegende Forschung über Sexualstraftäter und insbesondere über ihre Täterstrategien zeigt dagegen deutlich, daß sexueller Mißbrauch an Kindern von den Tätern äußerst sorgfältig in einer Vielzahl strategischer Schritte im vorhinein ebenso wie begleitend zur Tat geplant wird (vgl. Burgess & Holmström 1980, Groth e.a. 1980, Sgroi 1982, Warner-Kearney 1987, Passey 1987, Lanning 1987, Monaco & Gaier 1988, Conte e.a. 1989, Budin & Johnson 1989, Berliner & Conte 1990, Christiansen & Blake 1990, Conte 1990, Wyre & Swift 1991, Singer 1992, Aarts 1992, Bullens 1995, Deegener 1995, Enders 1994, 1995, 1999, Elliot/Browne/Kilcoyne 1995). Ziel dabei ist, einerseits an das Opfer zu gelangen und es für die Tat verfügbar zu machen, andererseits unentdeckt zu bleiben, dadurch nicht zur Verantwortung gezogen zu werden und das kriminelle Verhalten beliebig fortsetzen zu können.

Allerdings ist die Forschung zu Täterstrategien bisher noch nicht so umfangreich, wie angesichts der Anzahl von Opfern und der schwerwiegenden Folgen der Delikte erforderlich wäre, um im Interesse des Opferschutzes angemessene und wirkungsvolle Intervention und Prävention dagegensetzen zu können. Ein Großteil der vorhandenen Forschung (vgl. z.B. Warner-Kearney 1987, Budin & Johnson 1989, Conte e.a. 1990, Aarts 1992, Singer u.a. 1992, Bullens 1995, Elliot u.a. 1995) bezieht ihre Informationen aus der Auseinandersetzung mit Tätern in der Erwartung, daß die Aussagen von Tätern für zukünftigen Opferschutz wichtige Informationen liefern können. Obwohl die zusammengetragenen Informationen und Hinweise der Täter eine Basis für präventives Handeln bilden können, läßt eingehende Kenntnis der Täterstrategien doch kaum erwarten, daß Täter ihre Strategien in vollem Umfang und mit allen Details offenlegen. Die Grundlage der meisten Studien zu Täterstrategien besteht aus Informationen von Sexualstraftätern im Kontext rechtlicher Verfahren, und die werden vermutlich nur soviel mitteilen, wie sie ohnehin bereits im Verfahren preisgegeben haben und keine qualitativ neuen Informationen geben, die ihre Lage z.B. in bezug auf Prognosen über ihr zukünftiges Täterverhalten potentiell verschlechtern könnten. Die meisten Aussagen dieser Studien stammen zudem von Tätern, die wegen sexuellen Mißbrauchs außerhalb der Familie angezeigt wurden, was eine wichtige Einschränkung im Hinblick auf die vorliegende Untersuchung darstellt. Über die Strategien von Tätern innerhalb familialer Strukturen ist bisher wenig berichtet worden.

Eine angemessene wissenschaftliche Beachtung und Würdigung der Aussagen von Opfern, wie sie – insbesondere innerhalb familialer Gefüge – die Strategien der Täter, an sie heranzukommen und ihren Widerstand zu brechen oder zu umgehen, erlebt haben und beschreiben, steht bisher noch fast gänzlich aus. Dabei sind (auto-)biographische Berichte vorhanden, in denen Opfer oft sehr genau ihre Erfahrungen darstellen und auf diese Weise versuchen, dem Problem Aufmerksamkeit zu verschaffen und Wissen über Täter zu vermitteln (vgl. Gardiner-Sirtl 1983, Armstrong 1985, Fraser 1988, Jäckel 1988, Danica 1988, Dirks 1989, Merian 1990, Lappessen 1990, Petry 1991, Glade-Hassenmüller 1992, Hassenmüller 1993, Nicht mit uns! 1996).

1. Bisher herausgearbeitete Aspekte der Täterstrategien

Die vorhandene Forschung beschreibt detailliert viele Aspekte der Täterstrategien und arbeitet dabei jeweils andere Schwerpunkte heraus. Übereinstimmung besteht in bezug auf die grundlegende Strategie der Täter, sich zunächst in das Vertrauen des Kindes einzuschleichen, sich mithilfe von Bestechungsgeschenken und Vorgaukelung von Liebe und Schutz als Freund und Gönner auszugeben, zunächst eine nichtsexuelle Beziehung aufzubauen, um dann die Opfer allmählich in sexuelle Aktivitäten zu verwickeln, Rückzug und Widerstand des Kindes mit Verstrickung in Schuldgefühlen, Schaffung von Abhängigkeiten bis hin zur Anwendung von Zwang und Gewalt auszuschalten.

Bullens beschreibt das Ziel der Täterstrategie eines sexuellen Mißbrauchers dahingehend, zu planen, *„wie die aktive Verweigerung oder der passive Widerstand des Opfers gebrochen werden und wie der Täter das Opfer für den Mißbrauch verantwortlich machen kann“* (Bullens 1995, S. 54). Berliner und Conte (1990) sehen im strategischen Vorgehen des Täters drei Phasen: Sexualisierung der Erwachsenen-Kind-Beziehung, Rechtfertigung der sexualisierten Übergriffe und das Gelingen der Mitwirkung des Kindes. Systematisch wird vom Täter der „Selektions- und Verführungsprozeß“ (Bullens 1995, S. 57) vorbereitet und das Umfeld manipuliert, werden räumliche Gegebenheiten geschaffen, um mit dem Opfer allein sein zu können. Isolation des Opfers, Spaltung zwischen Opfer und Bezugspersonen, Täuschung der Bezugspersonen, das Vertrauen des Opfers gewinnen, Bevorzugung des Kindes und Bewirken von Geheimhaltung mit offenen oder versteckten Drohungen und schließlich die schrittweise eskalierende, in alltägliche Handlungen eingebundene und daher für das Kind schwer erkennbare Grenzüberschreitung kennzeichnen die einzelnen strategischen Schritte der Täter.

Die Studie von Conte, Wolf & Smith (1989) zeigt z.B. die besondere Fähigkeit der Täter, verletzliche Kinder zu identifizieren und diese Verletzlichkeit zu nutzen, um sie sexuell mißbrauchen zu können. Die Autoren lassen keinen Zweifel aufkommen, daß sexueller Mißbrauch immer mit Zwang und Gewalt einhergeht, wohingegen Täter in aller Regel die Anwendung von Gewalt leugnen oder sie bagatellisieren. Als eine der Formen der Täter, an ihr Ziel zu gelangen, betonen die AutorInnen die systematische Desensibilisierung des Opfers in bezug auf körperliche Berührungen. Sgroi (1982) unterscheidet fünf Phasen im Kontext der Tat: die Opfersuche, die sexuelle Annäherung, die Erreichung von Geheimhaltung, die Aufdeckung und Drohung sowie Gewaltanwendung nach der Aufdeckung. Burgess und Halmström (1980) betonen drei Typen von ausgeübtem Druck, mit dem der Täter an sein Ziel zu gelangen versucht: materielle Zuwendungen, Entkräften moralischer Standards und Vortäuschen von Wärme und sozialem Kontakt insbesondere gegenüber emotional und sozial deprivierten Kindern und Frauen. Lanning (1987) beschäftigt sich mit der besonderen Aufmerksamkeit, die der Täter dem Opfer gibt, indem er sich häufig Hobbys oder Interessen zulegt, die das Kind ansprechen, indem er Räume kindgerecht ausstattet, sexualitätsbezogene Bilder zur Gewöhnung und Desensibilisierung des Kindes zeigt und dessen Hemmungen systematisch und gezielt abbaut.

Conte (1986) arbeitet vor allem heraus, daß dem aktiven sexuellen Mißbrauch in der Regel eine lange Phase vorausgeht, in der der Täter das Kind in die Mißbrauchsbeziehung hineinmanövriert („grooming process“). In dieser Zeitspanne studiert der Täter genau die Vorlieben, Abneigungen, Wünsche und Ängste des Kindes und benutzt am Ende dieses Wissen zur Verwicklung des Kindes in den sexuellen Kontakt und zur Anwendung wirksamer Mittel für Zwang und Druck zur Fortsetzung und Geheimhaltung des Mißbrauchs. Monaco und Gaier (1988) haben sich in diesem Zusammenhang besonders mit der Fähigkeit der Mißbraucher auseinandergesetzt, *„ihre Opfer mit Begründungen zum Mißbrauch zu überreden und zu verpflichten, welche der moralischen Stufe sowie dem damit verbundenen kognitiven Entwicklungsniveau der Kinder entsprechen"* (Zitat bei Deegener 1995, S. 149). Bullens (1995) nennt den „Schlüsselplan" innerhalb der Täterstrategien den Aufbau einer Vertrauensbeziehung zum Opfer. Mit der Bevorzugung des Kindes gegenüber Geschwistern, „Bestechungspraktiken" (ebd., S. 59), der Suggestion, das Opfer sei sein ‚Lieblingskind', für ihn etwas ganz Besonderes, nur es könne dem Täter geben, was er brauche, der Abschottung von anderen Vertrauenspersonen – insbesondere der Spaltung zwischen Mutter und Kind – u.a. sorgt der Täter für die Abhängigkeit, Schutzlosigkeit und Verfügbarkeit des Opfers für seine Interessen. Die Geheimhaltung des Geschehens durch das Opfer ist demnach, wenn nicht Zwang und Gewalt direkt angewendet wurden, wiederum Ergebnis dieses hergestellten Vertrauens, der Bevorzugung und Isolierung, mit der es dem Täter gelingt, daß das Opfer sich mitverantwortlich fühlt, Schuld und Schamgefühle entwickelt und daher oft von ganz allein dafür sorgt, daß die Tat nicht aufgedeckt wird.

Ist dieser „Schachzug" erfolgreich, braucht der Täter ein Geheimhaltungsverbot u.U. gar nicht mehr auszusprechen und kann die Duldung des Mißbrauchs als Einverständnis und Freiwilligkeit des Kindes darstellen. Wirkt andererseits sein Geheimhaltungsgebot nicht und kann der Täter demzufolge eine Aufdeckung seiner Taten nicht mehr verhindern, greift er die Glaubwürdigkeit des Opfers an und versucht, es mit allen Mitteln als Lügner oder Schuldige zu diffamieren. *„Wenn er das Opfer nicht ganz und gar zum Schweigen bringen kann, sorgt er soweit wie möglich dafür, daß dem Opfer niemand zuhört. Zu diesem Zweck bietet er ein erstaunliches Arsenal an Argumenten auf, von offenkundiger Ableugnung der Tat bis hin zu ausgefeilten... Rationalisierungen. Nach jeder Gewalttat sind die gleichen Ausreden zu erwarten: Es ist nie geschehen, das Opfer lügt; das Opfer übertreibt; das Opfer ist selber schuld; und es ist ohnehin an der Zeit, daß man die Vergangenheit ruhen läßt und in die Zukunft blickt. Je mächtiger der Täter ist, desto umfassender ist sein Vorrecht, Realität zu benennen und zu definieren, und desto vollständiger kann er seine Argumente durchsetzen."* (Herman 1993, S. 18f)

Enders zeigt auf, wie schwierig es insbesondere für kleinere Kinder ist, die Absicht eines Täters im sozialen Nahraum zu erkennen, wenn er anfangs seine Übergriffe als Spiel tarnt oder dem Kind scheinbar besondere Aufmerksamkeit und Zuwendung schenkt. *„Der Mißbraucher schleicht sich mit List und Tücke in die Gefühle des*

Mädchens (Jungen) ein, (verwickelt) es in eine Komplizenschaft und (dressiert) es für die Opferrolle." (Enders 1995, S. 103) Auf dem Hintergrund dieser Kenntnisse kritisiert sie dezidiert Einschätzungen, die dem Opfer wegen fehlender Gegenwehr und „Freiwilligkeit" eigene Anteile am Mißbrauch zuschieben wollen. Dazu zählt im besonderen die in aller Regel als positiv bewertete Bindung an den Täter, die häufig als Liebe mißverstanden wird. Herman setzt sich mit den traumatischen Folgen der Gewalt für die betroffenen Kinder auseinander und arbeitet die Entstehung solcher Bindungen gerade in einem besonders gewalttätigen Klima heraus, in dem der Täter das Opfer von jeder positiven, unterstützenden Beziehung zu anderen Personen abschneidet. *„Die Opfer schildern ein charakteristisches Muster totalitärer Macht, die mit Gewalt und Morddrohungen, unberechenbarem Beharren auf pedantischen Regeln, unerwarteten Belohnungen und der Ausschaltung aller konkurrierenden Beziehungen durch Isolation, Geheimhaltung und Betrug durchgesetzt wird. Stärker noch als Erwachsene entwickeln Kinder, die in einem solchen gewalttätigen Klima aufwachsen, pathologische Bindungen an die, die sie mißhandeln und vernachlässigen. Um diese Bindungen aufrechtzuerhalten, gefährden sie bereitwillig ihr Wohlergehen, ihre Realität, ihr Leben.*" (Herman 1993, S. 137)

Während Täter selber gern den Mißbrauch als einmalig hinstellen und in der Regel nur so viele Taten zugeben, wie ihnen effektiv nachgewiesen werden können, und innerhalb der Verfahren zumeist nur der Mißbrauch an einem Opfer verhandelt wird, bei dem Anzeige erstattet wurde, ergeben Nachfragen bei verurteilten Sexualstraftätern zur realen Anzahl der Opfer ein ganz anderes Bild. So machten z.B. Elliot, Browne und Kilcoyne (1995) die „alarmierende" Entdeckung, daß nach den Angaben der Täter ihre Strategien ihnen ermöglichten, immer wieder neue Opfer zu finden: 70 % hatten zwischen einem Kind bis neun Kinder mißbraucht, 23 % zwischen 10 und 40 und 7 % zwischen 41 und 450 Kinder (ebd. S. 584).

2. Einschätzungen zu Widerstand und Prävention

Der umfassende Aufbau der Täterstrategien – das zielgerichtete Aufgreifen kindlicher Bedürfnisse, die Einbettung der Übergriffe in alltägliche Handlungen und die latente bis offene Gewalt – macht es nach Bullens für ein Kind praktisch unmöglich, sich gegen den sexuellen Mißbrauch zu wehren. Auch wenn die Kinder ihren Widerstand zeigen – und das scheinen sie in aller Regel zu tun –, hätten sie dennoch kaum eine Chance, den Täter von seiner Tat abzubringen. Bullens ist daher generell in bezug auf Präventionsprogramme, die bei Opfern bzw. potentiellen Opfern ansetzen, außerordentlich pessimistisch. Aus der *„Analyse der Täterstrategien... ergeben sich kaum Hoffnungen darauf, daß ein Kind eine Chance hat, den Mißbrauch zu verhindern oder zu beenden. Man kann davon ausgehen, daß der Täter dank seiner Übermacht die Möglichkeit hat, jede Verweigerung des Kindes zu übergehen."* (Bullens 1995, S. 65) Er sieht eine sekundärpräventive Chance eher in der Behandlung der Täter mit dem Schwergewicht darauf, daß sie ihre Rechtfertigungs- und Entlastungsstrategien aufgeben, ihre aktive Rolle und die systematische Kontrolle von Opfer und Umfeld erkennen und zugeben. Ziel dieser Therapie ist es, daß die Täter beginnen, Selbstkontrolle statt Kontrolle über andere aufzubauen. Neben seinen Erfahrungen aus der Täterbehandlung beruft sich Bullens dabei auf eine holländische Studie über 35 Täter, die sich in ambulanter Behandlung befanden (Aarts 1992). In Weiterführung der Arbeit von Conte e.a. (1989) wurde auch hier versucht, die Täter Empfehlungen zur Prävention von sexuellem Mißbrauch an Kindern formulieren zu lassen. Der Vergleich zwischen den Empfehlungen, die die Täter gaben, mit ihren berichteten realen Reaktionen, wenn sich ein Kind dementsprechend verhielt, zeigte jedoch, *„daß die Effektivität tatsächlich minimal ist"* (Bullens 1995). In einer Opferstudie zeigen Berliner & Conte (1990), daß die Kinder durchaus in der Lage waren zu benennen, wenn das Verhalten des Täters ihnen unpassend vorkam und unangenehm war, so daß die AutorInnen eine „Alarmliste" aus den berichteten strategischen Schritten der Täter zusammenstellen konnten. Sie benennt Warnzeichen, die deutlich machen, daß sexueller Mißbrauch mit hoher Wahrscheinlichkeit stattfindet bzw. eingeleitet wird, wie bevorzugte Behandlung, Geheimhaltungsgebot, absichtlich in Anwesenheit des Kindes nackt herumlaufen, das Kind in sexueller Weise anschauen, mit dem Kind allein sein wollen, es an Intimstellen scheinbar zufällig berühren usw. (ebd., S. 33).

Budin & Johnson (1989) befragten in ihrer Studie inhaftierte Sexualstraftäter nach ihrer Einschätzung von Präventionsprogrammen. Die Täter gaben an, daß in erster Linie die Nichteinhaltung des Geheimhaltungsgebotes, also Sprechen über die Tat, die Fortsetzung des Mißbrauchs verhindern könne. Gleich darauf folgt das „Nein"-Sagen und das Lernen von guten und schlechten Berührungen (vgl. auch Elliot e.a. 1995). Diese Empfehlungen sind in den USA und auch in der BRD bereits in einer Vielfalt von Präventionsprogrammen umgesetzt worden. Auf die bereits erwähnte Skepsis von Bullens soll an dieser Stelle noch einmal verwiesen werden, der deutlich macht, daß Kinder selber sich sehr schwer vor sexuellem Mißbrauch, insbesondere im familialen Rahmen, schützen können, da die Täter herausfinden, auf welche Weise sie die Abwehr von Opfern unterlaufen, unterbinden und brechen können. So teilt z.B. in der Studie von Elliot e.a. (1995) ein Täter mit, *„daß wir alles einsetzen, um an das Kind heranzukommen"* (ebd., S. 590). Die Autorinnen fordern aufgrund dieser Mitteilungen der Täter, alle Präventionsprogramme auf dem Hintergrund der Empfehlungen noch einmal zu überprüfen.

Opferforschung nun zeigt, daß Widerstand des Kindes durchaus auch erfolgreich sein kann und sehr viele Facetten aufweist (vgl. Enders 1995). Er scheint vor allem in einer Phase erfolgversprechend zu sein, in der der Täter die „Tauglichkeit des Objekts" (Enders 1994, S. 104) für den Mißbrauch testet: *„Kinder, die sie manipulieren können. Dies sind neben sehr freundlichen und offenen Mädchen und Jungen auch bedürftige Kinder."* (ebd., S. 103) Enders beschreibt aus ihren Erfahrungen in „Zartbitter Köln" solch einen Test an folgendem Beispiel: *„(Täter) beginnen die sexuelle Ausbeutung – abgesehen von Ausnahmen – nicht mit der Vergewaltigung des Opfers, sondern fast immer mit besonderer ‚Zuwendung': Dem Opa rutscht z.B. bei der Lieblingsenkelin wie zufällig die Hand in das Höschen. Protestiert das Kind lauthals oder weigert sich, nochmals auf dem Schoß des Mannes zu sitzen, und wird der Widerstand von Dritten unterstützt, so wird Opa vielleicht etwas vorsichtiger sein und sich einem anderen Enkelkind ‚zuwenden'. Hat das Mädchen jedoch nicht die Kraft zu lautem Widerstand und/oder findet sie in ihrer Umgebung kein Verständnis (‚stell dich nicht so an, Opa hat dich doch besonders lieb!'), so hat der Täter vermutlich ein leichtes Spiel: Sein Opfer ist ‚ihm relativ sicher'."* (ebd., S. 104)

Das Ziel der Sekundärprävention soll in der Täterbehandlung realisiert werden (s. ausführlicher Kap. 8). Hier wirken aber die Täterstrategien weiter. Deegener (1995) verweist daher nachdrücklich auf die Notwendigkeit, in der Auseinandersetzung mit Tätern die Opferperspektive ins Auge zu fassen: *„Die Konflikte, Gefühle, Gedanken, Belastungen und Folgen der Opfer müssen stets in Kopf, Herz und Bauch gegenwärtig sein"* (ebd., S. 100), um der Manipulation der Täter zu entgehen, mit der sie ihre Taten leugnen, sich rechtfertigen und Verantwortung abschieben. Anhand von Auszügen aus eigenen Glaubwürdigkeitsgutachten, in denen Opfer das Verhalten der Täter beschreiben, macht er deutlich, wie die Opferperspektive in der Täterarbeit helfen kann, ein realistisches Bild vom Täter zu entwickeln und aufrechtzuerhalten, *„gerade angesichts der verharmlosenden, verleugnenden und beschönigenden Einflüsse durch den sexuellen Miß-*

braucher aufgrund seines Verantwortungs-Abwehr-Systems" (ebd., S. 166). Deegener setzt sich ausführlich mit den Strategien der Täter in bezug auf Leugnung, Verdrehung und Verharmlosung der Tatsachen auseinander und legt seine Methode dar, die Täter im Gespräch damit zu konfrontieren, daß er ihre Selbstentlastungen nicht akzeptiert (vgl. Deegener 1995, S. 174, vgl. auch Bullens 1995). Das Zugeben der Tat und damit der Beginn der Übernahme der Verantwortung gilt in allen opferorientierten Konzepten der Täterarbeit als Voraussetzung einer erfolgreichen Tätertherapie im Sinn von Opferschutz (vgl. Heiliger/Engelfried 1995).

3. Niederschlag der Täterstrategien in Wissenschaft, Therapie und Justiz

In welcher Weise sich die Täterstrategien in unterschiedlichsten Bereichen wiederfinden und zu einem Bild von Tätern, die Kinder sexuell mißbrauchen, führen, das sie von der Verantwortung für die Delikte entlastet, soll im folgenden an drei Beispielen gezeigt werden.

Die gleichen Strategien, an Kinder heranzukommen, die aus obigen Studien angeführt wurden, werden z.B. von Lautmann (1994) in Interviews mit „Pädophilen"*, die er von sexuellen Mißbrauchern abgrenzen möchte, berichtet. Die Selbstdarstellungen der Interviewten allerdings zeigen unübersehbar den Charakter des sexuellen Mißbrauchs: *„Der pädophile Blick unterscheidet, wenn er geübt ist, zwischen zugänglichen und unzugänglichen Kindern."* (ebd., S. 86) Das Austesten der Opfertauglichkeit beschreibt er an einem Beispiel analog zu dem von Enders: *„Bei mir läuft das meistens so ab, daß ich sie mal kitzel und während des Spielens über den Kitzler streichle, auch mal zwischen die Beine komme..."* (ebd., S. 82) Lautmann stellt dieses Austesten als *„konsensbildendes Vorgehen"* (ebd., S. 78) dar und leugnet damit explizit den unverkennbaren sexuellen Mißbrauch. Die von ihm Interviewten beschreiben auch deutlich ihre Strategien des Übergehens vom Widerstand der Opfer und der Ausübung von Druck. Beispiel 1: *„Ich hatte ihn gefragt, ob ich an seinem Geschlechtsteil lutschen darf. Er hat es verneint, dann haben wir es doch gemacht."* (ebd., S. 94) Beispiel 2: *„Wenn ich was mache, muß ich ganz sicher sein, daß das Mädchen nichts sagt. ‚Wenn das jemals rauskommt,*

* Monika Gerstendörfer von der Lobby für Menschenrechte schlägt vor, den Begriff „Pädokrime" zu verwenden, weil er den Straftatbestand beschreibt, während der Begriff „pädophil" Liebe zu Kindern suggeriert.

komme ich in große Schwierigkeiten, und du kommst ins Erziehungsheim.' Das wirkte..." (ebd., S. 97) Dennoch ist Lautmann nicht in der Lage, das kriminelle Handeln seiner Interviewpartner zu erkennen, und gerät geradezu ins Schwärmen über seine Uminterpretation der Zwangssituation für die Opfer in „Konsens". *„Die pädophile Sexualform verfügt über ein ungewöhnlich differenziertes Konzept zum Konsens... In sprachlicher, zeitlicher und sachlicher Hinsicht strukturieren die Liebhaber ihr Vorgehen.*" (ebd., S. 98f) Die Kritik, die Lautmann auf diese Arbeit erfuhr, macht sich am Verlieren in und an der Identifikation mit der Täter- unter völliger Ignoranz der Opferperspektive fest. Faktisch finden Täterstrategien hier in einer wissenschaftlichen Arbeit ihre Fortsetzung und Absicherung.

Wie erfolgreich Täter in der Fortsetzung ihrer Strategien der Leugnung und Verantwortungsabweisung auch im Rahmen von Tätertherapie sein können, soll am Beispiel des Therapeuten Bruder (1995) gezeigt werden. Hinter den Selbstrechtfertigungen der Täter und den typischen Schuldzuschreibungen an das Opfer sieht er eine *„Verleugnung der Realität des Mißbrauches und Konstruktion einer irrealen Welt, in der das, was stattgefunden hat, kein Mißbrauch ist, sondern Ausdruck väterlicher Zuwendung, Zärtlichkeit, Sorge um die körperliche Entwicklung des Kindes, Befriedigung der ‚Neugierde' des Kindes, Einführung des Kindes in die Welt der Sexualität*" (ebd., S. 1). Tätertherapeuten wie z.B. Wyre (1997), Bullens (1995) und Deegener (1995) stellen fest, daß die Schutzbehauptungen, die von Tätern mit Regelmäßigkeit aufgestellt werden, keineswegs Verleugnungen der Realität sind, sondern bewußte, absichtliche und aktive Verdrehung der Realität mit dem einzigen Ziel, das Umfeld weiterhin zu manipulieren, Verständnis zu erlangen und nicht zur Verantwortung gezogen zu werden. Den systematischen Abbau von Grenzen in den Täterstrategien, der in allen wissenschaftlichen Arbeiten zum Thema beschrieben wird, verkennt Bruder als immanent sich entwickelnde Prozesse, denen der Täter ausgesetzt sei: *„Im Prozeß der Grenzziehung verschiebt sich zugleich die Grenze selbst. Es ist ein unmerklicher Prozeß, dem der mißbrauchende Erwachsene sich anvertraut. Die Wahrnehmung paßt sich dem Grenzverlauf an.*" (ebd.) Hier wird dem Täter selbst quasi ein Opferstatus zugestanden, seine aktive, extrem manipulative Rolle wird geleugnet, und als Ergebnis der „systemischen Sichtweise" (ebd.) interpretiert, die sexuellen Mißbrauch als „Problem der Familie" sieht. Dem steht die Täterforschung gegenüber, die deutlich macht, daß Täter gezielt die Probleme produzieren, indem sie sich etwa bereits die Partnerin entsprechend auswählen, die familiale Struktur entsprechend gestalten und den Zugang zum Opfer systematisch vorbereiten und herstellen. Einen Höhepunkt in der Täterentlastung erreicht Bruder, indem er dem sexuellen Mißbrauch aus der systemischen Sichtweise eine positive Funktion zuschreibt. Er reduziere *„die Gefahr der Auflösung der Familie"* und diene der *„Sicherung und Erhaltung des Familiensystems"* (ebd., S. 4). Manipulation von BeraterInnen und TherapeutInnen scheint hier zum Weiterwirken der Täterstrategien zu führen.

Die Fortsetzung der Täterstrategien im Bereich der Justiz haben vor allem Kirchhoff (1994) und Fastie (1994) herausgearbeitet. Dabei geht es zum einen um die Gerichtsprozesse begleitenden häufig schweren Drohungen der Täter gegenüber den verletzten Zeuginnen und um eine Vielfalt weiterer Methoden der Beeinflussung und Manipulation von Zeuginnen und Justizangehörigen durch den Täter. Zum anderen zeigt sich in Haltungen und Reaktionen z.B. von RichterInnen häufig nicht nur eine deutliche Schwierigkeit, sich in die Opfer sexuellen Mißbrauchs hineinzuversetzen, ihre Traumatisierung durch das Delikt zu erkennen und ernstzunehmen sowie sie vor sekundären Traumatisierungen z.B. im Gerichtssaal so weit wie möglich zu schützen. Vielmehr dokumentieren Kirchhoff und Fastie eine Vielzahl richterlicher Äußerungen, die als Ergebnis der Täterstrategien bewertet werden können, das Opfer als nicht glaubwürdig darzustellen, mit Schuldzuweisungen gegenüber dem Opfer zu arbeiten, die Schwere der Folgen sexueller Übergriffe herabzusetzen und Täter zu entlasten, sie sogar unverkennbar in Schutz zu nehmen oder männerbündische Solidarisierung zu üben, wie sich z.B. in der Äußerung eines Richters andeutet: *„Was hat Sie denn dazu gebracht, es mit Ihrer Tochter zu treiben? War die so gut im Bett, oder was?"* (Fastie 1997, S. 107)

Der Mangel an Anerkennung sexuellen Mißbrauchs als Straftat im Gericht zeigt sich u.a. auch an Formulierungen, in denen die Delikte „sexueller Mißbrauch" oder „Vergewaltigung" als „(sexuelle) Beziehung", „(sexuelles) Verhältnis" und ähnliches bezeichnet werden (vgl. Fastie 1994, S. 117). Durch die Verwendung solcher Begriffe wird der Gewaltcharakter der Tat geleugnet. Sie bilden die entsprechende Täterstrategie ab, die Tat als einverständige Handlung, wenn nicht gar den Täter als durch das Kind Verführten darzustellen (vgl. Fastie 1997). *„Hat er Ihnen auch mal Gewalt angetan?"* ist nach Fastie eine Frage, die Richter in fast jedem von ihr beobachteten Gerichtsverfahren an die Verletzte stellten und damit deutlich den Gewaltcharakter des sexuellen Mißbrauchs an sich verkennen (vgl. Fastie 1994, S. 117). Die in aller Regel gewaltträchtigen Drohungen des Täters sowie das Klima von Druck, Schweigegeboten und Gewalthandlungen, z.B. an anderen Familienmitgliedern oder Tieren, werden nicht berücksichtigt. Dieser Haltung entsprechen auch Gerichtsurteile, die als strafmildernd bewerten, was als gezielte Täterstrategie dargestellt wurde, z.B. (materielle) Zuwendung und „sich kümmern“: *„Es wird ihm zugute gehalten, daß er sich auch um das Mädchen gekümmert hat, nicht nur Mißbrauch stattgefunden hat.“* (Fastie 1994, S. 123) Fastie schließt aus ihren Beobachtungen, *„daß RichterInnen (überwiegend Männer) und SchöffInnen über keinerlei Fachwissen hinsichtlich der Umstände und Auswirkungen sexueller Gewalt gegen Mädchen (und auch Jungen) verfügen“* (ebd., S. 122). Sie schlägt daher fachliche Schulung der RichterInnen vor, die im Bereich sexueller Mißbrauch an Kindern und Jugendlichen Vernehmungen durchführen (Fastie 1997, S. 109).

4. Zur Existenz und Funktion der „Täterlobby“

Die „Täterlobby“ zur Absicherung von Täterstrategien ist ein weiterer wirksamer Faktor, der Tätern Sicherheit verschafft, sexualisierte Straftaten unbehelligt ausführen zu können. Als Täterlobby bezeichnen Russell (1984) und Finkelhor (1984) Personen und Institutionen, die dazu beitragen, sexuellen Mißbrauch nicht als Straftat zu bewerten, ihn zu verharmlosen oder zu rechtfertigen und die traumatischen Folgen für die Opfer zu leugnen (vgl. u.a. Enders 1995). Neben dieser eher allgemein und alltäglich, fast schon strukturell wirkenden Lobby, auf die sich Täter stützen können, um für ihre Taten nicht zur Rechenschaft gezogen zu werden, existiert jedoch eine sehr aktive Täterlobby aus einzelnen Personen und Gruppierungen, die sich kämpferisch für Täter einsetzen. Einerseits beraten und unterstützen sie unter Verdacht geratene Männer, andererseits üben sie Druck bis hin zum Terror auf Personen aus, die dem Opfer helfen und den Täter zur Verantwortung ziehen wollen.*

* An einem Beispiel aus München kann verfolgt werden, auf welche Weise diese Täterlobby arbeitet: vgl. Jakob 1998 und *Spiegel* 45/97, S. 95f. Die fachliche Arbeit von P. Jakob, die in Münchner Fachkreisen als hervorragend und opferorientiert geschätzt wurde, wurde in dem angegebenen Spiegelartikel („Wie ein Hexenprozeß“) verunglimpft und diskriminiert. Seine Informationen bezog der Autor unschwer erkennbar vom beschuldigten Vater des Kindes. Der Therapeut wurde auch persönlich so heftig mit Drohanrufen und unflätigen Briefen („Eier abschneiden“) terrorisiert, daß er keine Existenzgrundlage vor Ort mehr sah und ein Angebot im Ausland annahm. Er habe sich ins Ausland „abgesetzt“, heißt es in dem Artikel; in einem weiteren Artikel in derselben Ausgabe des Magazins wird die ohne jeden Zweifel haltlose Behauptung verbreitet, der Therapeut sei vor den Steuerbehörden ins Ausland geflohen.

Die Ereignisse um den Massenmörder Dutroux in Belgien, wo fast alle ZeugInnen mittlerweile zu Tode gekommen sind, ist ein extremes Beispiel der Vorgehensweise einer Täterlobby. Doch Handlungsformen solcher Lobbies, mit denen ZeugInnen ausgeschaltet werden und die Verurteilung von Tätern verhindert wird, sind auch in anderen Ländern bekannt. Aus Frankreich wird z.B. berichtet, daß engagierte ÄrztInnen und JugendarbeiterInnen, die sich für sexuell mißbrauchte Kinder einsetzen, von Rufmordkampagnen seitens der Täterlobby bedroht sind (vgl. Krause 1999). Auch aus Deutschland liegt eine Vielzahl von Berichten vor, in denen, schwerpunktmäßig im Zusammenhang mit Sorge- und Umgangsrechtsverfahren, Fachkräfte diffamiert werden, Anzeigen mutmaßlicher Täter verhindert werden und Mütter ertragen müssen, ihr Kind nicht mehr schützen zu können, es u.U. einem Vater zu überlassen, der es ihrer festen Überzeugung nach mißbraucht hat und diese Tat fortsetzt. Hier hat sich der Vorwurf des „Mißbrauchs mit dem Mißbrauch" vor allem in entsprechenden Gerichtsverfahren Platz geschaffen und sich die Schwierigkeit, sexuellen Mißbrauch an Kindern gerichtsfest nachzuweisen, zunutze gemacht, um Täter rechtlich unbelangt zu lassen, ihren Zugang zum Kind abzusichern und Opferschutz auszuhebeln (vgl. Enders 1995, Hentschel 1993, Fegert 1995, Riedel-Breidenstein 1996 u.a.).

Die Situation hat sich im Kontext von Sorge- und Umgangsrechtsverfahren in den vergangenen Jahren dramatisch verschärft. Wegen der Aktualität der entstandenen Probleme wird im folgenden eine ausführlichere Auseinandersetzung mit diesem Bereich geführt.

5. Zum Wirken von Täterstrategien in Sorge- und Umgangsrechtsverfahren

Im Sorge- und Umgangsrecht hat sich nach der am 1.7.1998 in Kraft getretenen Kindschaftsrechtsreform eine entscheidende Wende vollzogen, die Täterstrategien begünstigt. *„Nicht mehr das Kind steht im Mittelpunkt des Verfahrens, sondern die Eltern, auch wenn der Wortlaut des Gesetzes mit der Anknüpfung an das Kindeswohl etwas anderes suggeriert."* (Pötz-Neuburger 1999, S. 147) Das neue Gesetz, das Eltern nach einer Scheidung die Fortführung der gemeinsamen elterlichen Sorge auferlegt, hat die Rechte von Frauen enorm eingeschränkt und die der Väter deutlich ausgeweitet. Diese Entwicklung kann als ein großer Schritt zur Repatriarchalisierung bewertet werden, da er Vätern nach Trennung und Scheidung Machtmittel und Verfügungsmöglichkeiten über Ex-Frauen und Kinder gewährt, ohne sie mit entsprechenden konkreten Verpflichtungen der Sorge zu koppeln (vgl. Heiliger 1992). Dies läuft den gleichzeitigen politischen Bemühungen um Herstellung der Gleichberechtigung der Geschlechter diametral entgegen, obwohl eine der erklärten Absichten der Einführung nachehelicher gemeinsamer elterlicher Sorge die stärkere Beteiligung von Vätern an der Verantwortung für und praktischen Beteiligung an der Erziehung und Versorgung der Kinder war (ebd.).

Kurz nach Einführung des neuen Gesetzes orientierten Gerichte sich stark am „Leitbild der gemeinsamen elterlichen Sorge", obwohl, wie der BGH feststellt, *„die Neuregelung der elterlichen Sorge... kein Regel-Ausnahme-Verhältnis in dem Sinne (enthält), daß eine Priorität zugunsten der gemeinsamen elterlichen Sorge bestünde"* (Urteil des BGH v. 29.9.1999 – XII ZB 3/99). Daraus wurde der Anspruch an die Eltern abgeleitet, die Paarebene von der Elternebene zu trennen (vgl. Pötz-Neuburger 1999, Oelkers 1999). Mit der Häufung strittiger Sorge- und Umgangsrechtsverfahren begannen Gerichte (wieder), Einigungsprobleme zu respektieren und im Interesse der Kinder Müttern die alleinige elterliche Sorge zuzusprechen. *„In einer Entscheidung vom 1.12.98 hebt das OLG Stuttgart darauf ab, daß bereits die fehlende Einigkeit der Eltern über den Fortbestand der gemeinsamen elterlichen Sorge ein Indiz gegen das gemeinsame Sorgerecht sei, soweit schädliche Auswirkungen der Verweigerungshaltung eines Elternteils auf das Kind nicht ausgeschlossen werden könnten. Maßstab seien nicht die wiederholte Unfähigkeit der Eltern zur Einigung, sondern die Auswirkungen dieser mangelnden Einigkeit auf das Kind. Mit dieser Argumentation rückt das Kind auch wieder ins Blickfeld."* (Pötz-Neuburger 1999, S. 148)

Manche Gerichte neigen dazu, wenn die Mutter dem Vater den Umgang mit dem Kind verweigert oder erschwert, sie mit der Drohung unter Druck zu setzen, ihr könne das Sorgerecht entzogen und die Übersiedelung des Kindes zum Vater angeordnet werden, *„auch wenn kaum eines der klassischen Sorgerechtskriterien in der Person des Vaters erfüllt ist"* (ebd., S. 152). Das Recht auf Umgang des Vaters mit dem Kind scheint hier als grundsätzliche Linie ohne Rücksicht auf bestehende Konflikte und auch ohne Rücksicht auf den Willen und den Schutz des Kindes, durchaus auch mit einer Umgangspflegschaft oder der letzten Konsequenz des Sorgerechtsentzugs für die Mutter durchgesetzt zu werden (vgl. z.B. Kodjoe/Koeppel 1998, S. 23). *„So werden die Umgangsrechte von Vätern selbst dann besonders betont, wenn Anlaß zur Besorgnis besteht."* (Jakob 1998, S. 101)

Besonders problematisch stellt sich die Situation dar, sobald von der Mutter der Verdacht des sexuellen Mißbrauchs gegen den Kindsvater erhoben wird und sie den Umgang verweigert, um das Kind vor weiteren Schädigungen zu schützen. In solchen Fällen ist Müttern bereits das Sorgerecht entzogen und auf den Vater übertragen worden, wenn der Verdacht nicht eindeutig erhärtet werden konnte, die Mütter jedoch aufgrund von Äußerungen und Symptomen der Kinder von der Tatsache des Mißbrauchs ausgingen und an der Verweigerung des Umgangs festhielten (s.u.). Die Verweigerung wird hier als „Zeichen einer Erziehungsungeeignetheit" (Pötz-Neuburger 1999, S. 151) der Mutter bewertet und eine berechtigte Sorge zum Schutz des Kindes ignoriert bzw. geleugnet. Dabei dürfte allgemein als bekannt vorausgesetzt werden können, daß es besonders schwer ist, innerfamilialen Mißbrauch nachzuweisen. *„Der sexuelle Mißbrauch eines Kindes ist seiner Natur nach ein heimliches Delikt. Neutrale, an dem fraglichen Geschehen unbeteiligte Beobachter gibt es in der Regel nicht. Der einzige unmittelbare Zeuge ist das mutmaßliche Tatopfer."* (Urteil LG Mainz v. 21.7.97, in *Streit* 1/99, S. 24) Die Urteilsbegründung zeigt hier auf, wie leicht es ist, das betroffene Kind als unglaubwürdig zu erklären: *„Als einzige Beweismittel bleiben... in der Regel die Angaben des mutmaßlichen Tatopfers. Dabei... stoßen die Aufklärungsmöglichkeiten... oft an natürliche Grenzen. Ein (Klein-)Kind soll einen Vorgang, dessen Bedeutung es entweder gar nicht oder andeutungsweise verstanden hat, so schildern, daß Erwachsene (Juristen) ihn verstehen. Von ihm wird etwas erwartet, was viele Erwachsene nicht zu leisten vermögen, nämlich die schlüssige, strukturierte Schilderung komplexer Vorgänge. Kindliches Aussageverhalten macht es leicht, Zweifel am objektiven Wahrheitsgehalt zu äußern, auch wenn vernünftigerweise kein Zweifel geboten ist."* (ebd., S. 26)

Die Beweisnot, die als immanenter Bestandteil und Ergebnis der Täterstrategien angesehen werden kann, führte zur Behauptung des „Mißbrauchs mit dem Mißbrauch" (s.o.) und angeblicher Häufung von „Falschbeschuldigungen", wofür es keine empirische Basis gibt. *„Immer wieder aufgestellte Behauptungen, im Zusammenhang mit familienrechtlichen Auseinandersetzungen erhobene Mißbrauchsvorwürfe seien in der überwiegenden Zahl der Fälle falsch, haben keine gesicherte Grundlage. Für die Bundesrepublik Deutschland gibt es bisher kein zuverlässiges Datenmatrial (Volbert 1995, S. 55, 1995 a, S. 24)."* (ebd., S. 27, vgl. auch Faller 1991, Thoeness e.a. 1992, Wakefield/Unterwager 1991) So ist diese Behauptung in ihrer Pauschalität ebenso falsch wie leicht aufzustellen und kann im Endeffekt zum Schutz des Täters und der Fortsetzung seiner Mißbrauchsstrategien, zur Schutzlosigkeit des real betroffenen Kindes und sogar zur Auslieferung des Kindes an den unter Verdacht stehenden Vater führen, der seine „Rechte am Kind“ gegen den Kindeswillen durchsetzt, wie bereits geschehen (s.u).

Die Durchsetzung des Umgangs oder auch der Wechsel im Sorgerecht z.B. im Kontext eines Verdachts auf sexuellen Mißbrauch wird in aller Regel von Sachverständigen in familienrechtlichen Gutachten vorbereitet und vorgeschlagen, was sich z.B. folgendermaßen liest:

„Die Entstehung der Aussage des (4-jährigen) Kindes ist durch erhebliche suggestive Einflüsse überformt, nachdem bereits die von der Mutter geäußerten Anfangsverdachtsmomente auf eine einseitig-verzerrte Wahrnehmung der kindlichen Auffälligkeiten hinweisen. Festzuhalten ist, daß... keine forensisch verwertbare Aussage über eine mögliche sexuelle Handlung des Vaters hervorbrachte. Ihre Angaben sind aus aussagepsychologischer Sicht wertlos, da sie weder detailliert noch inhaltlich eindeutig sind. Ein Verdacht des sexuellen Mißbrauchs des Kindes durch den Vater kann somit fachlich nicht erhärtet werden... Die Kindesmutter ist derzeit nicht genügend in der Lage, in der Umgangsfrage die Interessen ihres Kindes bezüglich seines Vaters zu berücksichtigen, da sie die Vater-Kind-Beziehung vorwiegend unter dem Gesichtspunkt des sexuellen Mißbrauchs, von dem sie weiterhin überzeugt ist, wahrnimmt und bewertet... (Sie) ist nicht in der Lage, von ihrem Verdacht Abstand zu nehmen und umzudenken, etwa auf alternative Erklärungsmöglichkeiten für das kindliche Verhalten hin. Vielmehr werden von ihr weiterhin Äußerungen und Auffälligkeiten des Kindes so gedeutet, daß sie den Verdacht scheinbar bestätigen. Die Haltung der Kindesmutter in der Umgangsfrage erscheint auf Dauer für die Entwicklung des Kindes problematisch. Eine gelebte Beziehung zu ihrem Vater und die Möglichkeit realer Erfahrungen mit ihm ist aus psychologischer Sicht für... äußerst wichtig, sowohl im Hinblick auf ihre Identitätsentwicklung als auch ihre spätere Beziehungsfähigkeit in einer Partnerschaft... Sollte (die Kindesmutter zur Bejahung des Umgangs) nicht in der Lage sein, so ist, auch im Hinblick auf die Frage der Regelung der elterlichen Sorge, abzuwägen, wodurch dem Kind längerfristig größerer Schaden zugefügt wird.“

Zunächst wird wegen der engen emotionalen Beziehung des Kindes zur Mutter deren alleinige elterliche Sorge vorgeschlagen, unter der Bedingung, daß sie den Umgang des Kindes mit dem Vater fördere. Andernfalls schlägt die Gutachterin vor, eine Sorgerechtsänderung zu erwägen, in der Annahme, dem Kind würden sonst schwerwiegende negative Folgen erwachsen. *„Sollte jedoch ein Aufwachsen des Kindes bei der Mutter den Verlust der Beziehung zum Vater zur Folge haben, falls die Mutter zu einer Änderung ihrer Haltung nicht bereit ist, so sind die daraus erwachsenden negativen Folgen für die kindli-*

che Entwicklung als schwerwiegend zu erachten. In diesem Falle sollte eine Übertragung der elterlichen Sorge auf den Vater ernstlich erwogen werden, da bei ihm für... die Möglichkeit besteht, die Beziehung zu beiden Eltern aufrechtzuerhalten.“ *

Das gesamte Gutachten vermittelt den Eindruck, daß in den Gesprächen mit Kind und Eltern von seiten der Gutachterin in hohem Maß mit Suggestionen, Unterstellungen und Behauptungen gearbeitet wurde, was sie ihrerseits anderen Personen vorwirft. Sämtliche Fachkräfte, die aufgrund der attestierten Befunde sexuellen Mißbrauch des Kindes für möglich halten, werden als fragwürdig, unglaubwürdig und suggestiv bezeichnet, somit abgewertet und diskriminiert. Angst des Kindes vorm Vater wird ignoriert und mit offensichtlichen Tricks versucht, das Kind zu positiven Aussagen über den Vater zu bringen. Alle Aussagen des Vaters werden positiv interpretiert, als wahrheitsgemäß bewertet und nicht überprüft. Auch Salzgeber/Stadler kritisieren in ähnlichen Fällen die *„sehr große Toleranz gegenüber unangemessenem Verhalten des Elternteils, bei dem das Kind nicht lebt, mit gleichzeitiger Forderung nach Umgang auf jeden Fall, da die Beziehung zu diesem, in Form von gerichtlich angeordnetem Umgang, das wichtigste für das Kindeswohl sei“* (1998, S. 169). Eine Kenntnis von Täterstrategien läßt dieses Gutachten gänzlich vermissen. Eine ideologisch geprägte Einstellung über die Wichtigkeit, ja Vorrangigkeit der Kind-Vater-Beziehung ist ablesbar. Die Aussagen des Kindes und sein geäußerter Wille werden als unglaubwürdig und übergehbar beurteilt. Die Verhinderung des Kontakts zum Vater wird als Schädigung des Kindes, der vollständige Entzug der Mutter, zu der eine enge positive Beziehung besteht und auch von der Gutachterin registriert wird, als mit dem Kindeswohl vereinbar dargestellt. Das Kind wurde in diesem Fall einige Zeit später tatsächlich dem Vater übergeben.

In zwei anderen Fällen werden in den Gutachten die Aussagen des Kindes ebenfalls als nicht glaubwürdig bewertet. In einem von beiden empfiehlt der Gutachter bereits von sich aus den Vater, der sich hervorragend darzustellen weiß, als Sorgeberechtigten (das Gericht folgt dem Vorschlag) und ist der Mutter gegenüber offen feindselig eingestellt. Im zweiten wird zunächst eine Umgangspflegschaft und bei Anhalten der Weigerung der Mutter die Übertragung des Sorgerechts auf den Vater in Erwägung gestellt.** In einem dritten Fall wird zwar der sexuelle Mißbrauch durch den Vater als glaubwürdig beurteilt, Umgang jedoch dennoch empfohlen entlang der aus der Kenntnis der

* Aus dem psycholog. Gutachten Geschäfts-Nr. F25/96, S. 87ff.

** Gutachten zu den Geschäftsnummern: 3 F 568/95, 513 F 2160/96.

Täterstrategien heraus problematischen Auffassung von Fthenakis: *„Die Bedeutung des Kontaktes mit diesem getrennt lebenden Elternteil wird auch dann betont, wenn ein sexueller Mißbrauch durch einen Elternteil angenommen wird, da der Vertrauensbruch, den das Kind subjektiv mit diesem Elternteil verknüpft, aufgearbeitet werden muß (s. LBS-Initiative ‚Trennung, Scheidung und Wiederheirat').“* * Die Mutter setzte sich hier jedoch durch, und der beschuldigte Vater zog sein Verlangen nach Umgang zurück. Es wurde kein Strafverfahren gegen ihn eingeleitet.

In den meisten Gutachten wird die Beziehung des Kindes zum Vater als besonders wichtig, ihr Fehlen – ohne Berücksichtigung der Qualität der Beziehung und selbst bei sexuellem Mißbrauch, wie zu sehen war – ohne einschlägige Nachweise in der Forschung als entwicklungsschädigend dargestellt. Der Mutter wird beim Vorwurf des sexuellen Mißbrauchs gegen den Vater Suggestion des Kindes vorgeworfen, während forschungsmäßig bisher nicht nachzuweisen war, daß Kindern ein Erlebnis wie sexueller Mißbrauch eingeredet werden kann (vgl. LG Mainz a.a.O., Volbert/Pieters 1996, Ceci und Bruck 1993). Aus dieser Sachlage wird im Urteil des LG Mainz die Schlußfolgerung gezogen, es läge möglicherweise eine Art Suggestionswahn vor: *„Eine Auseinandersetzung mit der Forschungslage wirft die Frage auf, ob sich statt der häufig behaupteten Mißbrauchshysterie in Deutschland nicht in Wirklichkeit eine Suggestionshysterie entwickelt hat.“* (LG Mainz a.a.O., S. 29)

Den angeführten Gutachten entsprechende Formulierungen und Empfehlungen finden aktuell in noch überspitzter Form ihre Verstärkung in der neuen Diskussion und Praxis um das sogenannte „PAS-(Parental Alienation)-Syndrom“ (vgl. Kodjoe/Koeppel 1998, Fischer 1998, Ward u.a. 1998, Gardner 1992), wozu bereits Fortbildungen zur Erkennung des „PAS-Kindes“ durchgeführt werden. Dieses „Syndrom“ soll besagen, daß der betreuende Elternteil, in der Regel die Mutter, das Kind dem Vater durch negative Beeinflussung und Verweigerung des Umgangs entfremde; es wird behauptet, dem Kind werde damit *„die Grundvoraussetzung für die eigene gesunde Persönlichkeitsentwicklung entzogen“* (Fischer 1998, S. 306), es werde ihm *„schwerer emotionaler Schaden“* (Ward u.a. 1998, S. 238) und *„seelische Kindeswohlgefährdung“* (Kodjoe/Koeppel 1998, S. 24) zugefügt.

Dabei wird implizit davon ausgegangen, daß das Kind den Vater immer liebe, sonst habe die Mutter das Kind aus egoistischen Motiven und in verantwortungsloser Weise manipuliert, eine Ablehnung des

* Gutachten zur Geschäftsnummer 1 F 0590/96, S. 3.

Vaters durch das Kind könne es nicht geben und brauche auch nicht respektiert zu werden. Eine enge Mutter-Kind-Beziehung wird als *„pathogene Angstbindung... die im Gewand inniger Liebe, Besorgnis und Aufmerksamkeit für das Kind daherkommt"*, abgewertet (Kodjoe/ Koeppel 1998, S. 14). In diesen Auffassungen spiegeln sich Positionen militanter Väterorganisationen wider (vgl. Gerth 1998). In der Behauptung, bei PAS würden sich häufig falsche Anschuldigungen sexuellen Mißbrauchs finden (vgl. ebd., S. 15), kann ein neues Instrument der Täterstrategien gesehen werden. Nach einer Scheidung – nach der ein Kind möglicherweise erstmals von der Tat berichtet und die Mutter die Fakten eher wahnehmen und glauben kann als innerhalb der Beziehung (vgl. LG Mainz a.a.O. und folgende Kap. 4 u. 5) – bietet die These der falschen Anschuldigung die Chance der Straffreiheit, des weitergehenden Zugangs zum und sogar der vollen Verfügung über das Kind. Dem kann es sich nicht mehr entziehen, wenn weder seine Aussage noch sein Wille Geltung haben, wie z.B. aus folgender Formulierung deutlich wird, die Fachkräfte quasi auffordert, den kindlichen Willen nicht zu achten: *„Oftmals erscheint es als die bequemste Lösung, dem Willen des Kindes nachzugeben, zumal er sich so überzeugend äußert. Damit lassen sich jedoch auch Richter, Sozialpädagogen und Sachverständige in das dysfunktionale System des programmierenden Elternteils einbinden."* (Kodjoe/Koeppel a.a.O., S. 21) Der gerichtlich angeordnete und durchgesetzte Umgang bzw. eine Sorgerechtsübertragung auf den Vater oder deren Androhung wird als *ultima ratio* definiert und behauptet, mit diesem Weg seien gute Erfahrungen gemacht worden (vgl. ebd.), was nach Salzgeber/Stadler einer wissenschaftlichen Grundlage entbehrt: *„Für den Erfolg einer diesbezüglichen Praxis ist bisher keine nennenswerte empirische Grundlage, geschweige denn Überprüfung bekannt."* (Salzgeber/ Stadler 1998, S. 170) Aus der Perspektive von Vätern – insbesondere Mißbrauchern –, die ihre formalen Rechte gegen Kinder einklagen, mag dieses Vorgehen als Erfolg wahrgenommen werden.

6. Förderung von Täterstrategien durch mangelnde Intervention von Institutionen

Auch andere Institutionen haben oft große Schwierigkeiten, angemessen auf sexuellen Mißbrauch zu reagieren, Opfer konsequent zu schützen und Täter zur Verantwortung zu ziehen. *„Meiner Erfahrung nach (kommt) es oft dazu, daß im Rahmen professioneller Hilfen sexuelle Gewalt an Kindern geduldet oder gefördert wird"*, stellt Jakob

(1998, S. 104) fest. Insbesondere gegenüber in der Familie lebenden Vätern, aber auch in bezug auf mißbrauchende Jungen seien Fachkräfte häufig verunsichert in ihren Reaktionen: *„Bestimmte Diskurse zu sexuellem Mißbrauch, die Mißbrauchsopfer gefährden... dominieren noch immer die Praxis mancher Einrichtungen. Z.B. führt jener Diskurs, der aggressive männliche Sexualität zur erstrebenswerten Norm erklärt, dazu, daß Eltern, Lehrer und psychosoziale Fachkräfte mitunter Angst bekommen, sie würden die psychosexuelle Entwicklung eines Jungen gefährden, der jüngere Kinder mißbraucht hat, wenn sie klar gegen dieses Verhalten einschreiten. In der Folge wird sexuelle Gewalt oft nicht als solche wahr- oder ernstgenommen, und Opfer werden nicht geschützt."* (ebd., S. 101)

In einer empirischen Arbeit setzt sich Roth (1997) speziell mit der Reaktion von Institutionen *(„zwischen Täterschutz, Ohnmacht und Parteilichkeit")* auf die Konfrontation mit sexuellem Mißbrauch auseinander. Auch sie beschreibt, daß in zahlreichen Institutionen Kinder/Jugendliche kaum in ihrer Betroffenheit wahrgenommen, ihre Probleme nicht erkannt und in den Kontext sexuellen Mißbrauchs gestellt werden. *„Ganz im Gegenteil: Konzentrationsstörungen, Leistungsschwächen, Depressivität, besonders aber massive Verhaltensauffälligkeiten wie Aggressivität, Schule schwänzen, sexualisiertes Verhalten, werden oft nicht als mögliche Folgen sexueller Gewalt erkannt, sondern... sanktioniert... wodurch die Kinder/ Jugendlichen in eine noch größere Not und Isolation geraten."* (ebd., S. 341) Solche Defizite lassen Botschaften aus den Präventionsprogrammen, es gäbe Menschen, die ihnen helfen würden, nicht nur ins Leere laufen, sondern boykottieren sie. Tätern wird damit vermittelt, daß sie sich weitgehend sicher sein können, daß Institutionen zumeist nicht eingreifen und wenn doch, in aller Regel nicht mit dem Strafrechtssystem zusammenarbeiten, d.h. daß sie keine strafrechtlichen Konsequenzen befürchten müssen.

Die Täterstrategie der Schuldzuweisung an Opfer spiegelt sich nach Roth darin, daß Mädchen/Frauen immer noch Mitschuld an der erlittenen Gewalt zugeschrieben und Traumatisierung durch sexuelle Gewalt als „sexuelle Verwahrlosung" falsch bewertet werde (vgl. ebd.). *„Eine parteiliche Haltung und Praxis setzt demgegenüber aber voraus, daß Professionelle die Betroffenen mit ihren Verletzungen, Erfahrungen, Interessen, Bedürfnissen und mit ihren Widersprüchlichkeiten und negativen Verhaltensweisen ernstnehmen, wertschätzen und aushalten."* (ebd., S. 342) Umgekehrt seien häufig Ängste auf seiten von Fachkräften zu finden, sich mit der Möglichkeit sexuellen Mißbrauchs zu konfrontieren und ihn konkret anzusprechen. Ein

Hilfsangebot werde daher oft zur Privatsache einer einzelnen engagierten Fachkraft, womit sie jedoch überfordert sei und Gefahr laufe, isoliert oder persönlich diskriminiert zu werden. Sie verliere dadurch leicht den Mut, sich weiterhin parteilich für das Opfer und Sanktionen fordernd gegen den Täter einzusetzen (vgl. Schele 1996).

Entlastung von Tätern und effektiver Täterschutz sind häufig Folge eines Mangels an Reflexion und fachlicher Qualifikation, die einem Opferschutz entgegenstehen. So stellt Roth z.B. fest, daß die Mehrheit der von ihr befragten Fachkräfte behauptete, es sei zum Wohl des Kindes, den Erhalt der Familie anzustreben, und Familientherapie sei die angemessene Lösung (vgl. ebd., S. 352). Roth sieht hierin eine grundlegende Fehleinschätzung der Situation des Kindes und einen gravierenden Mangel an fachlicher Kompetenz. Jakob (1998) sieht eine Gefährdung des Mißbrauchsopfers, wenn keine Entfernung des Mißbrauchers aus der Familie stattfinde, und eine Aufrechterhaltung gewalttätiger Strukturen, wenn z.B. *„TherapeutInnen bereit sind, zu Beginn einer Therapie den Erhalt der Familie oder die Wiederzusammenführung als Therapieziel zu akzeptieren“* (ebd., S. 102).

Täterstrategien kommt auch der Rückzug vieler Fachkräfte auf ihre Schweigepflicht entgegen, statt Informationen über Tat und Täter im Interesse des Opferschutzes an weitere zuständige Instanzen zu vermitteln, um diese *„in der Ausübung ihres Wächteramtes zu unterstützen“* (ebd., S. 103). Von der Möglichkeit einer Entbindung von der Schweigepflicht machen Fachkräfte wenig Gebrauch, dabei könnten sie, meint Jakob, z.B. *„die Entbindung von der Verschwiegenheitspflicht zur Voraussetzung ihrer Arbeit mit einem Mißbraucher machen“* (ebd., S. 104).

3. Die empirische Studie zur Opferperspektive auf Täterstrategien

1. Ziele und Fragestellungen der Untersuchung

Ausgangspunkt der vorliegenden 1996/1997 durchgeführten Untersuchung zu Täterstrategien bei sexuellem Mißbrauch an Kindern war das Interesse, mehr Wissen zu diesem Thema in den Umgang mit Tätern und Opfern sowohl im Rahmen juristischer Verfahren als auch im Handeln von Sozialarbeit, Therapie und anderen Fachrichtungen und Institutionen im sozialen und pädagogischen Bereich einzubringen, damit der Opferschutz besser gewahrt werden kann. Die Auseinandersetzung mit Betroffenen und die Beobachtung von Prozeßverläufen zeigt, daß häufig noch immer ein Verhalten zu überwiegen scheint, das in der Tendenz Täter eher entlastet und Opfer belastet, was dazu führen kann, daß Opfern nicht geglaubt wird und Täter nicht gestoppt werden (vgl. u.a. Lautmann 1994, Bruder 1995). Die Kenntnis der Täterstrategien und ihrer Folgen für Kinder steht in krassem Widerspruch zur Vielzahl anzutreffender Rechtfertigungen und Entlastungen von Tätern, mit denen mißbrauchte Kinder regelmäßig entweder als nicht glaubwürdig oder als in irgendeiner Weise mitschuldig, manchmal sogar als Hauptschuldige bezichtigt werden. Es bedarf empirischer Forschung, um diese Reaktionen zu entkräften und Fachleute zu befähigen, Opferschutz einzulösen.

In der hier berichteten Untersuchung wurden die Täterstrategien anhand der Aussagen von Opfern in Interviews und Prozeßunterlagen herausgearbeitet. Der Schwerpunkt lag also auf der Wahrnehmung des Tatgeschehens durch das Opfer. Das konkrete, im Einzelfall wirksame Faktorengefüge, das aus der Perspektive der Opfer den sexuellen Mißbrauch insbesondere im familialen Rahmen ermöglicht und Widerstand zerschlägt bzw. ihm den Boden entzieht, sollte sichtbar gemacht werden. Es kann davon ausgegangen werden, daß sexueller Mißbrauch innerhalb dieses Rahmens in der Regel unentdeckt bleibt und daher das Opfer oft über lange Zeit hin der Tat ausgesetzt ist, was m.E. hinsichtlich der Folgen für die Opfer, der Verfestigung der Strategien der Täter und der Entwicklung und Eskalation ihres konkreten Tatverhaltens noch viel zuwenig problematisiert wird. Es sollte daher die Struktur deutlich werden, innerhalb der die Täter sexuelle Gewalt im familialen Rahmen ausüben konnten, und es sollte erkennbar werden, welche Instanzen und Personen darin mit welchen Verhaltensweisen und Einstellungen beteiligt waren bzw. vom Täter beteiligt wurden und wie die Täter es schafften, das Umfeld derart zu manipulieren, daß die Aufdeckung der Tat über lange Zeit verhindert wurde. Weiter ging es um die Gewinnung von Informationen zu – bekanntermaßen – weitgehend fehlenden Hilfen für das Opfer sowohl von seiten des sozialen Umfelds als auch angesprochener Institutionen bei der Wahrnehmung bzw. Vermutung sexueller Übergriffe sowie dem weitgehenden Aussetzen von Intervention und sozialer Kontrolle im Umfeld des Geschehens. Es sollte insbesondere erkennbar werden, mit welchen Mitteln die Täter den Widerstand der Mädchen ausgeschaltet haben, um für Bezugspersonen hieraus wichtige Schlußfolgerungen und mögliche Handlungsansätze zum Schutz von Kindern ableiten zu können.

Daher waren vor allem in den Interviews die Lebensbedingungen der sexuell mißbrauchten Mädchen, ihre familiale Einbindung und die Rollenzuschreibungen zu erheben, die die Täter nutzten oder herstellten, um Widerstand von seiten der Mädchen unmöglich zu machen bzw. ihre Versuche, sich zur Wehr zu setzen, übergehen zu können und/oder ihren Widerstand aktiv zu brechen.

Nach einer Auseinandersetzung mit einer Reihe vorliegender autobiographischer Berichte (Gardiner-Sirtl 1983, Dirks 1989, Danica 1989, Fraser 1990, Petry 1991, Petra K. 1991, Glade/Hassenmüller 1992, Galey 1992, Hassenmüller 1993, Frey 1993, Jäckel 1994, Nicht mit uns! 1993, 1996) von Frauen, die in ihrer Kindheit sexuellem Mißbrauch ausgesetzt waren, wurden als leitende Fagestellungen für die vorliegende Studie folgende Schwerpunkte ausgewählt:

a. Die konkreten Bedingungen und Abläufe der Übergriffe, z.B.:
   Alter und Persönlichkeit des Mädchens zu Beginn der Übergriffe;
   die familiale Sozialisation, in der die Übergriffe stattfanden;
   der Verlauf und die Dauer der Übergriffe;
   die Persönlichkeitsstruktur des Täters, sein konkretes Verhalten;
   der Umgang der Mutter mit der Tat;
   die Reaktionen weiterer Personen nach Bekanntwerden der Tat;
   die Bedingungen für die Beendigung der Übergriffe;
   die Folgen der Tat.
b. Das Widerstandsverhalten der Betroffenen und die Reaktion des Täters sowie des sozialen Umfelds:
   Formen der Hilfesuche bei anderen und deren Reaktion;
   Formen und Möglichkeiten des Abwehrverhaltens der Betroffenen gegenüber dem Täter und dessen Reaktion;
   Analyse der Strategien und Handlungsweisen, die den Widerstand des Opfers brechen und seine Hilfesignale verstummen lassen.

Zunächst konnte ein bestehender Kontakt zu den Selbsthilfegruppen für sexuell mißbrauchte Mädchen und junge Frauen der Initiative Münchner Mädchenarbeit genutzt werden, um einerseits Gesprächspartnerinnen zum Forschungsgegenstand und zum anderen Interviewpartnerinnen unter den betroffenen jungen Frauen zu finden. Die große Kooperationsbereitschaft der Mitarbeiterinnen ermöglichte über diesen Kontakt die Durchführung von sieben Interviews, wobei eine Mitarbeiterin der Selbsthilfegruppen bei Bedarf während des Interviews anwesend war, um evtl. Hilfestellung für die jungen Frauen zu geben. Zum anderen gab es die Möglichkeit für die Interviewten, in den laufenden Selbsthilfegruppen aufgefangen zu werden, wenn die Thematisierung des erlittenen Mißbrauchs in den Interviews eine zu große Belastung für sie darstellte. Es zeigte sich ohnehin, daß sich die z.T. noch sehr jungen Frauen am Beginn oder mitten im Prozeß ihrer Aufarbeitung der traumatischen Erfahrungen befanden und es ihnen z.T. sehr schwerfiel, einer Außenstehenden jene Details über den sexuellen Mißbrauch mitzuteilen, die für das Forschungsprojekt wichtig waren. Vier ergänzende Interviews konnten daher nach längerer Suche auch mit erwachsenen Frauen geführt werden, die – z.T. mit therapeutischer Unterstützung – in ihrer Auseinandersetzung mit ihren Erfahrungen sehr fortgeschritten und sowohl in der Lage als daran interessiert waren, die entscheidenden Details, die die Täterstrategien erkennen lassen, zu berichten. Diese Interviews stellten zugleich hinsichtlich der möglichen Selektivität von jungen Frauen, die sich selber konkrete Hilfe in einer Selbsthilfegruppe suchen, ein Stück Korrektiv dar. Für die interviewten erwachsenen Frauen war zur Zeit ihrer Kindheit und Jugend solch eine Hilfestellung nicht vorhanden gewesen; sie waren in der Bearbeitung des erlittenen Mißbrauchs auf sich allein verwiesen.

Während der Interviewphase konnte für den zweiten Schritt der Bearbeitung von Gerichtsakten Verbindung zu einer Gerichtsgutachterin hergestellt werden, deren Namen im Zusammenhang mit Glaubwürdigkeitsgutachten beim Durcharbeiten der Gerichtsunterlagen während des ersten Projektstrangs zu männlicher Sozialisation und potentieller Täterschaft immer wieder aufgetaucht war. Sie erklärte sich auf Anfrage sofort bereit, mit dem Forschungsprojekt zu kooperieren und einen Teil ihrer Akten mit Gerichtsunterlagen und Glaubwürdigkeitsgutachten zur Auswertung zur Verfügung zu stellen. Diese Akten wurden ergänzt durch Informationen aus einigen Gerichtsakten aus der vorherigen Forschungsphase, die den entscheidenden Hinweis darauf geliefert hatten, wie genau betroffene Mädchen beschreiben, was Mißbraucher ihnen angetan hatten und wie sie vorgegangen waren.

Ein dritter empirischer Schritt ergab sich zufällig durch eine Anfrage der „Initiative gegen Gewalt und sexuellen Mißbrauch an Kindern und Jugendlichen e.V." in Siershahn/Montabaur nach Begleitung des für Ende 1996 geplanten ca. viermonatigen experimentellen Praxisprojekts „Betroffene in der Auseinandersetzung mit pädosexuellen Straftätern im Maßregelvollzug" in Kooperation mit der forensischen Abteilung „Nette-Gut" der Landesnervenklinik Andernach (inzwischen umbenannt in Abteilung für forensische Psychiatrie der Rhein-Mosel-Fachklinik). Diese Anfrage bot die Möglichkeit, weitere Informationen über Täterstrategien von der Seite inhaftierter Sexualstraftäter selbst bzw. im Rahmen dieser einmaligen Form der Auseinandersetzung zu gewinnen, und wurde daher in das Forschungsprojekt integriert.

3. Die Herausarbeitung der Täterstrategien

Die Interviews mit den betroffenen Mädchen und Frauen sowie die Gesprächsrunden im „Nette-Gut" wurden auf Tonbandprotokollen festgehalten und vollständig transskribiert. Von den Gerichtsakten wurden zu den genannten Fragestellungen Auszüge erstellt.

Die Auswertung des Materials erfolgte unter qualitativen, inhaltsanalytischen Gesichtspunkten und filterte diejenigen Fakten heraus, die zur Beantwortung der Forschungsfragestellung beitragen konnten. In gleicher Weise wurde mit den Auszügen aus den Gerichtsakten und den Protokollen der Projektbegleitung im „Nette-Gut" verfahren. Die entsprechenden Ergebnisse letzterer werden im vorliegenden Bericht zusammenfassend dargestellt, um ein Übergewicht dieser Quelle zu vermeiden, denn der Schwerpunkt der vorliegenden Untersuchung liegt auf den Erfahrungen und Perspektiven der Opfer. Von dem mit dem „Nette-Gut" durchgeführten Projekt wurde gemeinsam mit allen Beteiligten eine Dokumentation erstellt, die alle Seiten mit ihren Sichtweisen zu Wort kommen läßt (vgl. Initiative 1999).

Die Untersuchung griff mit der Auswahl von Gerichtsakten und Interviews jeweils eine Stichprobe aus dem Hell- und dem Dunkelfeld im Bereich sexuellen Mißbrauchs in familialen Konstellationen heraus, denn bei keiner der Interviewpartnerinnen kam es je zur gerichtlichen Verfolgung der Täter. Bei der Auswertung der elf Interviews sowie der zehn Aktenunterlagen konnten fünf unterschiedliche, aufeinanderfolgende Schritte der Strategien herausgearbeitet werden, in denen die Täter den sexuellen Mißbrauch jeweils planten, vorbereiteten, durchführten und absicherten:

1. die Herstellung oder Nutzung von Bedingungen und Voraussetzungen, um den sexuellen Mißbrauch begehen zu können;
2. die sexuelle Annäherung an das Kind;
3. die Absicherung des sexuellen Zugangs zu ihm;
4. die Spaltung zwischen Mutter und Kind, um Hilfe auszuschalten;
5. schließlich die Stützung auf in hohem Maß täterschützende Institutionen bzw. auf ein Umfeld, das dem Kind wenig oder keinen Glauben schenkte.

Abgeschlossen wurde die Auswertung mit einem 6. Punkt: der Beendigung der Täterstrategien durch konfrontatives Handeln der Opfer selber.

Mit dieser Schwerpunktsetzung der Analyse bestätigt sie in den ersten drei Punkten die Auseinandersetzung mit Täterstrategien in den oben berichteten Arbeiten vor allem aus dem angloamerikanischen Bereich. Sie geht im Anschluß jedoch insoweit über diese hinaus, als die Rolle der Mütter und anderer Bezugspersonen sowie Institutionen als Elemente in der Aufrechterhaltung des Mißbrauchs thematisiert und am Ende herausgearbeitet wird, daß an einem bestimmten Punkt die Opfer selbst ihre Opferrolle beendeten.

4. Auswertung der Interviews mit betroffenen Mädchen und Frauen zur Frage der Täterstrategien

1. Einleitung

Die Strategien, mit denen sich pädosexuelle Väter oder vaterähnliche Personen innerhalb von Familien Zugang zu ihren kindlichen Opfern verschaffen, sind – wie der berichtete Forschungsstand und die folgende Auswertung im Detail zeigen – so vielfach wie die Zahl der Täter. Jede Strategie scheint individuell entsprechend den Gegebenheiten, an denen der Täter ansetzen kann, um an das Opfer zu gelangen, Hilfe auszuschließen und Widerstand unmöglich zu machen. Die Strategien, auf die Täter allergrößte Sorgfalt verwenden, richten sich zugleich nach mehreren Seiten:

- nach außen, um ein Eingreifen auszuschließen;
- gegen das Opfer, um es gefügig und wehrlos zu machen;
- gegen die Mutter (oder eine andere weibliche Bezugsperson), um ihre Wahrnehmung zu vernebeln, sie vom Kind emotional abzuspalten, damit sie weder der eigenen Wahrnehmung noch den Hinweisen des Kindes traut bzw. glaubt, oder sie zur Duldung des Mißbrauchs oder sogar zur Mittäterschaft zu bewegen.

So vielfältig die Strategien im einzelnen erscheinen oder konkret auch sind, erfolgen sie doch nach den gleichen Mustern, mit denen ein Kind getäuscht, benutzt, geängstigt, ein soziales Umfeld manipuliert und enge Bezugspersonen funktionalisiert werden, um an das eine Ziel zu gelangen: das Kind sexuell zu mißbrauchen, wann, wie, und solange der Täter es will. Diese Tatsache ergibt die bisherige Forschung, und sie bestätigt sich in den Aussagen der vorliegenden Studie (s. Kap. 2; vgl. insbes. Sgroi 1982, Conte 1986, Lanning 1987, Monaco & Gaier 1988, Conte, Wolf & Smith 1989, Berliner und Conte 1990, Herman 1993, Deegener 1995, Enders 1995, Bullens 1995, Elliot u.a. 1995). Die Ähnlichkeit der Strategien ergibt sich aus der spezifischen Situation des kindlichen Opfers: Abhängigkeit, relative Uninformiertheit in bezug auf Sexualität, Angewiesenheit auf Zuwendung, Sehnsucht nach Liebe und Wärme, Suche nach Bestätigung und Anerkennung. Je mehr Defizite ein Kind in bezug auf Sicherheit, Zuwendung, Anerkennung, Liebe und Wärme aufweist, desto größer ist die Gefahr, daß es Opfer sexuellen Mißbrauchs wird (vgl. Conte, Wolf & Smith 1989, Wetzels 1997). Eine der interviewten Frauen drückt diesen Zusammenhang folgendermaßen aus: *„Wenn ich mir meine Ge-*

schichte anschaue, dann habe ich das Gefühl, eines der größten Gefährdungspotentiale ist es, dieses ungeliebte Kind zu sein... nach Anerkennung und Liebe sich zu sehnen, nach Wärme und Geborgenheit, die die einem natürlich überhaupt nicht geben, aber die einem vorgaukeln, das zu geben und die einem vorgaukeln, das ist Liebe und das ist Nähe und das ist Zuwendung. Und dabei instrumentalisieren sie dich bis zum Erbrechen." (Rebecca, S. 27/28)

Gleichermaßen gelingt es den Tätern, das soziale Umfeld zum Täterschutz zu bewegen, wenn Personen z.B. in Kenntnis des Mißbrauchs und der gleichzeitigen Wahrnehmung vordergründig demonstrierter Zuwendung und Fürsorge des Täters, was als Täterstrategie nicht erkannt wird, argumentieren oder indirekt vermitteln: „Er liebt dich doch, er kümmert sich doch um dich, es ist doch nur zu deinem Besten, sei doch nicht so undankbar, usw..." Bundschuh/Stein-Hilbers (1998) zeigen z.B. in ihrer Forschung über „Entstehungsbedingungen der Pädosexualität", daß selbst im Stadium der Strafverfolgung einige Mißbraucher noch von ihren Familien unterstützt wurden, die die mißbrauchten Kinder z.B. als „gern gesehene Gäste" ansahen.

Die vielfältigen Berichte kindlicher Opfer belegen auf drastische Weise die absolute Aussichtslosigkeit, mit der ein Kind vom Täter in die „Mißbrauchsfalle" verstrickt wird und allein in der Regel nicht aus ihr herausfinden kann. Das zeigen auch die berichteten gravierenden Folgen, die der sexuelle Mißbrauch in seinen verschiedenen Erscheinungsformen für die betroffenen Kinder in ihrem weiteren Leben hat und die immer noch völlig unterschätzt bis gering bewertet werden (vgl. z.B. Fegert 1997). Die Kenntnis der Täterstrategien und ihrer Folgen für Kinder steht im Widerspruch zur Vielzahl anzutreffender Rechtfertigungen und Entlastungen von Tätern, mit denen mißbrauchte Kinder regelmäßig entweder als nicht glaubwürdig oder als in irgendeiner Weise mitschuldig, manchmal sogar als Hauptschuldige, bezichtigt werden (vgl. Hirsch 1998, Enders 1999). Als Argument wird häufig angeführt, sie hätten sich nicht deutlich genug gewehrt oder sie hätten niemandem von dem Mißbrauch erzählt und dadurch Hilfe verhindert. Solche Argumente, die vielfach anzutreffen sind, wie in den folgenden Ausführungen noch deutlich wird, zeugen einerseits von einer Unkenntnis des Problemfelds allgemein, der betroffenen Kinder und der gravierenden Folgen sexueller Gewalt, zum anderen aber auch von einer mehr oder weniger eindeutigen Parteinahme für die Täter und damit für den Ausschluß von Opferschutz (vgl. Schele 1996, Roth 1997, Jakob 1998).

Aus den zwölf durchgeführten qualitativen Interviews wurden acht ausgewählt, die zu einem Großteil für die entscheidenden Fragestellungen der Untersuchung ergiebig waren. Diese Frauen werden im folgenden zunächst anhand der Formen und Folgen der erlittenen sexuellen Gewalt vorgestellt. In den anschließenden Abschnitten der Auswertung werden die Aspekte und Details ihrer Erfahrungen unter der jeweiligen Fragestellung im Kontext der herausgearbeiteten Täterstrategien ergänzt. Die an die Zitate angefügten Zahlen geben die Seiten im Interviewmanuskript an.

2. Die interviewten Frauen
Formen und Folgen des sexuellen Mißbrauchs

Die Berichte der interviewten Frauen widersprechen der weit verbreiteten Auffassung, sexueller Mißbrauch hinterlasse oft keine negativen Folgen, das Kind müsse nur vergessen. Die acht interviewten Frauen im Alter zwischen 19 und 42 Jahren, deren Berichte im folgenden ausgewertet werden, waren z.T. schon in früher Kindheit in sehr unterschiedlichen Formen sexuell mißbraucht worden. Sie alle litten und leiden bis heute unter einer großen Spannbreite von Folgeerscheinungen.

BARBARA: *„Ich durfte ja nie nein sagen."*

Eine im Vergleich der Fallgeschichten auffallend subtile Form sexueller Ausbeutung lag bei Barbara vor. Sie bestand z.B. darin, daß der Freund der Mutter den Körper des heranwachsenden Mädchens ständig bewertete und ihr das Nachthemd hochzog, um zu „kontrollieren", ob sie eine Unterhose trug. Des weiteren zog er sie gerne an den Füßen aus dem Bett, so daß sich das Nachthemd bis zu ihrem Hals hochschob, er kaufte ihr Unterwäsche, die sie dann vor ihm anziehen mußte, damit er sie sehen konnte, „wenn da was drin ist" (17). Wenn sie badete, kam er unter dem Vorwand, sich die Hände zu waschen, immer wieder ins Bad und betrachtete sie im Spiegel. Barbara erlebte sich durch sein Verhalten als verfügbar für andere und denen ausgeliefert. *„Das, was der gemacht hat, war für mich etwas sehr Subtiles, eben, was dauernd lief und wo ich mich nicht entziehen konnte, weil es über Jahre lief, und wo er eben meinen Willen gebrochen hat. Ich durfte ja nie nein sagen, es wurde ja dann gleich immer sanktioniert. Und ich habe auch verlernt durch das, was der gemacht hat, meine Körpergrenzen zu spüren und zu merken, was nicht mehr paßt... Ich (habe) verlernt, was stimmt und was nicht stimmt. Ich habe mich selber ja auch gar nicht mehr gespürt, und dadurch sind mir auch andere Sachen passiert"* (21) wie z.B. Vergewaltigungen durch einen Jugendgruppenleiter und einen Cousin, gegen die sie sich nicht wehren konnte, weil sie sich ohnmächtig fühlte. Barbara thematisiert hiermit das Problem der Reviktimisierung, der Wiederholung des Opferstatus durch Beschädigung der Widerstandskraft, die sich Tätern rasch zu vermitteln scheint (vgl. Fegert 1997, Krahe 1999 u.a. Lautmann 1994). *„Diese Ohnmacht ist etwas, das mich jetzt immer noch begleitet."* Barbaras Botschaft lautet: *„Ich denke, allen (ist) nicht bewußt, was das für Folgen hat. Sie wissen es einfach nicht. Sie können es sich gar nicht vorstellen!" (35)*

Der offenbare Objektstatus, die Verweigerung von Intimsphäre, körperlicher Integrität und der Wahrung von Grenzen erzeugte in dem Mädchen Schamgefühle, Ohnmacht und diverse Ängste sowie Probleme im Umgang mit Sexualität. Der Voyeurismus des Täters, dessen offensichtliche Macht- und Lustgefühle bei der Beschämung des Mädchens durch seine Grenzverletzungen, haben über einen Zeitraum von ca. neun Jahren verhindert, daß sie eine positive Identität und einen eigenen Willen ausbilden konnte.

MICHAELA: *„Du sehnst dich nach Liebe, und was du kriegt, ist Sex."*
Michaela wurde im Alter zwischen sechs und dreizehn Jahren von ihrem Vater sexuell mißbraucht. Er sexualisierte sie ganz allmählich beim sonntäglichen Geschichtenerzählen im Ehebett der Eltern, steigerte den Mißbrauch im Lauf der Jahre, bis er ihren Widerstand soweit ausgeschaltet hatte, daß sie mit zwölf Jahren die Penetration trotz Schmerzen erduldete. Sie beklagt heute vor allem den Verlust ihrer Kindheit. Durch die Drohung, *„wenn du das weitererzählst, komme ich ins Gefängnis und ihr alle ins Heim... bekam (ich) mit sieben Jahren die Verantwortung für das ‚Heil' meiner ganzen Familie aufgetragen und bin damit ganz automatisch in die Isolation gedrängt worden"*, schrieb sie an eine Freundin. Sie fühlt sich heute unfähig, eine Beziehung zu einem Mann einzugehen: *„Du sehnst dich immer nach Liebe, und was du kriegst ist Sex." (39)* Außer den psychischen Folgen klagt sie auch über körperliche Schäden wie z.B. einen verschobenen Muttermund und ein Myom.

SABINE: *„Ich mußte ihn befriedigen, befriedigen, befriedigen."*
Sabine wurde fünf, eventuell sogar acht Jahre ebenfalls vom Vater sexuell mißbraucht. Er näherte sich ihr mit sexualisierten Berührungen, als sie, achtjährig, allein mit ihm zu Hause war, unter dem Vorwand: *„Ich will dir was zeigen..."* und gab seine sexuellen Übergriffe als „Kitzeln" aus. Ab diesem Zeitpunkt suchte er sie oft nachts auf und steigerte den Mißbrauch immer mehr. *„Es war ihm auch egal, daß ich*

oft kaum schlafen konnte in der Nacht, daß das die ganze Nacht ging, daß ich auch in die Schule hätte müssen und alles... Das ging wirklich oft... der kam irgendwie... hat immer noch ferngeschaut und dann kam er so, vielleicht halb zehn/zehn, und dann ging das oft bis morgens vier,fünf... Ich mußte ihn befriedigen, befriedigen, befriedigen... Mal mit der Hand, mal mit dem Mund... dann immer wieder so kurz vorher aufhören oder so und mit was anderem weitermachen, dann zwischen den Beinen. Ich war oft total müde einfach. Ich hab immer versucht, gut gelaunt zu sein und... Ja und dann kann's schon sein, daß wir auch zwischendurch mal geschlafen haben, aber er hat mich dann wieder aufgeweckt, weil er wieder rumgerieben hat..." (22/23)

Sabine hat mehrere Selbstmordversuche verübt – den ersten mit ca. neun Jahren –, hat sich selbst durch Ritzen verletzt und Tabletten geschluckt. Sie befindet sich noch immer in einem ständigen Kampf ums Überleben gegen *„diesen totalen Zerstörungstrieb... Es sind diese zwei Pole, die total in mir kämpfen, daß ich mir wirklich jeden Tag sagen muß, du hast schon ein Recht zu leben, also manchmal echt um einzelne Minuten kämpfe... Immer wieder stehe ich vor diesem Scherbenhaufen und steig da in Täler hinab, aus denen ich dann wieder raussteigen kann. Wo ich dann sagen kann, so und jetzt, ich will aber leben! Aber sobald es eine gewisse Regelmäßigkeit erreicht hat, wo nicht mehr so'ne totale Gefahr ist und so'n totaler Dreck und Scherbenhaufen, da flipp ich rum, da pack ich's nicht, kann ich nicht leben... ich bring mich selber zur Verzeiflung, ich bin echt mein allergrößter Feind." (18/19)*

Sabine beschreibt, daß sie sich heute wehrt, eine Frau zu sein/zu werden *„und mir jeden Tag das alles gefallen lassen (muß)" (42).* Der jahrelange Mißbrauch hat sie unfähig gemacht, ihren eigenen Körper lustvoll und positiv zu erleben. Ganz früh wurde in ihr eine Verbindung gekoppelt zwischen lustvoller Erregung und Schmerz. *„Es ist für mich heute schon schwer, also allgemein etwas Positives zu erleben, das nicht mit Schmerz verbunden ist oder mit Bestrafung oder sowas... Daß ich mich entweder dann selber bestrafe, wenn ich irgendwas Schönes erlebt habe..." (50)*

Schuldgefühle entstanden und führten zur Selbstabwertung *(„daß ich doch irgendwie so'n schlechter Mensch bin"),* wodurch die Verantwortung für die Tat in sie selbst verlagert wurde. *„Auch Erregung (empfinde ich) als was ganz Negatives ..., weil ich dann immer noch das Gefühl habe, dadurch meinen Vater bestärkt zu haben in dem, was er tut und dadurch so eine Schandtat unterstützt zu haben und jetzt dann immer noch so eine ‚Schandfrau'"bin, die so Erregung ver-*

spürt." (ebd. S. 51) Gil (1993) zeigt auf, daß Schuldgefühle sexuell mißbrauchter Kinder dann besonders groß sind, wenn sie irgendein Vergnügen bei der Tat empfunden haben oder sie sich für den Mißbrauch selbst verantwortlich fühlen.

Angst davor, benutzt zu werden, deshalb Angst vor Sexualität und Unfähigkeit, für sich etwas zu fordern, bestimmen heute Sabines Umgang mit Menschen, aber umgekehrt auch die Tendenz, als Fortsetzung des im selbsterlebten Mißbrauch gelernten Verhaltens sich immer wieder benutzen zu lassen. *„Das ist verrückt, was das (der Mißbrauch) für Auswirkungen hat, die ich erst jetzt begreif... also, daß das überall drin ist. Mein ganzes Lebensmuster..." (ebd. S. 55)*

Das Verhältnis zu eigenen Leistungen und Fähigkeiten ist bei Sabine grundlegend gestört durch das Erleben des mißbrauchten Kindes, Anerkennung nur für die Befriedigung der sexuellen Wünsche des Vaters bekommen zu haben: *„Ich hab' das nur gemacht, um zu gefallen so wie bei meinem Vater." (ebd. S. 55)* Der Weg zu einem positiven Verhältnis zu ihrem eigenen Körper ist blockiert: *„Meinen Körper habe ich radikal, also wirklich radikal versucht zu zerstören, weil er attraktiv war und ich das Gefühl hatte, der ist nur Werkzeug... Der einzige Weg, mal wirklich das Gefühl zu haben, ‚ich bin ich', ist dann diese Selbstzerstörung, weil ich weiß, daß das niemandem gefällt und mich damit keiner benutzen kann." (ebd. S. 55/56)*

Wie umfassend der sexuelle Mißbrauch, das Benutztwordensein für die sexualisierten Machtbedürfnisse des Vaters, dessen Anerkennung und Liebe sie so dringend benötigte, sich durch ihr Leben zieht, beschreibt sie noch einmal als negative, destruktive Grundhaltung: *„Bloß nicht irgendwie was tun, was irgend jemanden irgendwie nützen könnte, weil ich dann sofort das Gefühl habe, benutzt worden zu sein... das ist in allen Freundschaften, durch alle Begegnungen, mit allen Menschen... in der Arbeit... und so zieht sich das durch. Immer wieder dieser Drang zu zerstören, und das Gefühl zu haben, doch autonom zu sein und das jetzt nicht gelebt zu haben, um jemandem 'nen Gefallen zu tun. Es ist verrückt, echt." (ebd.)*

REBECCA: *„Der hat mir die zentrale Lebensqualität genommen."*
Für Rebecca ist ebenfalls diese Angst, benutzt und instrumentalisiert zu werden, also immer wieder in den Status eines ausbeutbaren Objekts zu geraten, eine enorme Belastung, die ihr Verhältnis zu anderen Menschen bestimmt und Beziehungen blockiert: *„Wenn ich so über mein Leben nachdenke...(habe ich) das Gefühl, der hat mir die zentrale Lebensqualität weggenommen... (und) die Erkenntnis,*

daß sich das nicht in irgendeiner Form heilen läßt." (42) „Sich als krank, nicht normal zu empfinden, depressiv zu sein, Ohnmacht zu spüren und sich ausgeliefert zu fühlen, sich nicht fallenlassen können... das ist das, was ich jetzt furchtbar empfinde." (32/33)

Sie wurde von einem Mann in einer vaterähnlichen Position ca. acht Jahre lang, ab dem 12. Lebensjahr, sexuell mißbraucht. Für die ungeliebte Tochter einer alleinerziehenden Mutter, die ihr Alleinerziehen als Makel empfand, waren die Aufmerksamkeit und Zuwendung des angesehenen, attraktiven verheirateten Mannes und seiner Frau ein überaus großes Glück. Für den Mann war es auf diese Weise ein sehr leicht, sich ihr sexuell anzunähern, zunächst durch scheinbar unbeabsichtigte Berührungen Nähe herzustellen, durch Spiele und Arrangements Fallen zu stellen, um bis zum ersten massiven Übergriff sicher zu sein, daß sie sich nicht wehren konnte und den Mißbrauch dulden würde. Der einzige Widerstand, der ihr möglich erschien, um die Zuwendung des Mannes und dessen Frau nicht zu verlieren, war es, sich nicht zu beteiligen, überhaupt nicht zu reagieren. *„Ich lag da wie ein Stein... ich war einerseits so wie unter Schock, weil ich das erste Mal das Gefühl hatte, so das ist jetzt zuviel, da war es das erste Mal für mich so richtig, so das Gefühl zu haben, jetzt liege ich wie die Geliebte oder die Prostituierte oder was auch immer mit ihm im Bett... Für ihn war das so richtig, so und jetzt habe ich dich... und ich sah keinen Ausweg in dieser Situation... in dem Kontext... von anerkannt werden wollen und gemocht werden wollen und wertgeschätzt werden wollen. Ich habe gar nicht gewußt... verletze ich den jetzt da, zieht er sich dann beleidigt zurück..." (9)*

Jede Zuwendung, jedes Geschenk war mit irgendeiner Form sexueller Ausbeutung gekoppelt, was ihr das deutliche Gefühl vermittelte, nicht als Mensch wichtig genommen zu werden, sondern *„irgendwie auf irgendeiner Ebene sexuell interessant zu sein" (10).* Der Täter hofierte das Mädchen wie eine erwachsene Geliebte. Die Einbettung in Romantik, in den Besuch schöner Restaurants, in Komplimente und Geschenke sollte jedoch nur das Ziel vertuschen, daß *„man dann halt irgendwann im Bett lag"* (12). Der Mann konnte sicher sein, daß seine Erwartungen nach einem sexuellen Erlebnis erfüllt wurden. Die Erwartungen und Hoffnungen des Mädchens blieben bis zum Schluß auf Schutz und Sicherheit gerichtet: *„Ich bin immer mit dieser Vorstellung hingegangen, da irgendwo meinen Vater zu treffen oder einen Menschen... den ich eigentlich mag und schätze, der mir Orientierung hätte vermitteln sollen... und das lief aber immer auf dieser Sexschiene. Früher oder später wurde immer das gleiche Programm abgezogen." (12)*

Das Gefühl, dankbar sein, es allen recht machen zu müssen, gekoppelt mit der Angst vor dem Verlust der Zuwendung des Mannes und seiner Frau sorgten für dauerhafte Duldung des Mißbrauchs. Diese Duldung hielt nach der langen Zeit der Gewöhnung an die Situation sogar dann an, als Rebecca inzwischen klar war, daß der Mann und seine Frau ein weiteres vernachlässigtes Mädchen in Pflege genommen hatten und der Mann quasi in einer Ehe mit dieser lebte, ja sie sogar mit 14 Jahren schwängerte und darüber hinaus noch weitere sexuelle Beziehungen z.B. zu Studentinnen aufrecht erhielt.

Die Verletzung, die Rebecca im Rückblick am schlimmsten findet, ist, in ihrem Bedürfnis nach Liebe verraten worden zu sein: *„... dieses Gefühl des Verrats, daß du eigentlich diese Illusion hattest... da wirklich von Menschen geliebt worden zu sein... und du erkennst so in der Entwicklung oder im Laufe deines Lebens, daß du wirklich nur benutzt worden bist..." (14)* Sie vergleicht die Beziehung zu diesen Menschen mit ihrem Verhältnis zu ihrer Mutter. Ihr war klar, daß sie von ihr abgelehnt wurde und damit leben mußte, während die anderen, vor allem der Mann, ihr Liebe vorgaukelten: *„(bei meiner Mutter) mußte ich mich irgendwie reinschicken in dieses Schicksal. Aber der hat mich eingelullt in Liebe und Anerkennung, ich mag dich, und du stehst da, und ich glaube, das ist auch der Grund, warum ich so lange nicht kapieren wollte, was da mit mir gemacht worden ist." (14)*

Über die gezielte Ausnutzung der defizitären Ausgangssituation des Mädchens sicherte der Täter dessen Verfügbarkeit ab. *„Ich hatte auch immer so als Kind dieses Aussätzigsein. Plötzlich holte mich da jemand rein, und ich war ja immer beseelt von dieser Angst, die schmeißen mich da einfach aus dieser Nische wieder raus. Ich hatte ja keine Daseinsberechtigung." (17)*

Als wesentliche und im hohen Maß schädigende Auswirkung des Mißbrauchs erscheint Rebecca das Gefühl, nicht normal zu sein, wenn sie das, was mit ihr gemacht wurde, als negativ empfand und ablehnte. *„Hab dich nicht so"* oder *„was ist schon dabei"* sind Aussprüche, mit denen Täter einem Kind bzw. einer Jugendlichen suggerieren, nicht ihre eigene Wahrnehmung, sondern der Übergriff sei normal und müsse geduldet werden: *„Ich habe mich dann eher als nicht normal empfunden, weil ich das Gefühl hatte, ich will das nicht, oder ich finde das nicht schön... und dann wirst du depressiv, (entwickelst) massive Schulleistungsstörungen. So ein Abrutschen in so was Verwahrlostes. So als Auswirkung der totale Vertrauensverlust." (32)*

EVA: *„Mein Unterleib war ja nur wund!"*

Eva wurde von ihrem Stiefvater und dessen Bekannten neun Jahre lang, ab ihrem neunten Lebensjahr, auf sehr unterschiedliche Weise sexuell mißbraucht. Auch hier traf der Vater oder suchte er sich ein Mädchen, das – nach dem früheren Erleben eines aggressiv-brutalen leiblichen Vaters – glücklich über den neuen Freund der Mutter war, der sich zu ihr freundlich und nett verhielt. Als die Mutter ca. zwei Jahre später diesen Mann heiratete, war Eva überaus stolz auf diesen neuen Vater, *„er war der klügste, tollste Vater"*, der nie schimpfte, den sie bewunderte und liebte:*„Darum hatte der auch ein leichtes Spiel mit mir." (14)* Hinzu kam, daß das Kind die Mutter, bevor sie diesen Mann kennenlernte und schließlich heiratete, als sehr unglücklich erlebt hatte und sie nun unbedingt glücklich machen wollte: *„Und ich konnte meine Mutter glücklich machen, indem ich brav war. Sie wollte den Mann unbedingt behalten und tat alles für ihn." (1)*

So nutzte der Täter die Schutzlosigkeit des Mädchens und seine Liebe zur Mutter, um es sich gefügig zu machen.

Allmählich zeigte der Stiefvater perverse Wünsche und verlangte z.B. zunächst von Mutter, andere Männer mit nach Hause zu bringen, um zuschauen zu können, wie sie mit den anderen schlief. Den sexuellen Mißbrauch des Mädchens leitete er durch gezielte Desensibilisierung gegenüber sexuellen Übergriffen ein: Anfangs näherte er sich ihr mit scheinbar unverfänglichem Kitzeln und mit der Anfertigung von Fotos – am liebsten mit Selbstauslöser, damit er selbst mit auf dem Bild war. Bald kam dann die Aufforderung, „oben ohne" in der Wohnung herumzulaufen: *„Also ging es um das Anschauen... die Blicke von ihm, dieses Anschauen, wie meine Brust wächst..." (ebd.)* Er fotografierte auch nachts, während sie schlief, und wenn sie durch das Blitzlicht plötzlich aufwachte, fand sie sich mit hochgeschobenem Nachthemd. Die Bilder benutzte er als Onanievorlagen wie sie später von ihrer Mutter erfuhr. Und auch eine weitere Information gab ihr die Mutter später einmal: *„Auch wenn ich zur Schule gegangen bin, hat er mir nachgeschaut und... sich einen runtergeholt." (ebd.)*

Schließlich steigerte er systematisch die Brutalität seiner sexuellen Handlungen: Er verlangte von dem Mädchen, zuzuschauen, wenn er sich Sicherheitsnadeln durch seine Hoden steckte und sie zuklammerte: *„Schau nur hin, du brauchst doch nur hinzuschauen... Geschlechtsverkehr konnte der Mann so nicht haben. Also er stand eher so auf dieses Zuschauen und Anlangen." (2)* Als sie zwölf Jahre alt war, ging er dazu über, ihr Tabletten (Librium und Valium) – zerteilt mit einem kleinen Messer – zu geben und anschließend Männer zu ihr ins Zimmer zu bringen, sie also zu prostituieren. Aufgrund der Tabletten hat Eva nur sehr ungenaue Erinnerungen daran, was die Männer mit ihr gemacht haben, aber sie erinnert sich an ständige

Unterleibsschmerzen, unter denen sie in der Zeit gelitten hat: *„Mein Unterleib, der war ja nur wund. Ich habe ja nie zu bluten aufgehört. Meine Mutter ist immer... schon mit 11 Jahren... zum Frauenarzt gegangen. Und ich habe die Pille gekriegt." (5)* An die Situationen, in denen ihr diese Wunden zugefügt worden waren, konnte sie sich nicht erinnern: *„Ich kann mich nie an einen Verkehr erinnern. Da (hört) meine Erinnerung auf... Sie hört immer auf mit dem Schwanz im Mund und Brüste anlangen und dann ist es immer schwarz. Den Schritt bin ich noch nicht weitergegangen." (6)*

Aus dieser brutalen Gewaltsituation kam sie erst mit achtzehn heraus, als sie mit furchtbaren Unterleibsschmerzen und herauslaufendem Eiter ins Krankenhaus gebracht wurde und sich in Lebensgefahr befand. Sie erinnert sich daran, daß die Schwestern von Abtreibung sprachen, bevor sie das Bewußtsein verlor. Die ÄrztInnen diagnostizierten eine eitrige Bauchhöhlenschwangerschaft. In diesem Krankenhaus lernte Eva einen Mann kennen und nützte die Chance, um zu ihm zu fliehen und ihrer Familie zu entrinnen.

Die Folgen der Gewalttaten waren bzw. sind bis heute dramatisch. Mit Beginn der Mißbrauchshandlungen sank Eva in der Schule schlagartig mit ihren Leistungen ab. Das Mädchen entwickelte Paniken und Verfolgungsängste, begann einzunässen und einzukoten und verübte Selbstmordversuche, indem sie sich vor ein Auto warf oder Morphiumtabletten nahm. Eva hat bis heute immer wieder große Erinnerungslücken, litt eine Zeit unter Erstickungsanfällen, bekam Atemnot in Aufzügen und konnte sich nicht mehr in ein Auto setzen, ohne Gefahr zu laufen, gegen einen Baum zu fahren. Immer wieder erwachte sie aus Alpträumen, in denen sie panisch reagierte und weinte und immer wieder den gleichen Satz sagte: *„Die Männer sollen aus dem Zimmer gehen!"* Immer wieder litt sie an extremen Unterleibsschmerzen, für die keine physische Ursache gefunden werden konnte. Eine Zeitlang wachte sie ständig im Bett mit anderen Männern auf, die sie weder kannte, noch sich erinnern konnte, wie sie in diese Situation geraten war: *„Es war so schlimm, ich habe mir gedacht, ich kann so nicht mehr leben, das kann ich nicht mehr. Ich brauche Hilfe. Ich habe das überhaupt nicht verstanden, was da passiert." (5)*

Mit dreizehn Jahren begann sie sich einen neuen Namen zu geben, den sie auch heute noch trägt. *„Ich habe ja Karin geheißen. Und diese Karin, die diese ganz schrecklichen... die hat das nicht überlebt. Die ist also wirklich damals gestorben. Und dann habe ich gemerkt, daß in mir etwas anders ist. Also eine andere Person, diese Eva... meine ganze Erinnerung, ich habe ja alles verdrängt. Alles war zu, weg." (4)*

Sie gab sich später wieder neue Namen. *„Also ich habe mir so viele Namen gegeben, jetzt mal auch schon Familiennamen, daß ich in ungeheuere Bedrängnis dann kam, auch mit dem Finanzamt und Beamten, weil ich überall andere Namen angegeben hatte. Das war total schizophren. Ich hatte mich überall anders genannt und bin aus diesem Teufelskreis gar nicht anders herausgekommen. Da hab ich gedacht, das einzige, was mich rettet, ist eine Eheschließung, damit ich einen Namen habe. Drum hab ich den geheiratet." (7)*

Die Verdrängung all der traumatischen Erlebnisse führte u.a. auch dazu, daß sie ihre Tochter nicht vor ihrem Vater, also dem Großvater des Kindes, schützen konnte, der nun auch seine Enkelin vom 5. bis 9. Lebensjahr sexuell mißbrauchte. Dieser Mißbrauch wurde bei einem Gespräch mit der Therapeutin der Tochter aufgedeckt, die seit dem fünfzehnten Lebensjahr drogenkrank ist, drei Selbstmordversuche gemacht hat und ihren Körper auch äußerlich mit Rasierklingen zerstört: *„Und da kam... mein Schuldgefühl, daß ich es nicht verhindern konnte. Daß ich halt jetzt noch sehe, wie sie kämpft mit ihrem Leben, um überhaupt überleben zu können. Sie nimmt wieder Drogen. Das ist schrecklich." (11)*

Mit der Verdrängung ihres eigenen Traumas hatte sie ihre Herkunftsfamilie idealisiert und wieder die Nähe zu Täter und Mutter gesucht: *„Ich wollte eine Familie haben, und ich habe mir meine Idealfamilie gestrickt, habe mir eine Bilderbuchfamilie gestrickt, die es nicht gab, aber ich wollte dran glauben, daß die so ist. Wollte ich haben. Und war natürlich auch sehr viele Wochenenden bei Ihnen. Auch über Nacht oder wenn ich abends mal weggehen wollte, dann habe ich (meine Tochter) hingebracht. Ich habe sie dort gelassen, ohne diesen Gedanken zu haben, daß ihr dort etwas passieren könnte." (8)*

Die Konfrontation mit dem sexuellen Mißbrauch ihrer Tochter drängte auch die eigenen Erinnerungen in einer Vielzahl von Symptomen, die oben beschrieben wurden, wieder ins Bewußtsein zurück. Im Verlaufe von Therapie und der Auseinandersetzung mit sich selbst in Selbsthilfegruppen konnte sie im geschützten Rahmen die Erinnerungen immer mehr zulassen, um sie bearbeiten zu können. Das bleibe ein lebenslanger Prozeß, dem sich Frauen, die als Kinder sexuell mißbraucht wurden, nie mehr entziehen könnten, stellt Eva fest: *„Mit diesem Tun ist es ja nicht vorbei... das ganze Leben begleitet dich das, du kannst nur wirklich schauen, daß du bereit bist, deren Therapien und Selbsthilfegruppen – das kostet viel Eigenarbeit – daß du dich da in einer gewissen Weise heilen kannst. Daß es nicht mehr dein Leben so bestimmt oder so negativ beeinflußt... Ich muß auch sagen, ich tue sehr viel dran arbeiten, an diesem Thema. Gehe in*

Therapie alleine, mit meinem Partner, ich gehe in eine Selbsthilfegruppe für Mißbrauch, ich lese. Ich bin ständig dran am Arbeiten, damit es endlich mal vorbei ist. Also vorbei, nicht daß es ungeschehen ist, sondern daß es nicht mehr mich in meinem alltäglichen Leben belastet. Dahin kommen. Dann ist endlich mal Ruhe. Kein Opfer mehr sein. Immer diese Opferrolle. Ein schrecklicher Zustand!" (11/22)

ELISABETH: *„Dann fing das Ganze an zu eskalieren – immer perversere Sachen."*
Elisabeth wurde mit sechs Jahren von ihrem Vater vergewaltigt, und als sie dreizehn war – in der Zwischenzeit fanden ihrer Erinnerung nach keine Übergriffe statt –, begann der Vater eine sexuelle Beziehung mit ihr, auf die sie sich einließ. Sie kann sich diese Entwicklung im nachhinein nur dadurch erklären, daß sie das traumatische Erlebnis aus Angst vor Wiederholung so stark verdrängt hatte, daß sie zu einer Verkehrung der Angst in ein Begehren des Vaters fähig wurde: *„Ich denke, das war mein Mechanismus, um mit der Situation klarzukommen, in dem ich, sagen wir mal, statt mich ängstlich zurückzuziehen, mehr auf Angriff gegangen (bin)." (4/5)* Inwieweit ihre Bereitschaft, die Beziehung einzugehen, durch gezielte Manipulationen des Vaters vorbereitet wurde, bleibt vorerst unklar (vgl. Hirsch 1989, Gil 1993, Enders 1999).

Sowohl an die frühe Vergewaltigung als auch an die spätere sexuelle Beziehung erinnerte sich Elisabeth erst, als ihr Vater gestorben war. Nach seinem Tod stellten sich starke körperliche Probleme ein, und immer mehr Bruchstücke von Erinnerungen tauchten aus der Verdrängung auf. *„So wie ich das recherchiert habe, war das kurz nach meinem sechsten Geburtstag (zur Kirmeszeit), und meine Mutter war im Krankenhaus... da sind wir dann in das Wohnzimmer gegangen, wo mein Vater dann mit uns gespielt hat, und na ja, ich denke... es kamen dann auch Schmusereien dazu... und ich denke, irgendwann wollte ich das nicht mehr, das war mir irgendwo, denke ich, zu intensiv, und ich habe mich gewehrt und meinem Vater wehgetan so, wie Kinder das machen, so unbeabsichtigt... ja, und dann ist die Vergewaltigung passiert." (2)*

Die Erinnerungsbilder der damals Sechsjährigen waren zunächst verschlüsselt: *„Da ist ein Bild von der Kirmes, wo ich auf dem Karussell bin, auf einem Fahrrad fahre... und am Rand stehen Personen. Ich fahre auf dem Karussell, ich fahre freihändig, ich bin außer Rand und Band... und falle mit meinem Geschlecht auf die Querstange von dem Fahrrad, habe mich verletzt und blute." (1)* Mit der Erinnerung kamen auch Gefühle von unendlicher Einsamkeit und Verlassenheit, die sie als kleines Kind ihrer Meinung nach nur dadurch bewältigen konnte, daß sie einen Teil in sich abspaltete: *„Mit der Angst und auch mit der Einsamkeit konnte ich gar nicht leben. Das Teil in mir ist abgestorben durch die Einsamkeit, die ich hatte, weil ich damit überhaupt nicht zurechtkam. Ich denke, wenn das nicht passiert wäre, hätte ich die Sache nicht überlebt, denn sie hat mich emotional völlig aus dem Gleis geworfen. Vielleicht wäre ich verrückt geworden." (5)*

Ihr Verhältnis zum Vater war anschließend – nach den späteren Aussagen ihrer Mutter – sehr eng und sexualisiert. Sie erinnert sich an einen Satz des Vaters, als sie ca. zehn Jahre alt war: *„Ich muß mich immer beherrschen, Kind." (4)* Als der Vater mit ihr in ihrem dreizehnten Lebensjahr die Beziehung begann *(„ich würde sagen, das war ein Wollen von beiden Seiten", 8),* war dies für sie nur eine logische Folge ihres sexualisierten Verhälnisses zu ihm, und sie erlebte die Situation damals als positiv und normal. Erst die Reaktion ihrer Mutter *(„das ist verboten")* signalisierte ihr das Gegenteil. Im Rückblick beschreibt Elisabeth im Interview das strategische Vorgehen des Täters, der systematisch einen Keil in die Mutter-Kind-Beziehung schlug: *„Mein Vater hat mir das Gefühl gegeben, ich wäre eine tolle Frau und hat praktisch meine Mutter gegen mich ausgespielt." (7)*

Mit dem offenen Überschreiten der Inzestgrenze begann der Vater den Mißbrauch zu steigern und seine Tochter für ihn verantwortlich zu machen: *„Dann fing das Ganze an zu eskalieren, immer mehr, immer perversere Sachen, immer mit Anal-Oral-Verkehr, und dann immer so... ich habe ihn verführt, ich habe eine perverse Sexualität." (7)* Ca. zwei Jahre später, kurz vor ihrem fünfzehnten Geburtstag, trieb er die Situation auf die Spitze. Er wollte der Mutter den Beweis liefern, daß sie, die Tochter, für den Mißbrauch verantwortlich und „pervers" sei: Am Sylvesterabend im Kreise der Familie machte er sie betrunken und forderte sie dann vor allen Anwesenden auf, den Onkel oral zu befriedigen. Die Jugendliche konnte sich der Macht des Täters nicht entziehen: *„Ich konnte nicht nein sagen... ich war wie versteinert, ich konnte nicht nein sagen, ich konnte nicht schreien: Kann denn keiner diesem Typen das Handwerk legen? Keiner! Ich bin an dem Schwanz und dem Sperma halb erstickt, das ist eine Katastrophe... ich habe mir die Seele aus dem Leib gekotzt." (15)*

Anschließend an dieses Ereignis ließ der Vater sie fallen und wandte sich wieder der Mutter zu. *„Ja genau, sie haben mir die Schuld gegeben, mein Vater als Opfer meiner Sexualität, und meine Mutter konnte ihn hinterher in die Arme schließen." (22)* In einer Selbsthilfegruppe bearbeitet sie weiterhin diese Vergangenheit und versucht, ihre traumatischen Erlebnisse zu verarbeiten.

MONIKA: *„Und er hat mich dann auch ziemlich viel geschlagen."* Monika wurde zuerst als kleines Kind von ihrem leiblichen Vater und nach der Trennung der Eltern – da war sie drei Jahre alt – vom neuen Ehemann der Mutter mit ca. acht Jahren sexuell mißbraucht. Die Mutter war *„eigentlich immer unterwegs" (3)*, während der neue Vater sehr viel mit Monika allein zu Hause war. *„Es hat halt angefangen mit so... mehr oder weniger von seiner Seite gerechtfertigten Berührungen, so nach dem Motto, er darf das ja, weil er jetzt mein Papa ist, und das machen alle Papas. Und er war am Anfang noch relativ sanft irgendwie."* Monika beschreibt, wie ihr Stiefvater über ihren Widerstand hinwegging und systematisch das Ausmaß der Gewalt steigerte: *„Und wie ich dann... aggressiv geworden bin, weil mir das halt gar nicht gefiel, dann ist er auch ziemlich aggressiv geworden, und das hat sich dann nicht mehr abgestellt... Er hat mich dann auch ziemlich viel geschlagen, was er früher nicht gemacht hat... Es hat immer irgendwie zusammengehört: Wenn er angefangen hat herumzuschlagen, dann war es automatisch klar, daß er dann auch später versucht, mich anzufassen." (4)*

Nachdem der Mißbrauch über ca. drei Jahre lang lief, übernahm der Täter zudem die Funktion eines Zuhälters und verkaufte das Mädchen an seine Bekannten. *„Das war halt für ihn so ein Nebenjob."* Die scheinbar unbescholtenen Familienväter des Ortes holten sie ab und mißbrauchten sie, zumeist in ihren Wohnungen und Häusern, wenn Ehefrauen und Kinder abwesend waren. Einer von ihnen hatte sich zu diesem Zweck eigens eine Wohnung angemietet: *„Also der hat die ganze Woche nichts besseres zu tun gehabt, als sich irgendwelche Mädchen da zu kaufen." (11/12)* Der sexuelle Mißbrauch im Rahmen von Zwangsprostitution und zum finanziellen Vorteil des Stiefvaters wurde erst beendet, als Monika mit siebzehneinhalb Jahren offenbar zu alt war, denn *„dann hat er mich nicht mehr losgekriegt"*. Allerdings berichtet Monika davon, daß der Stiefvater selbst zum Zeitpunkt des Interviews noch versucht, weiterhin an sie heranzukommen.

Als Folge des langjährigen sexuellen Mißbrauchs leidet sie z.B. unter Allergien, Asthma und Selbstzerstörung ihres Körpers. Vor drei Monaten mußte sie die Wohngemeinschaft verlassen, in der sie untergekommen war, und wurde zur stationären Behandlung in der Psychiatrie untergebracht: *„(Ich) wußte selber nicht mehr, was ich mit mir machen sollte. Das ist halt mit meinen Armen. Ich habe mir die Arme ziemlich schlimm aufgeschnitten. Und das ist mit der Zeit immer schlimmer geworden. Und dann... haben die mich rausgeschmissen. Im Moment bin ich halt in (der Psychiatrie) und ich muß jetzt halt sehen, wie's weitergeht." (15)* Die junge Frau macht sich zur Zeit große Sorgen um ihre jüngere Schwester, die noch zu Hause bei der Mutter lebt. Die Mutter hat sich inzwischen vom Täter getrennt. Nahezu „klassisch" ist allerdings die von Monika beschriebene aktuelle Lebenssituation des ehemaligen Stiefvaters: Er hat wieder eine Frau mit zwei Töchtern, eine Zweijährige und eine Jugendliche, geheiratet (vgl. Wyre/Swift 1991, Enders 1999). Doch hat er im Rahmen des Umgangsrechts auch noch Kontakt zu Monikas jüngerer Schwester. Am Telefon, so Monika, habe er sie schon zu erpressen versucht: *„Wenn ich nicht will, dann muß er eben meine kleine Schwester nehmen, ich könnte das ja verhindern, indem ich zurückkomme." (11)*

Monika kann sich nicht im erforderlichen Maß um ihre jüngere Schwester kümmern, denn sie braucht zur Zeit alle Kraft, um ihre eigene Lebenssituation zu meistern: Sie ist schwanger und möchte das Kind zur Welt bringen, obwohl die Schwangerschaft quasi das Ergebnis einer Vergewaltigung oder sexuellen Nötigung zu sein scheint: *„Es war halt wieder so eine Situation, wo ein Typ eine Situation ausgenützt hat und wo ich total betrunken war und nichts mitgekriegt habe. Er hat halt gemeint, bei der Gelegenheit, die nutzen wir gleich, davon bin ich schwanger geworden." (14)*

SIGRID: *„Wo sie dann so unter der Bettdecke tun..."*
Sigrid wurde von Freunden bzw. Bekannten ihrer alleinerziehenden Mutter, die allein mit ihr lebte, ca. neun Jahre lang sexuell mißbraucht. Als sie vier Jahre alt war, unternahm einer der Männer den ersten Versuch, sie sexuell zu mißbrauchen. Gegen diesen Versuch konnte sie sich noch mit „um sich prügeln" wehren. *„Ein bißchen später... hat das angefangen konkreter mit Sex, wo sie dann so unter der Bettdecke tun, alles während dem fernsehen. Ich wußte nicht, ob das jetzt in Ordnung war oder nicht. Und erst später, als es da extremer wurde, da habe ich schon gemerkt, irgend etwas stimmt da nicht. Aber ich konnte da auch nichts machen... meine Mutter hat mir nicht geglaubt... das ging dann teilweise schon so, daß der eine schon fast jeden Abend zu mir gekommen ist. Er hat angefangen mit fummeln und Finger reinstecken, und das ist halt immer gravierender geworden. Bis zu dem Punkt, wo er dann mit mir ins Bett ist." (4)*

Die Frau beschreibt sich selbst als Außenseiterin, die als Kind kaum Kontakte hatte und sich für ihre Mutter schämte, die Alkoholikerin war, von Sozialhilfe lebte, ständig in Kneipen unterwegs war und wechselnde Freunde hatte. Den Mißbrauch selbst hatte sie damals *„nicht als so schlimm empfunden, weil ich noch gar nicht gewußt hatte, was da passiert"*, und der Mann gab ihr zwischendurch auch immer mal wieder Geld. Allerdings rebellierte sie dermaßen gegen die Situation, in der sie sich befand, daß ihre Mutter sie schließlich in ein Heim brachte, wodurch die sexuelle Ausbeutung beendet werden konnte. Sigrid war eine Zeitlang drogenabhängig und erlebt bis heute immer wieder „Aussetzer" aufgrund des langjährigen Mißbrauchs. Ihre Beziehung zum Vater ihrer Tochter wird durch diese Problematik schwer belastet. Sigrid hat es nicht geschafft, eine Ausbildung abzuschließen, und lebt heute ebenso wie ihre Mutter von Sozialhilfe. Sie hat große Angst, daß auch ihre Tochter sexuell mißbraucht werden könnte. Ihre Einstellung in dieser Hinsicht ist eindeutig: *„Wenn ich so was mal annähernd mitkriegen würde, ich würde auf gut deutsch sagen, Schwanz ab, aber scheibchenweise, so bin ich einfach drauf." (10)*

3. Voraussetzungen und Bedingungen für die Ausübung des sexuellen Mißbrauchs an den Mädchen

Die Berichte der Betroffenen lassen fünf aufeinanderfolgende Schritte erkennen, mit denen die Täter langfristig ihre Strategien aufbauten, um an das Kind heranzukommen und es zu mißbrauchen:

1. Bedingungen schaffen bzw. suchen und nutzen, die einen sexuellen Mißbrauch ermöglichen.
2. Die Annäherung an das Opfer ermöglichen und sexualisierten Zugang zum Kind herstellen.
3. Den Zugang zum Opfer, dauerhafte Gefügigkeit und Verfügbarkeit des Kindes absichern, Widerstand entkräften und ausschalten.
4. Die Mütter bzw. mutterähnliche Personen manipulieren, um sie in ihrer Wahrnehmung zu verwirren und ihre Duldung des Mißbrauchs zu erreichen.
5. Hilfen durch andere Personen ausschalten, Entdeckung und strafrechtliche Verfolgung verhindern, um dasselbe Kind längerfristig oder weitere Kinder sexuell mißbrauchen zu können.

Die Interviews lassen Rückschlüsse darauf zu, daß unter bestimmten Voraussetzungen Kinder besonders gefährdet zu sein scheinen, Opfer sexuellen Mißbrauchs zu werden. Diese sind nach den Berichten offensichtlich gegeben, wenn das Selbstwertgefühl des Kindes gering ist, es sich in einer defizitären Lebenssituation mit der Mutter befindet, wenn es sich ungeliebt fühlt, wenig Zuwendung erfährt und daher ein hohes Bedürfnis nach Liebe, Zuneigung und Anerkennung empfindet. Dieses Ergebnis stimmt mit der Forschung von Conte, Wolf

& Smith (1989) überein und entspricht auch den Selbstaussagen der sogenannten „Pädophilen" (vgl. Lautmann 1994, Enders 1999), daß Täter gezielt widerstandsgeschwächte Kinder als potentielle Opfer auswählen. Die Auswertung der vorliegenden Interviews erlaubt jedoch noch eine Erweiterung der bisher in der Fachdiskussion benannten Risikofaktoren: Sie zeigt einen Zusammenhang zwischen der Lebenssituation der Mütter und den Strategien von Tätern auf. Insbesondere scheinen Kinder dann gefährdet, wenn die Mutter-Kind-Beziehung gestört ist oder der Täter die Mutter in einer Weise manipuliert, daß sie ihr Kind nicht schützen kann. Er nutzt es z.B.für seine Zwecke, wenn sie:

- selber Probleme hat;
- den Mann festhalten und nicht verlieren möchte, jedoch seine sexuellen Wünsche nicht erfüllen kann oder will und daher Schuldgefühle entwickelt, so daß sie nicht wahrhaben kann oder will, wenn sie Anzeichen für sexuellen Mißbrauch am Kind bemerkt oder bemerken könnte;
- zum Opfer ein schwieriges Verhältnis hat und das Kind daher leicht in Angst zu versetzen ist, etwa es würde in ein Heim abgeschoben, was natürlich mit einer sehr negativen Vorstellung beim Kind besetzt ist (vgl. hierzu Enders/Stumpf 1991, Jakob 1998).

Wyre (1991), Bullens (1995) und Enders (1999) zeigen auf, daß Täter mit großer Raffinesse die Kinder in eine Komplizenschaft verstricken und systematisch die Mutter-Kind-Beziehung spalten. Sie isolieren das Kind, nehmen ihm die Schutz- und Vertrauensperson und stellen Geheimhaltung der von ihnen verübten sexuellen Gewalt gegenüber der Mutter sicher.

Als weitere Risikofaktoren für sexuellen Mißbrauch können den Berichten nach gelten:

- ein allgemeines Gewaltklima in der Familie, das zu grundsätzlicher Einschüchterung des Kindes führt (vgl. auch Wetzels 1997);
- autoritäres Verhalten des Vaters/Täters, traditionelle Erziehungsvorstellungen wie Verlangen von Gehorsam etc.

Beispiel 1: *„Für mich ist es der klügste Mann gewesen..."*

In den liebevollen neuen Freund der Mutter und Stiefvater war die sechsjährige Eva gleich verliebt. Ihr leiblicher Vater, von dem sich die Mutter trennte, als Eva ca. drei Jahre alt war, *„war einer von der übelsten Sorte... er hat nur getrunken... ist aggressiv geworden... hat meine Mutter geschlagen und gewürgt und uns Kinder in so Bettkästen gesteckt und mit Messern geworfen". (22)* Eva lebte nach der Scheidung mit ihrer Mutter sehr ärmlich auf sehr engem Raum in einem

Zimmer mit immer wieder „wechselnden „Onkeln" im Bett der Mutter, bis schließlich dieser neue Mann auftauchte, der sieben Jahre jünger als die Mutter war und den sie unbedingt haben wollte: *„Meine Mutter hat alles daran gesetzt, um diesem Mann zu behalten." (1)* Eva hat diesen Mann „angehimmelt" und phantasiert, daß sie ihn einmal heiraten werde. Als die Mutter ihr eröffnete, er werde ihr neuer Papa, war sie begeistert. *„Und heiraten kann ich ihn ja später auch noch." (13)* Sie bezogen ein Haus, in dem auch Eva ein eigenes Zimmer bekam: *„Das war für mich wie ein Schloß." (13)*

Auf ihren neuen Vater war sie überaus stolz und gab mit ihm in der Schule an: *„Der hat nie geschimpft, der hat mich nie wie ein kleines Kind behandelt. Er hat mir immer alles erklärt. Für mich ist es der klügste Mann gewesen, so gescheit! Der hat alles gewußt. Und auf alles was ich ihn gefragt habe, hat er mir immer eine Antwort gegeben. Ich habe ihn angehimmelt! Das war mein neuer Vater. So einen tollen Vater hatte keine andere." (14)*

Sie wollte, daß ihre Mutter glücklich ist, die sie vorher oft weinen gesehen hatte: *„Für meine Mutter wollte ich alles tun. Und ich konnte meine Mutter glücklich machen, wenn ich brav war. Weil ich immer, wenn ich was gesagt habe oder mich gewehrt habe, dann war ich nicht brav. Da war ich böse. Und böse sein wollte ich nicht. Und das ist ja immer gleichgestellt worden mit dann gebe ich dich weg." (14)*

Die Bedingungen waren hier prädestiniert für einen Mann mit pädokrimen Absichten: das Kind fasziniert von einem sich liebevoll gebenden Vater, die Mutter fixiert auf diesen Mann und bereit, für ihn alles zu tun. Sie erfüllte ihm zunächst seinen Wunsch, Männer oder Frauen nach Hause zu bringen und mit ihnen sexuell zu verkehren, damit er zuschauen konnte.

Beispiel 2: *„Nur ich hab ihn halt verstanden..."*
Auch für die Mutter von Sabine war es das Wichtigste, die Familie zu erhalten, drei Kinder und einen Mann zu versorgen, *„sonst gab es irgendwie keinen Lebensinhalt für sie. Da wäre die ganze Existenz ausgelöscht, wenn sie die Familie hätte auseinanderbrechen lassen." (1)* Der Vater sorgte dafür, daß sie auf ihn angewiesen blieb und keine eigene Persönlichkeit entwickeln konnte. Nach außen hin aber verschaffte er sich durch soziales und politisches Engagement ein gutes Image. Er war auch Mitglied in einem Kirchenvorstand, doch zu Hause verhielt er sich konträr. *„Mein Vater ist der total sozial engagierte, angesehene Mann in unserer Gemeinde... das war für mich der totale Hammer einfach, weil er zu Hause schon oft ausgeflippt ist und rumgeschrien hat oder uns auch verprügelt hat." (2)* Doch er schaffte

es, die ganze Familie derart zu manipulieren, daß niemand sich empörte, im Gegenteil alle ihn noch bemitleideten als *„armer, einsamer Kämpfer, der von niemand richtig verstanden wird“ (2).* Die Atmosphäre der Duldung ihm gegenüber und seine Selbstdarstellung als Opfer waren bereits geschaffen.

Die zweite Voraussetzung für den sexuellen Mißbrauch bestand in der Störung der Mutter-Kind-Beziehung (vgl. o.): Sabine fühlte sich von ihrer Mutter von klein auf abgelehnt und ist von ihr oft geschlagen worden. So bestand kein Vertrauen von Sabine zu ihr, das die Grundlage für Schutzsuche und realen Schutz gewesen wäre. Ihr Vater dagegen stellte sich auf die Seite des Mädchens, wenn die Mutter sie schlagen wollte und nahm sie vor ihr in Schutz, was für Sabine von eminenter Bedeutung war: *„Er machte damit deutlich, ich bin schon jemand, der auch sensibel oder was wert ist.“ (3)* Ihre größte Angst war daher, seine Zuneigung und seinen Schutz zu verlieren und damit hatte er eine enorme Macht über sie, die er auch gezielt aufrechtzuerhalten wußte, wenn sie sich ihm entziehen wollte: *„Immer wenn ich was gemacht habe, das ihm nicht paßte, dann hat er mich auch total ignoriert , da gab's mich nicht. Dann hat er auch gemeint: deine Mutter hat schon recht, du bist wirklich ein unmögliches Stück Mensch... das war so 'ne subtile Gewalt, die war schon da.“ (3)*

Die Spaltung zwischen Sabine und ihrer Mutter wurde vom Täter systematisch vertieft und ausgenutzt. In ihrer völligen Abhängigkeit von seiner Zuwendung wollte Sabine *„die Einzigste sein, die ihn versteht, die ihn liebt...“ (2)* Sie übernahm als Kind die Verantwortung für ihren Vater und sein Wohlbefinden.

„Und ich dachte, ich will ihn nicht enttäuschen, sonst ist er traurig, und ich bin der Grund, warum er traurig ist. Es war auch so 'ne wahnsinnige, das kommt mir jetzt im nachhinein erst, so eine wahnsinnige Verantwortung, die er da abgeladen hatte. Daß ich ihn glücklich mache oder ich ihn zu Tode zerstöre und er sich dann doch vielleicht das Leben nimmt, weil ja alles keinen Sinn mehr hat, und das ist echt... was das für ein Druck war! Das war so ein ganz anderer Druck als diese offensichtliche Gewalt, gegen die ich mich vielleicht schon leichter hätte wehren können, denke ich mir. Gegen diese Gewalt von meiner Mutter habe ich mich auch irgendwie eher wehren können... die mich so verprügelt hat, daß ich irgendwann zurückgehauen hab. Nur hat sie das dann meinem Vater erzählt, und mein Vater hat mich dann total geschlagen, daß man gegen die Eltern die Hand nicht erhebt.“ (4)

Diese Erziehung zum Gehorsam gegenüber den Eltern, die sich

unter anderem in dem Satz ausdrückt: *„Den Eltern widerspricht man nicht“ (6)*, war ein weiterer Faktor in den Voraussetzungen, die der Täter herstellte, um das Kind leicht zum Opfer machen zu können. Es gelang ihm zu vermitteln: *„Er ist das Oberhaupt der Familie und darf nicht enttäuscht werden“ (5)*, er habe einen Anspruch auf Liebe. In einer seiner Formulierungen wird eine Steigerung dieses Anspruchs deutlich: *„Mit dem Satz ‚wenn man jemanden besonders liebt‘, hat er alles gekriegt. Also wenn's so subtile Sachen waren, wie bei uns beim Essen... beim Nachtisch oder so, er hat nur diesen Nachtisch angucken müssen, und ich habe ihm den wortlos hingeschoben. Weil ihn zu enttäuschen, das wär einfach nicht drin gewesen.“ (5)*

Es gelang ihm ferner, ihre Abhängigkeit von ihm z.B. durch Beteuerungen zu verstärken wie: *„Ich hab ja nur dich“ (6)*, und sich mit ihr gemeinsam gegen die Mutter zu verbünden, *„weil meine Mutter war ja auch seine Feindin, die ihn nicht verstanden hat, die ihn nicht akzeptiert hat, wie er ist, und immer Sachen wollte, die ungerechtfertigt waren. Nur ich hab ihm halt das gegeben und ihn verstanden.“ (6)* Damit schaffte der Täter eine Umkehrung des Vater-Kind-Verhältnisses: *„Und so, was mein Vater gemacht hat und was ich dann so empfungen habe, ‚du mußt mir helfen‘, ich bin die, die ihm helfen mußte, ich bin die, die ihn da rausholen mußte, ihn da schützen mußte, ihm da was geben kann. Was für ein Wahnsinn als Kind.“ (36)*

Als systematische Vorbereitung des Mißbrauchs wertet Sabine auch die Schaffung räumlicher Bedingungen durch den Täter: Bereits als sie fünf Jahre alt war, richtete ihr der Vater ein eigenes Zimmer ein und begründete den Schritt gegenüber der Mutter: *„Das Mädchen braucht ein eigenes Zimmer.“ (28)* Das Zimmer lag direkt neben dem Eingang der Wohnung und war vom übrigen Wohnbereich durch einen „riesenlangen“ Gang getrennt, *„also ich war auch abgeschlossen von dem ganzen anderen“ (28)*. Das Einspielen bestimmter Gewohnheiten im Verhalten der Mutter sicherte für den Vater den Freiraum zum unbemerkten Aufsuchen dieses abgetrennten Zimmers: *„Meine Mutter ist immer ganz früh schlafen gegangen, und mein Vater war immer noch lange auf, hat ferngeschaut.“ (28)* Und wenn die Mutter eingeschlafen war, ging er, so oft er wollte, in das Zimmer von Sabine.

Die Voraussetzungen, um das Kind sexuell mißbrauchen zu können, wurden hier vom Täter systematisch geschaffen und genutzt:

- das Kind fühlte sich ungeliebt;
- es wurde von der Mutter abgespalten und innerhalb der Familie isoliert;
- der Täter stellte patriarchale Ansprüche auf Versorgung und nutz-

te die extreme Abhängigkeit des Kindes von seiner Zuwendung und Anerkennung

- die Wahrnehmung des sozialen Umfeldes wurde vernebelt durch die „Maske des sozial und politisch engagierten Bürgers" (vgl. Burkett u.a. 1995, Enders 1999, Bullens 1999)
- durch die Abtrennung des Zimmers hatte der Vater räumliche Gegebenheiten geschaffen, um das Mädchen ungestört mißbrauchen zu können.

Beispiel 3: *„...mich mag niemand, mich liebt niemand, keiner nimmt mich an..."*

Das Beispiel Rebeccas, die von ihrem Nachbarn sexuell mißbraucht wurde, zeigt die Übertragbarkeit der im innerfamilialen Bereich analysierten Täterstrategien auch auf Täter aus dem außerfamilialen Nahbereich. Rebecca fühlte sich von ihrer Mutter nicht geliebt, nicht angenommen und nicht akzeptiert. Sie beschreibt die Bedingungen für sie in ihrer damaligen Familie als sehr defizitär: *„Ich hab'halt so immer das Gefühl gehabt, das Lieblingskind ist halt die Schwester, und ich war eigentlich immer in so einer Rolle drin, mich mag niemand, mich liebt niemand, keiner nimmt mich an. Wahnsinnig schlechte Schulleistungen. So ein Bild für mich, ein sehr schlimmes eigentlich. Meine Mutter hatte im Schlafzimmer so ein Ehebett. Und meine Schwester durfte immer in dem Bett mit meiner Mutter liegen, und ich mußte immer in dem Bett daneben liegen. Das wurde auch nicht diskutiert. Also das war für mich kein Thema. Ich war immer so die Ungeliebte... Und da habe ich sehr viel gestohlen dann als Kind. Und dann war ich... auch in der Schule immer schlecht. Also es war furchtbar. Und... da hat meine Mutter dann einen Mann kennengelernt, der war verheiratet, wesentlich älter, zwanzig Jahre älter als meine Mutter... Also der wollte uns dann nie haben. Der hat nie versucht, uns Kinder da zu integrieren, sondern wir waren halt da eher immer lästig. Und meine Mutter hat uns da auch immer eher abgeschoben, geht dahin, geht dort hin. Also schrecklich." (3)*

In dieser Situation bekam sie in der Schule eine neue Sportlehrerin, die sie faszinierte: eine „tolle Lehrerin", die sich sehr um Rebecca zu kümmern begann und für Rebecca *„der erste Mensch (war), der mir vermittelt hat, du kannst was, du bringst was, du bringst Schulleistungen" (4)*. Diese Lehrerin wohnte mit ihrem Mann, einem Universitätsprofessor, im selben Haus wie Rebeccas Familie, und Rebecca durfte morgens mit ihr zur Schule laufen. Die Lehrerin und ihr Mann bedeuteten für Rebecca eine ganz neue Welt. *„Das waren für mein Empfinden einfach weltoffene Menschen, belesen, Kultur, Tennis spie-*

len und, und, und.“ (5) Beide waren kinderlos, und die Lehrerin hatte, so schien es, *„ihr Herz entdeckt so für mich“* und aus einem Kinderheim sogar noch ein Mädchen in Pflege genommen. Rebecca war begeistert, sie liebte diese Lehrerin wie eine Mutter: *„Also, das war für mich die totale Identifikationsfigur.“ (5)* Und auch den Ehemann bewunderte sie über alle Maßen. Und rasch war sie – quasi als Freundin – in den Haushalt des Ehepaares voll integriert, und die eigene Mutter fühlte sich auf diese Weise entlastet. Der Ehemann der Lehrerin war für Rebecca der *„Inbegriff eines schönen Mannes“ (6),* und Rebecca war überglücklich, daß er sich um die beiden Mädchen kümmerte, mit ihnen Freizeitgestaltung machte, Skifahren und Schwimmen ging. Seine Frau wechselte mittlerweile den Beruf und war während der Woche meist unterwegs, so daß der Mann mit den Mädchen zumeist allein war. Aber die Wochenenden wurden gemeinsam verbracht, z.B. in einem Wochenendhaus.

4. Strategien der sexuellen Annäherung an das Kind

Unter den beschriebenen Umständen, die vom Täter dementsprechend gesucht und dann genutzt wurden oder die von ihm aktiv geschaffen wurden, war eine sexuelle Annäherung an ein kleines Mädchen relativ leicht. Bedürftig nach Zuwendung erschien ihr der Täter als Wohltäter, der sich um sie kümmerte, ihr die benötigte Nähe und Wärme gab und damit zunächst ihr Vertrauen leicht gewinnen konnte.

Die ersten Annäherungen waren zumeist bewußt in scheinbar unverfängliche Berührungen eingebunden, die dem in der Regel unaufgeklärten Kind anfangs angemessen und kindgerecht erschienen und es auf diese Weise an die körperliche Berührung und Nähe durch den Täter als Normalität gewöhnen und eine Desensibilisierung bewirken sollten (vgl. Conte u.a. 1989). Hieraus konnte das Kind sich in dem Moment, in dem es deutlich spürte, daß der kindgemäße Rahmen verlassen wurde, nicht mehr befreien, weil es um den Entzug dieser Zuwendung fürchtete, die es so dringend benötigte. Dem Täter war es zu diesem Zeitpunkt bereits gelungen, im Kind ein Schuldgefühl zu erzeugen, daß es selbst diese Situation herbeigeführt und die bisherigen Zuwendungen ja genossen habe. Im Licht der neuen Situation erschien es ihr als etwas Negatives, Verachtenswertes und dennoch stark Ersehntes.

Die vom Täter gezielt angestrebte Zwickmühle, die Falle für das Kind, war damit hergestellt, und er konnte die nächsten Schritte des

Mißbrauchs gehen: Er erweiterte die Duldung des Kindes stetig, die Handlungen an sich vornehmen zu lassen. Zum Teil brachte er es durch gezielte Sexualisierung dazu, selbst erotisch-sexuell zu reagieren. Gelang es dem Täter, dieses Ziel zu erreichen, worauf er nicht selten lange Zeit verwendete, so hatte er das Kind bereits in eine Abhängigkeit und ausweglose Lage hineinmanövriert und begann nun, seine Forderungen nach sexueller Befriedigung zu stellen, etwa nach dem Motto: „Ich habe es mit dir doch auch gemacht, und war es nicht schön für dich?“ Unaufgeklärtheit des Kindes und eine Atmosphäre, in der über Sexualität nicht offen gesprochen wird, versperrten dem Kind den Weg, Worte für ein z.T. höchst beunruhigendes Geschehen zu finden, das mit der vertrauten und geliebten Person stattfindet. Den Widerspruch, den der Täter bei innerfamilialem Mißbrauch an den Tag legte, indem er einerseits die liebevolle, väterliche oder vaterähnliche Bezugsperson zu sein schien, andererseits der fordernde und subtil oder offen gewalttätige Mann war, konnte das Kind naturgemäß schwer oder gar nicht verarbeiten.

An den folgenden vier Beispielen wird gezeigt, in welcher Weise die Täter jeweils ihre Strategien präzise aufbauten.

Beispiel 1: *„Er hat mich immer gefragt, ob ich das mag.“*
Michaela berichtet von einem gespaltenen Verhältnis zu ihrer Mutter, die selber so viele Probleme hatte, daß Michaela sie in vieler Hinsicht sogar ersetzen mußte. Eine Annnäherung an Michaela suchte der Vater in einem sonntäglichen Ritual, bei dem die Kinder morgens ins Ehebett durften (und auch sollten), um Geschichten erzählt zu bekommen. Die Liegeordnung plazierte jeweils zwei Kinder bei Vater und Mutter, wobei Michaela stets neben dem Vater am äußersten Bettrand plaziert wurde. In dieser Konstellation konnte er unbeachtet von den anderen, scheinbar unverfänglich, als Michaela sechs Jahre alt war, damit beginnen, ihr den Rücken zu streicheln: *„Und er hat immer gefragt, ob ich das mag, na gut, nein konnte ich nicht sagen, hab ich gesagt ja, dann ist er über den Anus eben zur Scheide vorgegangen und das war dann fast jeden Sonntag... das hat sich über Jahre hingezogen... meine Brüder sind natürlich auch älter geworden und hatten keine Lust mehr, Sonntags ins Ehebett zu kommen und dann... ist meine Schwester auch nicht mehr gekommen..., das heißt, daß ich eben öfter alleine mit meinem Vater im Bett war und er mich dann auch oral befriedigt und geküßt hat, also richtig geküßt, bis es dann überging zum Geschlechtsverkehr. Da hat er mich fast ein Jahr gefragt, ob ich es auch mit dem Penis will, und da habe ich nein gesagt... und dann irgendwann ist mir diese blöde Fragerei auf den*

Keks gegangen, und dann habe ich mal ja gesagt, da war ich zwölf oder elfeinhalb, dann hat er es natürlich jedesmal gemacht. Und das war dann nicht mehr nur einmal die Woche, sondern teilweise viermal, also sexuellen Kontakt, nicht nur Geschlechtsverkehr, aber Kontakt. Und manchmal war es nur einmal die Woche, manchmal keinmal. Also ich kann sagen, in der Regel war es zweimal die Woche, fünf Jahre lang." (2)

Langjähriger Aufbau der Sexualisierung, Herstellung von Abhängigkeit und Gewöhnung, langsame Steigerung der Handlungen, sogar die ständige Vergewisserung oder Suggestion, daß es ihr gefalle, bis er schließlich unter Einsatz von Zermürbungstaktik das Ziel erreichte, Geschlechtsverkehr mit ihr haben zu können, den sie scheinbar freiwillig gewährte und sie daher für ihn verfügbar blieb – dies ist die hier erkennbare langfristig aufeinander aufgebaute Strategie.

Typisch für die Strategien von Tätern, die Kinder innerhalb der Familie und familienähnlichen Konstellationen sexuell mißbrauchen, erscheint diese oben berichtete jahrelange Vorbereitungszeit, in der der Täter sein eigenes, auf das Kind gerichtetes sexuelles Begehren bewußt aufbaute und sehr wahrscheinlich auskostete (vgl. Bullens 1995). In der Phantasie nahm er vermutlich vorweg, was er in dem Moment ausführte, als er sicher sein konnte, daß das Kind aus der sorgsam gelegten Falle nicht mehr entrinnen konnte (vgl. Wyre/ Eldridge 1990). Diese sorgfältige Vorbereitungszeit war u.U. nach außen als liebevolle Fürsorge getarnt und wirkte damit als stärkstes Element des Täterschutzes, indem alle Personen in ihrer Wahrnehmung getäuscht wurden, die sich im Umfeld dieser Familie aufhielten.

Beispiel 2. *„Und so fing das überhaupt an, mit diesem Anschauen..."*
Die Mutter von Eva unterstützte das Begehren ihres neuen Partners, den wachsenden Busen ihrer Tochter immer anschauen zu können: *„Wenn ich meine Mutter gebeten habe, sie soll mir einen BH geben, oder einen Badeanzug – den habe ich nie gekriegt. Also dieses Badengehen im Sommer war immer nur mit einer Hose." (1) „Und so fing das überhaupt an: Mit diesem Anschauen."* Diesen ersten Schritt des Voyeurismus steigerte der Täter in einem nächsten, indem er nachts den Körper des schlafenden Mädchens entblößte und fotografierte. Diese Handlungen tarnte er „als Hobby": *„Wenn ich dann aufgewacht bin durch Blitzlicht und so, dann war halt das Nachthemd hoch."* Im nächsten Schritt begann er, von ihr zu verlangen, sexuelle Handlungen an ihrem Körper zu dulden und ihm bei Handlungen an seinem eigenen Körper zuzuschauen. Als Eva zwölf Jahre alt war, begann die Eskalation, indem er sie mit Tabletten benebelte und

anschließend das Mädchen fremden Männern iauslieferte, die er in ihr Zimmer brachte.

Die jahrelange Vorbereitungszeit, das Ausnutzen der defizitären Situation und der entsprechenden Bedürfnisse von Mutter und Tochter, die Eskalation der sexuellen Gewalt, vor der die Mutter ihr Kind aus Angst, den Mann wieder zu verlieren, nicht schützte, ferner ihre Bereitschaft, alles für ihn zu tun: Es war eine ausweglose Falle für das Kind und die Voraussetzung dafür, keinen Schutz zu erfahren.

Beispiel 3: *„Er will mir... irgendwas zeigen, was ganz schön kitzelt."*
Die Gelegenheit, den sexuellen Mißbrauch an Sabine nach der längeren Planungsphase nun auszuführen, nahm der Täter wahr, als in Sabines siebten oder achten Lebensjahr die Mutter mit den Brüdern verreiste und sie mit dem Vater allein zu Hause blieb: *„Dann hat er gemeint, er will mir, bevor ich ins Bett gehe, irgendwas zeigen, was ganz schön kitzelt und so, und hat schon so geschaut... das weiß ich noch, das war irgendwo ein bißchen komisch. Dann sind wir da ins Bett gegangen und dann hat er angefangen, mich zu streicheln, und erst war's noch ganz o.k., so an den Armen und so, und dann ist er halt irgendwann in meine Unterhose rein, hat mir die Unterhose ausgezogen und das Nachthemd ausgezogen, und ich hab die ganze Zeit... ich hab gedacht , er meint dieses Kitzeln, wie man Kinder kitzelt, einfach so unterm Arm... Ich wollte ihn nicht enttäuschen, daß ich das jetzt nicht schön finde, und habe dauernd gelacht, ich dachte, daß man lachen mußte, wenn's einen kitzelt. Ich habe immer ‚ha ha ha' gemacht die ganze Zeit, die ganze Nacht durch. Das ging meiner Erinnerung nach bestimmt so vier bis fünf Stunden, habe ich so gelacht und lag im Bett und habe gelacht. Ich glaube, heute hätte er sich schon denken können, daß da irgendwas nicht stimmt. Aber er hat sich dadurch überhaupt nicht beeindrucken lassen, daß ich da so ‚ha ha' die ganze Zeit mache, das hätte mich schon irritiert als Mann, aber das hat ihn gar nicht irritiert." (4)*

Es gelang dem Täter, das Kind aufgrund seines Unwissens und seiner Unaufgeklärtheit zunächst über die sexuellen Absichten seiner Annäherung hinwegzutäuschen. Er verkleidete sie als Zuwendungen, die Sabine dann weiterhin von sich aus bei ihm suchte – zumal die Anfänge noch „zart und vorsichtig" verliefen: *„Das fand ich auch immer schön, und deshalb habe ich auch oft seine Nähe gesucht und bin zu ihm hin und wollte gedrückt werden, wollte ein liebes Mädchen sein, wollte, daß jemand zu mir sagte, du bist ein liebes Mädchen, und ich hab dich so lieb, und das wollte ich gerne hören, und das war auch anfangs schön. Es war immer schon diese Angst dabei, daß es* *hoffentlich jetzt nicht weitergeht, obwohl ich das schon wußte. Aber in diesen paar Sekunden, ich war so angewiesen... und ich habe ja auch nie anders Zuwendung gekriegt, es war immer mit dem zusammen, und ich hab's mir aber auch einfach gewünscht, irgendeine Bestätigung, glaube ich. Also, nur diesen Kontakt zu haben, wenn's dann nur nie weitergegangen wäre. Aber es ging immer weiter."* Aufgrund der zunehmenden Sexualisierung durch den Täter in der typischen Eskalation des Mißbrauchs wurden seine Handlungen immer eindeutiger und gewalttätiger: „*Ich weiß noch, es hat manchmal so weh getan, und ich hab mich total verkrampft, und ich hätt nie gewagt zu sagen, nein, es tut mir weh... Und dann hat er einmal gemeint, jetzt ist es dir aber gekommen, gell? Das hat er einfach immer so interpretiert, wenn ich mich verkrampft hab, als hätte ich'n Orgasmus gekriegt... Und es war auch so, daß z.B. meine Scheide feucht geworden ist und das dann für ihn auch ein Erfolgserlebnis war, irgendwo. Und ich hatte immer totale Angst, daß die nicht feucht wird." (21)*

Das Ausgeben des sexuellen Mißbrauchs als „Liebe" und die direkte Verknüpfung von Mißbrauch mit dem Ausspruch: „Ich liebe dich" war für das Mädchen verwirrend und lähmend. Sabine lernte, daß ihr Liebe und Anerkennung nur um den Preis der Duldung des Mißbrauchs und der Selbstaufgabe gegeben wurde. Der Vater vermittelte ihr, wenn sie ihm auf besondere Weise ihre Liebe zeigen wolle, würde sie seinen Penis in den Mund nehmen und den Samen herunterschlucken. Was diese Forderung eines Erwachsenen für ein Kind bedeutet, beschreibt sie folgendermaßen: *„Und das Würgen? Der Penis ist zu groß, wie soll ich Luft kriegen? Oh Gott, hoffentlich mache ich es richtig. Wann kommt denn der Samen, ich werde ihn enttäuschen, ich darf ihn nicht traurig machen! Das weiße Salzige schießt heraus, quillt mir in den Mund, so warm, so bitter irgendwie und so viel, aber es graust mich, es zu schlucken. Es würgt. Aber das ist es doch, was ich schlucken soll, wenn ich ihn liebe, warum ist das so eklig? Das darf ich nicht denken, das darf er nicht merken, ich tu so, als würd' ich es gerne tun. Sei nicht enttäuscht von mir. Bitte Papi, hab' mich trotzdem lieb. Ich werde alles richtig machen, so wie du es willst, bitte!"*

Der Druck, den Sabines Vater auf sie ausübte, war so subtil wie offen brutal, um seine Wünsche nach sexueller Befriedigung und Macht durchzusetzen: Der Ansatz am Liebesbedürfnis des Kindes, offene Forderungen, das Einklagen von Mitleid und die Erzeugung von Angst vor Liebesverlust: *„Ich hätte es nie gewagt, das nicht runterzuschlucken, weil das dann heißen würde, ich liebe ihn nicht, und dann ist er ganz alleine auf der Welt! Und er hat ja immer so geklagt, daß er so der einsame Kämpfer ist und so alleine und daß es nun alles* *keinen Sinn mehr hat. Er hat auch oft so einfach irgendwelche Tabletten runtergeschluckt, wo ich nicht wußte, ob das jetzt... ob er sich jetzt echt umbringt oder nicht... Ja, ich hätte es nie gewagt, das nicht runterzuschlucken...“*

Zugleich verwirrte er sie durch Freundlichkeit und Bestätigung, die ihr ein Gefühl von Geliebt- und Geschätztwerden vermittelten: *„Ich war total verwirrt, weil ich hab schon so Ekelgefühle gehabt, wenn ich da seinen Samen schlucken mußte, oder weil mir das irgendwie so wahnsinnig wehgetan hat und er aber gesagt hat: ‚Ich liebe dich.‘ Da hab ich echt gedacht, ich tick nicht ganz richtig, oder irgendwas stimmt halt einfach nicht mit mir oder so. Aber er hat ja gesagt, das ist lieben. Also hab ich mich einfach drauf verlassen. Was hab ich denn schon für 'ne Vorstellung gehabt von Liebe? Weil mein Vater anfangs schon der war, der nett zu mir war, der wirklich nett zu mir war. Das war ja nie so, daß er mich nur mißbraucht hat, sondern er hat mich dann auch schon... es war einfach diese Vermischung, er war auch dann wirklich auch mal aufmerksam oder hat mich gelobt, und deswegen hab ich das nicht so unterscheiden können. Deswegen war das für mich schon schwer. Er hat mich schon auch gelobt, ich bin seine tolle Tochter, und ich kann schön lesen, ich kann toll zeichnen... irgendwie so was. Er hat mich schon wertgeschätzt im Vergleich zu meiner Mutter.“ (5/8)*

Beispiel 4: *„Also irgendwie mehr so beiläufige Berührungen.“*
Die Strategie des „Wohltäters“ war die zentrale Methode des Mannes, der Rebecca ab ihrem zwölften Lebensjahr sexuell mißbrauchte. Bei den Wochenenden, die der Professor mit seiner Frau und den beiden quasi angenommen Mädchen regelmäßig im Wochenendhaus verbrachte, begann die sexualisierte Annäherung des Mannes an Rebecca zunächst distanziert mit einem sog. Strip-Poker: *„Das war alles eingebettet in so was Spielerisches... Da hat man Kartenspiele ausgepackt, und plötzlich hat man dann angefangen, seine Kleidungsstücke auszuziehen. Und ich weiß, ich fand es ätzend, ich fand es furchtbar. Ich habe mich geschämt , aber ich hatte das Gefühl, in diesem Flair... Ich wäre nie auf die Idee gekommen, da nein zu sagen oder zu sagen, das will ich nicht, weil ich ja immer gefallen wollte... diesen Leuten, die ich so bewundert und verehrt habe“. (7)*

Rebecca beschreibt hier die ihr bereits gestellte Falle:

- Die Leute nicht enttäuschen zu wollen;
- bei Abwehr den Verlust ihrer Zuwendung befürchten zu müssen;
- die Verbreitung einer Atmosphäre, die alles Geschehen als normal und das eigene Unbehagen eher als unpassend vermittelt;

- eine gezielte Vorbereitung auf die Heraufsetzung von Wahrnehmungsschwellen und das Überschreiten von Grenzen;
- die allmähliche Gewöhnung an Duldung unangenehmer Geschehnisse in Verbindung mit der hohen Zuwendung des attraktiven, weltoffenen und gebildeten Mannes;
- die Undenkbarkeit von Widerstand bzw. bereits das Nichternstnehmen von erfolgter Abwehr.

Die Stufe des sexualisierten direkten Körperkontaktes bettete der Mann in scheinbar zufällige Berührungen während des sonntäglichen Schwimmbadbesuchs ein: *„Dann (faßte) er einem wie zufällig zwischen die Beine, an die Brust. Also irgendwie mehr so beiläufige Berührungen. Die (waren) natürlich erst mal... nicht einzuordnen.“ (7)* Die Berührungen weiteten sich immer mehr aus: *„Damit fing das an. Hier mal, da mal. Dann natürlich auch so zwischen die Beine fassen. Dann einen so streicheln... Es war mir unangenehm, ich wollte das nicht... Ich habe mein Bein dann weggezogen oder habe die Hand dann weggezogen. Dann hat er gelacht und gesagt, stell dich doch nicht so an. Es hatte immer so was, jetzt sei doch nicht prüde. Obwohl ich im tiefsten Inneren wußte, es ist nicht in Ordnung.“ (7/8)*

„Stell dich doch nicht so an!“ – Diese klassische Entgegnung von Männern auf Widerstand von Frauen gegen Berührungen mit sexueller Bedeutung versetzt Frauen – und um so mehr muß das für Kinder und Jugendliche gelten – in Ohnmacht. Ihre Abwehr wird lächerlich gemacht und entkräftet. Hinzu kam bei Rebecca ebenso wie bei einigen anderen Interviewpartnerinnen das Gefühl, daß die Mutter – in diesem Fall die Ehefrau des Professors in der Rolle der Ersatzmutter – von den Übergriffen wußte und damit nicht um Unterstützung gebeten werden konnte. Die systematische Einfädelung der gesamten Situation des Mannes mit den Mädchen konnte Rebecca in dem Alter wohl noch nicht erkennen. Aber sie hätte sich nie an diese Quasi-Mutter in ihrer Unsicherheit gewandt: Einerseits, weil sie wohl ahnte, daß sie eine Mitwisserin war, andererseits aber natürlich auch, weil sie um deren Zuwendung bangte, an der ihr ebenfalls viel lag.

Der Einstieg in den direkten sexuellen Mißbrauch fand schließlich nach ca. zweijähriger Vorbereitungszeit statt, als Rebecca zwölf Jahre alt und der Mann wieder einmal mit ihr allein war: *„Das war dann so ein Tag, Sonne, Ferien. Und dann war da plötzlich auch Alkohol sehr viel da. Und dann hat man abends das Zelt aufgebaut... Ich war automatisch im Ehebett. Und da erinnere ich mich auch, daß da so das erste Mal eine Atmosphäre entstand, wie eine nicht zufällige Berührung oder zwischen die Beine fassen, sondern da war das erste Mal, daß er seine Hand dann scheinbar zufällig, oder scheinbar im Schlaf,* *ich habe das genau gespürt, daß er nicht schläft; und da erinnere ich mich, daß er mich da massiv gestreichelt und berührt hat... Und ich weiß noch: Ich lag da wie Stein." (8/9)*

Die Veränderung in der Qualität der Situation war ihr also völlig klar, aber aktive Abwehr war ihr in der jahrelang aufgebauten Situation nicht möglich. Lediglich Passivität, sich nicht bewegen, nichts zeigen, sich schlafend stellen, konnte sie als ihre Form der Abwehr zeigen: *„Ich sah keinen Weg in der Situation"* (9), um die Zuwendung des Mannes nicht zu verlieren. Mit der Steigerung der Berührungen beim „Strip-Poker", im Auto, im Schwimmbad *(„Auch im Schwimmbad war das ja dann auch schon nicht mehr nur zwischen die Beine fassen, sondern mehr")* und einer fast ständig präsenten „Stimulanz" hatte der Mann nun sein Ziel erreicht, mit Rebecca im Bett zu liegen. Ihre Passivität spielte für ihn selbst dabei überhaupt keine Rolle, sondern war offenbar Teil seiner Bedürfnisbefriedigung, die er nun voll an ihr sozusagen als benutzbarem Objekt ausleben konnte. Dies tat er auch weiterhin, bis sie ca. zwanzig Jahre alt war: *„Und bei ihm war so eine Inbrunst da. Ich habe das so richtig gespürt. Für ihn war das jetzt so richtig: So, und jetzt hab' ich dich." (9)*

Nach außen war dieser sexuelle Mißbrauch perfekt getarnt und wäre kaum oder gar nicht aufzudecken gewesen. Das Ehepaar vermittelte das Bild gebildeter, attraktiver Menschen, die sich großzügig und bewundernswert um benachteiligte Kinder kümmerten. Vermutlich hätte ihr niemand Glauben geschenkt, wenn sie anderen von dem Geschehen berichtet hätte: *„Ich glaube nicht, daß in der Umgebung irgendein Mensch auf die Idee gekommen wäre, daß in dieser Familie solche Sachen laufen. Niemand. Die waren jung, dynamisch, beliebt. Er hatte Erfolg. Er war ein angesehener Akademiker. Das war immer so das Image, was sind das für nette Leute, daß sie sich da um so arme Hascherl kümmern. Holen sich noch ein Pflegekind ins Haus. Der war so hervorragend getarnt. Ich glaube nicht, daß jemand auf die Idee gekommen wäre, da zu vermuten, was da abgeht. Man hat da eher so, ja, daß Erwachsene sich so eine Mühe machen, und daß er dann bereit ist, mit zwei so jungen Mädchen Skilaufen zu gehen. Eher der Stil. Ist der nett, und das finde ich ja toll." (22)*

5. Einige Strategien der Täter zur Aufrechterhaltung des Zugangs zum Opfer

Typisch für den sexuellen Mißbrauch an Kindern im sozialen Nahraum/in familialen Konstellationen ist, wie an den Berichten der

Betroffenen zu sehen, nicht nur die jahrelange Planung und Vorbereitung, sondern ebenso die jahrelange Dauer der Mißbrauchshandlungen als Resultat der Täterstrategien (vgl. Bullens 1995). Doch zeigen die Berichte, daß die Täter sich nicht darauf verließen, daß der Widerstand des Opfers auf Dauer ausbleibt, die dauerhafte Verfügung gelingt und das Schweigen über die Tat automatisch anhält. Spezielle Strategien des Täters richteten sich nach dem Gelingen des endgültigen sexuellen Zugriffs nun darauf, die Ängste des Kindes weiter zu schüren, Macht zu demonstrieren, Abhängigkeiten des Opfers zu festigen, Hilfe auszuschalten und die Täuschungsmanöver gegenüber anderen Personen zu verstärken. Auch hier setzten die Täter wieder alle ihre Möglichkeiten ein, um ihr Opfer zu behalten, es regelmäßig zu benutzen und Aufdeckung zu verhindern. Sechs bis neun Jahre betrug die durchschnittliche Dauer, die die interviewten Frauen in ihrer Kindheit und Jugend den sexuellen Mißbrauch ertragen mußten. Er war damit ein entscheidender Faktor, der ihre ganze Kindheit und Jugend bestimmte. Allen Tätern ist es übrigens als Erfolg ihrer Strategien gelungen, strafrechtlich nicht zur Verantwortung gezogen worden zu sein. Nur eine der jungen Frauen hat Strafanzeige gegen ihren Vater erstattet, das Verfahren wurde jedoch eingestellt.

Die Suggestion von Liebe

Für Michaela war z. B. das Schweigegebot, der Druck, den Mund halten zu müssen, am stärksten belastend. Sie berichtet von den Drohungen des Vaters, der behauptete, daß sie und ihre Geschwister ins Heim kämen, wenn sie über den Mißbrauch spreche. Auch müsse er selbst dann ins Gefängnis: *„Ich wußte genau, wenn mein Vater im Gefängnis ist, dann sind wir vier im Heim, weil meine Mutter nicht für uns sorgen konnte. Das war eben dieser gesellschaftliche Druck, daß einer Siebenjährigen die Verantwortung für die ganze Familie (aufgebürdet wird).“ (4)*

Aber auch die Suggestion von „Liebe“ hatte bei ihr eine anhaltende Wirkung: *„Ich habe sehr, sehr lange gebraucht, bis ich so eine Wut empfunden habe. Am Anfang habe ich ihn immer noch geliebt, bis ich kapiert habe, daß er es ja nicht (für mich) gemacht hat, sondern nur, um seinen Sexualtrieb zu befriedigen. Das hat sehr lange gedauert, weil ich es einfach nicht glauben konnte und teilweise immer noch nicht glauben kann. Und dann, aus dieser Wut ist jetzt eher so ein Mitleid geworden, der arme, kranke Mann hat seine Triebe nicht in der Hand.“ (11/12)* Dieses kindliche Mitleid hat der Täter erfolgreich in ihr geweckt und gefördert, indem er ihr z.B. von seiner schwierigen Kindheit mit sechs Geschwistern erzählte. Er hätte sehr früh schon arbeiten müssen, und nun habe er eine Frau, die ihn praktisch allein mit den vier Kindern lasse. Hieraus legte er bei Michaela zu seiner Entlastung den Schluß nahe: *„Das heißt, daß er mit dem Leben nicht fertig wurde, daß er da Ersatzbefriedigung braucht oder Kompensation, das wird das Rad in ihm lenken, das war der Sex." (34)*

Ein autoritärer Erziehungsstil: *„Was ich sage, das wird gemacht und kein Widerspruch. Fertig... Und wehe, wir haben ihm widersprochen, dann boing hat er sofort auch schon eine Watschn gehabt"* (49), und der allgemeine Einsatz von Schlägen schrieb auch bei Michaela die Machtverhältnisse im Sinne des Täters fest. Widerstand des Mädchens wurde mit körperlichen Mißhandlungen sanktioniert: *„Auf der einen Seite steigt er mit mir ins Bett, auf der anderen Seite haut er uns wegen jedem Dreck eins runter. Er hat zwar nie mit dem Gürtel zugeschlagen, nur mit der Hand, aber schon ziemlich kräftig." (35)*

Systematisch forcierte der Täter durch seine Manipulationen die Parentifizierung des Mädchens: Es gelang ihm sogar, daß Michaela stolz darüber war, daß sie oft ihre Mutter im Haushalt ersetzte und eben auch im Bett. Er fragte sie häufig um Rat und vermittelte ihr dadurch das Gefühl von Gleichwertigkeit. Die von ihm initiierte Grenzverwischung zwischen den Generationen ging sogar sweit, daß er das Mädchen z.B. auch fragte, wie er sich gegenüber der Mutter verhalten solle, z.B. wieviel Haushaltsgeld er ihr geben solle. Er schaffte es ferner, sich als Wohltäter ihr gegenüber darzustellen, der sie nur deshalb anfasse, um ihr einen Gefallen zu tun: *„Ich hatte das Gefühl, daß er es nur für mich tut, vor allem, weil er mich immer gefragt hat, ob ich das auch machen will, und ich sage nein. Er hat mich auch immer gefragt, ob ich ihn mal am Penis anfasse, da habe ich gesagt, das mache ich nicht. Ich hatte irgendwie eine Scheu davor... Er hat immer gefragt, ob mir das gefällt, dann habe ich gesagt, ja, und ob ich das bei ihm auch machen will, da habe ich gesagt, nein, das möchte ich nicht. Weil ich mir da auch irgendwie – ich hatte Scheu, den Penis anzufassen bzw. auch – ja, nicht geekelt, aber – ja, vielleicht war es Ekel – habe ich gesagt, nein." (56)*

Die Realität verleugnen

Eva bekam vom Täter Beruhigungstabletten verabreicht, damit der sexuelle Mißbrauch durch ihn selbst und die Vergewaltigungen durch andere Männer störungsfrei stattfinden konnten. Durch diese verbreitete Form der Manipulation des Täters wurde die Schmerzgrenze des Mädchens erhöht und ihre Wahrnehmung gestört (vgl. Enders 1999). Diese Gewalteskalation konnte kaum mit „Liebe" ummantelt werden. Aber der Täter konnte vor Aufdeckung sicher sein: Die Mutter wußte nämlich, was geschah, und schützte ihn, um ihn zu behalten. Als die Tochter ihr erzählte, was ihr widerfuhr, hat *„sie immer gesagt, ich bilde mir das ein... Ich bin verrückt im Kopf... Das haben die mir so eingeredet, daß ich natürlich geglaubt habe, ich bin verrückt, ich bin kein normaler Mensch. Ich habe drei Selbstmordversuche gemacht in der Zeit. Dann haben die mich aber auch nur in so ein Heim gesteckt... Ich bin da hingekommen, und das hat eine Familie geleitet mit einem erwachsenen Sohn. Und der Sohn hat reihum alle Mädchen mißbraucht. Reihum. Und wir Mädchen haben alle den Mund gehalten. Stillhalten war sowieso immer... stillhalten, nichts sagen." (3)*

Bis heute wirkt die damalige Angst vor der Schuldzuweisung, vor dem Erziehungsheim und die Verkehrung von Gut und Böse: *„Ich bin wieder böse. Was habe ich wieder angerichtet. Meine Mutter: Du bist eben böse. In dir ist der Satan. Ich habe das als Kind geglaubt, ich bin das Böseste, was es gibt... weil ich ... darüber gesprochen (habe)." (9)* Sie hatte außerhalb der Familie von dem gesprochen, was ihr widerfuhr, aber es war keine Hilfe gekommen, sondern nur weitere Drohungen und Schuldzuweisungen der Mutter: *„Die ganze Familie geht auseinander! Und dann, wenn der Vati nicht mehr da ist, der Vati geht ja dann weg, dann haben wir kein Geld, und dann geht es mir ganz schlecht. Und das habe ich verbrochen, weil ich gesprochen habe... Du bist böse, wenn du erzählst, was hier zu Hause passiert. Was hier zu Hause passiert, geht niemanden etwas an." (9)* Die ständige Drohung der Mutter mit dem Erziehungsheim und die Erfolglosigkeit aller Hilfesuche hielten Eva von weiteren Versuchen ab, sich Hilfe zu holen. Erst als sie mit einer eitrigen Bauchhöhlenschwangerschaft in ein Krankenhaus gebracht wurde, bot diese lebensbedrohliche Situation den Einstieg in das Ende des Mißbrauchs. In einem Brief an den Täter – den Stiefvater –, in dem sie ihn sowohl mit der ihr zugefügten Gewalt als auch mit der an ihrer Tochter konfrontierte, stellte er sich als Opfer und sie als die Schuldige dar: *„Stellt er sich hin und sagt, ich Armer, was tut man mir da an... Ich war immer schon so schlimm." (23)*

Mitleid mit dem Täter erzeugen

Mitleid zu erzeugen war die zentrale Methode des Vaters von Sabine, um die Befriedigung seiner Bedürfnisse auf der ganzen Linie erfolgreich durchzusetzen. Der angesehene, in Politik und Kirche engagierte Bürger ließ sich zu Hause bemitleiden: *„Er hat uns allen leid getan. Er war so der arme, einsame Kämpfer, der von niemandem verstanden wird, und meine Mutter versteht ihn auch nicht, (und wenn er wieder Geld verspielt hat), war sie wütend, und dann hat mein Vater* *geheult, und ich hab ihn dann immer bemitleidet und war dann die einzigste, die ihn versteht, die ihn liebt." (2)*

Autoritäres Verhalten und die Anwendung von Gewalt bei Widerspruch steckten unmißverständlich den Rahmen des angeblich freiwilligen Eingehens auf seine Bedürfnisse ab. Eine Variante brachte dieser Täter damit zustande, daß er Sabine vermittelte, wie „eine richtige Frau" zu sein habe: *„Die halt dem Mann die Wünsche von den Augen abliest... Ja. Und so hab ich auch versucht, ihm das von den Augen abzulesen." (6/7)* Als Beispiel führte der Täter die Oma an, die sich für ihren Mann, einen Künstler, geopfert habe: *„Da war ganz klar, um diese künstlerische Freiheit und Entfaltung zu ermöglichen, daß es da einfach Menschen braucht, die sich aufopfern..." (7)*

Die Maske des sozial Engagierten, die sich auch dieser Täter nach außen hin aufsetzte (vgl. o.), war *„wirklich nur eine Facette von seinen vielen Dingen, wo er Macht ausüben will" (14)*, diente aber hervorragend als Täterschutz, so daß er sich als Opfer darstellen und jede Verantwortung von sich weisen konnte: *„Er hat überhaupt nicht gesehen, wie mies er war und wie er mich echt wirklich auch in den Selbstmord getrieben hat durch seine Lügerei und durch sein mieses Verhalten, das hat er nicht gesehen, das sieht er nicht. Er wertet das immer nur so, als wäre die ganze Welt gegen ihn, würde ihn kaputtmachen und zerstören, und er ist immer der Unschuldige, wobei er nur das Beste will, nur das Beste. Und bestimmt auch mit dem Mißbrauch. Ich kann mir vorstellen, daß es sogar möglich ist, daß mein Vater denkt, er wolle mich doch nur verwöhnen, und ich bin so undankbar, so ungefähr jetzt... Ich trau's ihm wirklich auch zu, daß es Momente gibt, in denen er das für sich selbst auch fast glaubt. Daß es manchmal echt Momente gibt, in denen er sich selber so weit aus der Verantwortung zieht, daß er wirklich auch 'ne aktive Verantwortung hat und was kaputtmachen kann, daß er vor sich selber sagt, nein, er hat ja auch wirklich nur das Beste gewollt. Das trau ich ihm schon zu, daß der sich selbst total spalten kann, um sich da rauszuziehen." (15)*

Durch die Verknüpfung von Zuwendung und Mißbrauch erreichte er bei Sabine, daß er es sogar als Bestrafung für „mangelndes Wohlverhalten" einsetzen konnte, einmal nicht zu ihr ins Bett zu kommen. Sie wollte lieber den Mißbrauch erdulden, als völlig ignoriert zu werden: *„Dann weiß ich noch, wie er dann einmal auch gar nicht mehr ins Bett kam, und... wo ich dann richtig froh war, daß er wieder ins Bett kam. Wo ich mir echt dachte: Na ja, dann bist du ja doch wieder die liebe (Sabine). Wo ich echt dachte, er haßt mich jetzt, weil er nicht mehr zu mir ins Bett kommt. Ich war zwar froh, weil dieses Wehtun* *aufgehört hat, dieses Körperliche irgendwo, aber ich hab mich so ungeliebt gefühlt, dachte, er hat mich jetzt endgültig auch weggeschmissen. Also, es war einerseits 'ne Erleichterung und andererseits war's total schlimm. Ich weiß nicht, wie ich das beschreiben kann."* (23)

Die gelungene Zurichtung in der Täterstrategie kann wohl kaum genauer beschrieben werden. Der Täter wies Sabine die Rolle zu, für sein Wohlergehen verantwortlich zu sein, ihm zu helfen, ihn zu schützen und zu versorgen: *„Was für ein Wahnsinn als Kind!"* (36)

Die Darstellung als Wohltäter

Das Mädchen hofieren und wie eine Erwachsene behandeln, war die Strategie des Täters, der Rebecca mißbrauchte. Um ihre Verfügbarkeit aufrechtzuerhalten, konzentrierte sich der Mißbraucher darauf, sie mit Geschenken und Einladungen über ihre Entwertung und Funktionalisierung für seine sexuellen und Machtbedürfnisse hinwegzutäuschen. Er vermittelte ihr ein Gefühl von Wichtigkeit und Attraktivität. Auch das ganze Setting gestaltete er entsprechend einer gleichwertigen erwachsenen Geliebten romantisch und gestylt: *„Und da bekam ich dann erst mal einen Lamy-Füller geschenkt und verschiedene tolle Utensilien. Und dann wurde ich also zum Essengehen eingeladen und dann natürlich nicht irgendwohin, sondern in ein supertolles Lokal, wo ich dann so mit meinen 13, 14 so irgendwie in der höheren Gesellschaft saß. Und man muß ja immer bedenken, ich kam ja aus relativ einfachen Verhältnissen, mein Gott... ich kam vom Land... Das war für mich ein Professor an der Uni, das war für mich ja auch unerreichbar. Und dann wurdest du da so rumgeführt. Durftest dir zu essen aussuchen, was du wolltest. Etwas, was ich von früher eigentlich auch nicht so kannte... Und immer Alkohol. Also ich denke, das war auch eine Strategie von ihm. Immer Alkohol, immer. Rotwein, Weißwein oder mal ein Bier. Und dann entstand immer so was, was ich so als ungeheueres Gefühl der Bedeutung und Wichtigkeit und ernstgenommen werden (beschreiben möchte). Er ging dann immer unheimlich auf mich ein, auf meine Fragen. Und ich hatte so das Gefühl, ich bin eigentlich eine erwachsene Frau. So vollwertig eine erwachsene Frau, die er liebt, verehrt, anerkennt. Und dann seine Sprüche, die er so hatte. Er konnte einem da immer auch so... Du siehst toll aus, und das wirst du noch... Und was hast du denn für einen hübschen Rock an. Also wirklich so richtig, ich hatte so die Vision wie in einem Spielfilm, bei dem, was lief damals, dieser Love-story-Verschnitt, so mit einer Jugendlichen... Ich war plötzlich in so einer Rolle drin, ich war wertvoll, ich war wichtig, ich war attraktiv. Und dann ging das halt weiter, daß man da fein gegessen hat und dann bekam ich einen*

Rotwein oder auch zwei oder auch drei, soviel ich wollte. Da durfte ich dann auch Zigaretten rauchen. Das war auch kein Thema. Und dann ging man nach Hause und dann war alles so auf romantische Atmosphäre gestylt. Da liefen dann die Beach Boys im Hintergrund oder irgendein nettes Weihnachtsoratorium. Er hat sich dann auch sehr auf die Musik von uns jungen Mädchen eingelassen und sich da auch bemüht, diese Welt kennenzulernen. Und dann waren da Kerzen, und dann war da nochmal... Und dann ging das auf dem Sofa los, bis man dann halt irgendwann mal im Bett lag." (10/11)

Wer hier argumentieren möchte, der Mann habe sich doch viel Mühe gemacht, und es sei dem Mädchen eigentlich nichts Negatives zugefügt worden, muß im Bericht der Betroffenen zur Kenntnis nehmen, daß sie die sexuellen Gefühle niemals erwiderte und den sexuellen Kontakt von sich aus nie gewünscht, sondern nur um der Zuwendung willen geduldet hatte. Mit den netten Arrangements, die der Täter traf, bediente er seine eigenen Wünsche und beruhigte sein eigenes Gewissen. Er suggerierte sich offensichtlich selbst, es sei eine Liebesbeziehung und alles wäre in Ordnung, während er parallel eine eheähnliche Beziehung mit der vierzehnjährigen Pflegetochter lebte.

Rebecca ging es wie all den anderen Frauen in ähnlichen Situationen: Die Zuwendungen brauchte, suchte und genoß sie: Wenn es doch nie weitergegangen wäre! Wenn nicht als Ziel der Handlungen die sexuelle Benutzung immer am Ende stehen würde! Dieses Ende immer wieder zu ertragen, die widersprüchlichen Gefühle und Erlebnisse verarbeiten zu müssen – all das sorgte dafür, daß die jungen Frauen kein stabiles Selbstwertgefühl aufbauen konnten und abhängig blieben von den Täuschungen und ersehnten Zuwendungen des Täters. Die Wünsche der Mädchen bezogen sich niemals auf sexuelle Handlungen, sondern sie enthielten immer die Hoffnung auf menschliche Bestätigung und Anerkennung, für die sie dann sogar meinten, dem Täter etwas schuldig zu sein, wie Rebecca in ihrem Bericht deutlich macht: *„Der hat mich eingelullt in Liebe, in Anerkennung und ich mag dich, und du stehst da. Und ich glaube, das ist auch der Grund, warum ich das so lange nicht kapieren wollte, was da mit mir gemacht worden ist. Und dieses wahnsinnige, was mich da auch gehindert hat, da widerständig oder überhaupt was zu machen, eigentlich auch immer so das Gefühl, dankbar sein zu müssen... Und wenn ich denen schon nichts geben kann, muß ich ihm vielleicht wenigstens das geben." (14/15)*

Im Gegensatz zu anderen Tätern, die Ansätze von Widerstand der Mädchen mit Gewalt beantworteten, ließ der Täter, der Rebecca mißbrauchte, sie einfach auflaufen und zeigte ihr auf diese Weise, daß jeder Widerstand zwecklos sei: „*Das Härteste war so diese Situation, da habe ich es dann gar nicht mehr ausgehalten, da habe ich gesagt, ich will das nicht, und bitte laß mich in Ruhe. Da war ich dann schon so sechzehn oder siebzehn. Und dann hat er mich gefragt, warum, wieso? Und dann habe ich gesagt, wegen (seiner Frau), und ich möchte das nicht. Und da hat der allen Ernstes zu mir gesagt, du, ich kann (meine Frau) ja anrufen und die wird dir bestätigen, daß sie damit einverstanden ist. Und das war für mich so ein richtiges – ich weiß gar nicht, wie ich das formulieren soll – da hatte ich das Gefühl, da hat er mir eigentlich jeden Widerstand, also jede Widerstandsmöglichkeit (genommen).“ (15)*

In diesem Moment wurde ihr auch klar, daß ihre Angst, daß seine Frau, die Rebecca ja sehr verehrte, erfahren könnte, was der Mann mit ihr machte, zu seiner Strategie gehörte, sie gefügig zu halten. Er wies ihr sogar noch die Rolle zu, selber den sexuellen Mißbrauch – und damit den Täter – nach außen hin zu decken: „*Es war für mich natürlich undenkbar... die Person, die ich idealisiert und geliebt habe... zu verletzen oder die mit irgendeinem Problem zu behelligen. Also um Himmels willen: Nur die schützen, nur alles recht machen, damit die nichts mitkriegt und dieses Bild irgendwie wahren. Und das hat der gewußt. Das hat der eiskalt ausgenutzt, weil ihm völlig klar war, er braucht da nur zu sagen, ich rufe die Sowieso an, und ich würde hinterher sofort freiwillig ins Bett springen, vor lauter Angst! Da war nämlich die Rolle plötzlich umgekehrt. Und das war mir damals klar, daß ich in so eine Rolle kam, daß ich sage, bitte sage du ihr nichts, oder bitte teile du ihr das nicht mit. Schrecklich... Also ein unheimlich hinterhältiger Typ, wahnsinnig hinterhältig, wahnsinnig!*“

Heute begreift sie die Strategie des Täters in ihrem ganzen Umfang: „*Also was mir heute so klarwird, wie er das alles inszeniert hat, denke ich manchmal: Er wußte, wann, wo, wie der Zugang ist... Mir kam das vor wie eine Falle! Da gab es kein Entrinnen. Weil ich war ja von diesem Menschen auch abhängig... Das war ja im Grunde auch ein Stück weit mein Lebensinhalt oder ein Teil meines Lebensinhalts. Zu diesen Menschen, zu dieser Frau vor allen Dingen...“ (15/16)*

Als sie erfuhr, daß der Täter die Pflegetochter mit vierzehn Jahren geschwängert hatte, wurde sie wieder mit seinen knallharten Entlastungsstrategien gegenüber jeglicher Verantwortung konfrontiert, indem er das Mädchen zur Schuldigen erklärte: „*Dann ist es ihm sogar noch gelungen, die (Pflegetochter) in so eine Rolle reinzubringen, naja, das ist ja eh eine kleine Hure, kommt aus dem Heim. Das war dann auch sein Rechtfertigungsmuster... Die hat ja eh schon mit anderen geschlafen. Also schrecklich.“ (15/16)*

Ähnlich verhielt sich übrigens auch der Vater von Sabine, als sie zu menstruieren begann und er für den möglichen Fall einer Schwangerschaft durch seinen sexuellen Mißbrauch vorbaute: Im Beisein ihrer Mutter stellte er ihr die (Schein)Frage, ob sie denn schon mit Jungen etwas habe, um von vornherein eine falsche Fährte zu legen, auf die er sich dann eventuell wieder beziehen könnte, um den Verdacht von sich weisen zu können.

Zur Strategie des Täters, der Rebecca mißbrauchte, gehörten absolut konträre Verhaltensweisen, die sie verwirrten und verunsicherten: zum einen, nach außen Sexualität als schlimm und unmoralisch zu vermitteln: *„Der Moralapostel. Fleißig, ordentlich und gleichzeitig (die Annäherungen) wie auf Knopfdruck." (35)* Zum zweiten der widersprüchliche Umgang mit Rebecca mal als Geliebte, dann wieder als Kind, wenn das seinem Schutz diente. *„Ich war mit dem morgens im Mineralbad schwimmen, wo er mich betatscht hat bei jeder Gelegenheit. Und dann, komm (Rebecca), nachher wieder. Und dann ist man in dieser Situation, wo man die Geliebte irgendwie war, kam man nach Hause, da hatte (seine Frau) das Abendessen gerichtet, dann hat der mich behandelt wie eine Zehnjährige. Jetzt iß mal richtig, und mach das und das mal richtig. Aber auch das Signal wie, wehe wenn! Ich habe da schon auch Aggression und Macht erlebt. Daß er mir da schon auch so Signale gesetzt hat. Einerseits war ja alles immer locker, auf der anderen Seite aber auch das Signal: Trau dich ja nicht, was zu sagen oder zu machen. Aber es wäre nie möglich gewesen, das zu thematisieren." (35)*

Einem Kind/einer Jugendlichen scheint das Benutztwerden für die Bedürfnisse des Täters u.U. durchaus klar zu sein, selbst wenn es dem Täter gelungen ist, es zu eigener sexueller Reaktion zu bringen, denn der Wunsch nach dem sexuellen Kontakt kommt, wie oben bereits gesagt, nicht vom Kind. Die Strategien der Täter gehen jedoch auf, Gefühle von Mitschuld und Verpflichtung zur Duldung beim Kind herzustellen und es in eine ausweglose Falle zu locken, aus der es um der (vermeintlichen) Zuwendung willen nicht mehr herausfindet.

„Der hat mich benutzt, wirklich nur benutzt", zieht Rebecca ihr Resümee, das sie als Kind/Jugendliche in der damaligen Situation zwar erkannt hatte, aber aufgrund ihrer Bedürftigkeit nicht wahrhaben wollte. *„Da war zwar das Ambiente, möglicherweise schön mit Kerzenlicht und mit Musik, und wie gesagt der Alkohol und dieses Gefühl, ich bin schon eine erwachsene Frau für den, und dann seine netten Sprüche und seine netten Geschenke. Aber ich habe immer irgendwie gemerkt, das hat nichts mit mir zu tun, weil ihm zum Beispiel Zärtlichkeiten von mir überhaupt nicht wichtig waren. Das*

finde ich zum Beispiel auch auffällig. Der hat nie von mir verlangt, jetzt küß mich doch mal oder... Ich hätte genausogut, oder ich habe mich wahrscheinlich auch so gefühlt, ich hätte da auch eine Beate-Uhse-Puppe sein können. Völlig ausgeliefert. Er hat das als Reiz irgendwie empfunden, daß ich ihm da zur Verfügung stand, keinerlei Mittel hatte, ihm da was entgegenzusetzen. Und mit diesem Objekt oder Menschen, wirklich darüber zu verfügen. Und natürlich dieses Gefühl von absoluter Omnipotenz. Also er war der absolut Tollste ohne irgendeine Einschränkung. Ein toller Typ." (36)

Auch die Strategien des Täters zur Rechtfertigung für den sexuellen Mißbrauch hat Rebecca damals wahrgenommen, aber sie fühlte sich ohnmächtig, die Kooperation mit ihm zu verweigern: „*Jede dieser Situationen war ganz klar konzipiert. Der hat gewußt, ich bringe der ein Geschenk mit, ich lulle sie ein, dann lade ich sie zum Essen ein, oder wir gehen durch die Stadt, und ich kaufe ihr ein schönes Buch oder einen schönen Schal oder was Schönes zum Anziehen. Dann ist man nett Eis essen gegangen. Und irgendwann, da war dieser Alkohol. Und dieser Alkohol, das war für ihn ganz klar eine Strategie. Mein Bewußtsein zu benebeln und mich auch ein Stück weit handlungsunfähig zu machen. Und dann auch für sich selber, wenn es hinterher dazu käme, das auf den Alkohol zu schieben. Also ich habe immer das Gefühl gehabt, das war ein ganz klares Konzept. Ich nehme die da mit hin, da ist dann noch niemand da. Ich hole die ab, da sind wir dann alleine. Oder auch alleine mit mir dahin fahren, dafür sorgen, daß ich dann auf jeden Fall alleine mit ihm bin. Und das über Jahre! Und mir das dann so darlegen, ich möchte mit dir alleine sein, damit wir mal in Ruhe sprechen können. Und heute, da merke ich auch, wenn mir so virulent wird, wenn du allein mal so drüber nachdenkst, wenn du den Stoff mal thematisierst, daß da sofort wieder diese Ohnmachtsschiene in mir hochkommt... Und da kann man nur erahnen, in welcher Situation ich da gewesen sein muß... Und wirklich, man muß das immer in dieser Bedürftigkeit sehen, dieser absoluten Bedürftigkeit, die ich da hatte. Das ist so eine Hinterhältigkeit, so eine Gemeinheit. Die haben mich beide komplett instrumentalisiert!*" (42-44)

Mit den Folgen dieser Instrumentalisierung haben die betroffenen Mädchen und Frauen u.U. ihr Leben lang zu kämpfen.

6. Die Manipulation der Mutter zur Schutzlosigkeit des Kindes

Die Rolle der Mütter beim sexuellen Mißbrauch von Kindern durch ihre Partner ist besonders heikel, weil von ihnen gemeinhin erwartet wird, daß sie das Kind schützen und wenn sie das nicht tun oder nicht schaffen, richtet sich alle Empörung auf sie. Oft stehen sie in der öffentlichen Debatte oder auch in Gerichtsverfahren sogar als die eigentliche Täterin da, und der Täter selbst verschwindet aus dem Blickfeld (vgl. Jakob 1998). Diese Verkehrung entspricht der gesellschaftlichen Delegation der alleinigen Verantwortlichkeit der Mutter für das Kindeswohl. Sie entspricht den traditionellen Geschlechtsrollenvorstellungen, die der Mutter die schützende Rolle zuweisen und den Vater aus jeglicher Verantwortung entlassen, selbst wenn er sich massiver Gewalt schuldig macht.

Die Berichte der interviewten Frauen lassen erkennen, daß bereits in der Konstruktion der Beziehungen zwischen dem mißbrauchenden Vater und der Mutter (bzw. den entsprechenden Bezugspersonen) der Grund dafür zu liegen schien, daß die Mutter ihr Kind nicht schützen konnte. Der Täter sorgte offenbar für Probleme in der Beziehung zwischen ihm und der Mutter, denn dies ist eine wichtige Voraussetzung für die Ausführung des sexuellen Mißbrauchs, um die Wahrnehmung der Mutter zu manipulieren. Es wird von den betroffenen Frauen oft vermutet, daß die Mutter die Sexualität mit dem Mann eher ablehnte, seine Wünsche nicht erfüllen mochte oder konnte und sich selbst von ihm eher nicht verstanden fühlte. Es mag aber auch sein, daß der Täter dem Kind solch ein Bild von der Mutter suggerierte, um Mutter und Tochter zu spalten, den Mißbrauch zu rechtfertigen und Mitleid beim Kind zu erzeugen.

Des weiteren werden die Mütter von den Interviewpartnerinnen zumeist als eher unselbständig beschrieben. Die Töchter erlebten sie als Frauen, die sich von dem Mann abhängig fühlten und große Angst davor hatten, von ihm verlassen zu werden. Ein eher traditionelles Frauenbild sei in ihren Köpfen gewesen, was sie sich schuldig fühlen ließ, wenn sie die Bedürfnisse des Mannes nicht zufriedenstellen konnten oder wollten. Die Aufrechterhaltung der Familie, der formale Schein, sowohl nach außen als auch nach innen eine funktionierende Familie zu sein, sei ihnen als wichtigstes Ziel erschienen gemäß einer zentralen gesellschaftlichen Erwartung an Frauen, die sie zu erfüllen versuchten. In dieser Konstellation kann ein erhebliches Gefährdungspotential dafür liegen, daß der Schutz der Kinder in Konkurrenz gerät zum Schutz der formalen Familienstruktur und formaler Aufrechterhaltung der ehelichen Beziehung nach außen hin.

Einige der interviewten Frauen werfen ihrer Mutter vor, sie hätte den Mißbrauch bemerken und einschreiten müssen. Sie erlebten sich dem Mißbrauch schutzlos ausgeliefert und sahen eine bewußte Duldung durch die Mutter. Ruud Bullens (1999) allerdings ist der

Auffassung, daß die meisten Mütter den Mißbrauch nicht erkennen würden. Wenn sie Anzeichen bemerkten, könnten (oder wollten) sie nicht glauben, daß ihr Partner zu einer solchen Tat fähig sei. Die Manipulation durch den Täter sorge dafür, daß sie die Signale des Kindes nicht als Hinweise auf sexuellen Mißbrauch verstehen könnten. Da die Töchter keine Kenntnis der spezifisch auf die Mütter gerichteten Strategien des Täters haben, fühlten sie sich von den Müttern dem Täter ausgeliefert, wenn sie auf die Signale hin nicht helfend einschritten (vgl. auch Enders 1995). Andererseits seien die Signale selber für die Mütter möglicherweise deshalb nicht verständlich, weil die Täter dem Mädchen in der Regel ein mit Drohungen verbundenes Schweigegebot gegenüber der Mutter auferlegen (wenn sie davon erfährt, hat sie dich nicht mehr lieb, wird sie krank o.ä.). Die Botschaft des Kindes könne dadurch noch wesentlich verschlüsselter sein als gegenüber anderen Personen.*

Die Betrachtung der berichteten jahrelangen und ausgeklügelten Strategien und die Tatsache, daß nahezu alle Täter aus den Interviews heute neue Partnerinnen wiederum mit Kindern haben – zumeist in einer neuen Ehe –, könnten darauf schließen lassen, daß diese Täter „von Haus aus" pädokrime Interessen hatten. Es ist denkbar, daß sie bei der Partnerinnenwahl Frauen suchten, die sich ihnen als schwache Persönlichkeiten zeigten, selbst erhebliche Probleme hatten oder unselbständig waren, sich dem Mann eher unterwarfen und sich eher mit einem traditionellen Weiblichkeitsbild identifizierten.

Die Täter bringen enorme Geduld und Fähigkeit zu langfristiger Planung auf, um zu ihrer besonderen Befriedigung durch die Kinder zu kommen, wie eindrücklich an Hand der Berichte zu sehen war. Aufgrund der sexuellen Interessen des Täters am Kind waren Probleme in der Beziehung zur Mutter logische Folge. Daher könnte die These aufgestellt werden, daß der sexuelle Mißbrauch der Kinder Teil solcher familialer Konstruktionen ist, die von den Tätern gezielt entsprechend gesucht bzw. hergestellt werden. Die Schwäche der Frauen und ihr Gefühl von Abhängigkeit und Angewiesenheit auf den Mann, die Angst davor, von ihm verlassen zu werden, Schuldgefühle, ihre Frauenrolle nicht ausreichend zu erfüllen, machen es fast unmöglich, daß sie sich voll auf ihre Kinder konzentrieren und sie ausreichend schützen können.

Da es wohl nie zu vermeiden sein wird, daß in einer Reihe mehrerer Geschwister ein Kind sich vernachlässigt fühlt oder das Verhältnis zwischen Mutter und mindestens einem Kind gestört sein kann,

* Mitteilung von Bullens in einem persönlichen Gespräch.

existierte auch hier ein Angriffspunkt, an dem der Täter ansetzen, seine Netze spinnen und seine Fallen aufstellen konnte.

Ist die Frau selber als Kind Opfer sexueller Gewalt gewesen und hatte sie keine Chance, ihr Trauma aufzuarbeiten, dann ist bekanntlich die Gefahr besonders gegeben, daß sie zum einen wieder an ähnliche Männer wie den Mißbraucher gerät, zum anderen blockiert die Verdrängung des eigenen Mißbrauchs ihre Wahrnehmung ähnlicher Vorgänge in ihrem späteren Leben. Das zeigt das Beispiel von Eva, deren Tochter von demselben Täter, der sie neun Jahre lang gequält hatte, fünf Jahre lang sexuell mißbraucht wurde, ohne daß sie irgendeinen Verdacht geschöpft hatte. Erst die Aufdeckung des Mißbrauchs an ihrer Tochter brachte ihre eigenen Erinnerungen zurück und ermöglichte ihr, wegen ihres tiefen Schuldgefühls gegenüber der Tochter, Stück für Stück die eigene Gewalterfahrung aufzudecken und soweit wie möglich zu bearbeiten.

„Du bist böse, wenn du erzählst, was hier zu Hause passiert."

Doch besteht der Verdacht, daß die eine oder andere Mutter vom sexuellen Mißbrauch des Kindes wußte und ihn duldete, um den Mann zu halten. Dieses Motiv war z. B. für Evas Mutter der Grund, auf jeden Fall zu verhindern, daß dem Kind geholfen wird, daß eine außenstehende Person vom Mißbrauch erfährt. Sie nutzte hierfür das Vertrauen der Tochter zu ihr aus, die sie ja sehr liebte und sich mitverantwortlich dafür fühlte, den Mann zu halten. Die Mutter nutzte offenbar die Angst des Mädchens aus, von ihrer geliebten Mutter wegzukommen und in ein Heim gesteckt zu werden, um sie zum Schweigen zu bringen über das, was zu Hause geschah: *„Ich wollte unbedingt bei meiner Mutter bleiben. Ich habe meine Mutter so abgöttisch geliebt. Und meine Mutter hat dann, ich muß auch was gesagt haben zu Leuten, weil mich meine Mutter ungeheuer ausgeschimpft hat, daß ich das Letzte bin, daß ich anderen Leuten so schlimme Sachen von zu Hause erzähle, und was in diesem Haus passiert, geht niemanden etwas an. Also das war immer das. Und dann kam immer diese Drohung, du weißt, ich gebe dich in ein Erziehungsheim, wenn du nicht brav bist. Und ich habe auch schon eins rausgesucht, die Adresse. Also immer so mit dieser Angst gearbeitet. Ich wollte natürlich nicht von meiner Mutter weg. Ich wollte nicht." (3)*

Es gelang der Mutter, die Schuld dem mißbrauchten Kind zuzuschreiben mit den Worten: *„In dir ist der Satan, in dir ist der Teufel, in dir ist das Böse, du landest im Irrenhaus, wenn du weiter solche Sachen sagst." (3)* Schweigen und Duldung als brav hinzustellen und Sprechen als böse, mit der Drohung, *„du bist verrückt",* verkehrt die vom Mädchen erlebten Verhältnisse ins Gegenteil und hätten sie tatsächlich verrückt werden lassen, wenn ihre Psyche nicht eine neue Person erfunden hätte, die die Qualen ertragen konnte (s. o.).

Die Mutter bürdete dem Mädchen die ganze Verantwortung für die Aufrechterhaltung der Familie auf, als sie „nicht brav" war und außerhalb der Familie über den sexuellen Mißbrauch gesprochen hatte: *„So, und die ganze Familie geht auseinander, und dann, wenn der Vati nicht mehr da ist, der Vati geht ja dann weg, dann haben wir kein Geld, und dann geht es mir ganz schlecht. Und das habe ich verbrochen, weil ich gesprochen habe. Ich habe dieses Böse getan. Das war immer so. Du bist böse, wenn du erzählst, was hier zu Hause passiert. Was hier zu Hause passiert, geht niemanden was an. Und jetzt habe ich das gebrochen. Da war ich ja nicht brav. Klar, ich habe mich ja dann erwischt gefühlt bei etwas, was in meinen Augen dann unrecht war. Und ich habe ja dann das gebrochen, dieses daß man nichts nach außen trägt. Also war ich wieder mal böse... Sie hat gesagt, was ich da Schlimmes über die Familie erzähle. Und daß ich ja so was Böses und Schlechtes bin und nichts stimmt. Und ich lande im Irrenhaus, so wie die Tante Marie. Und dann liegt das bei uns in der Familie, und nimm dich in Acht und wenn das jemand rauskriegt, dann holen sie dich von hier weg. Dann kann ich überhaupt nichts mehr für dich tun. Und so hat die immer erzählt. Also die hat auch, die ist ans Telefon gegangen und hat eine Nummer gewählt und hat reingesprochen ins Telefon. Da war natürlich niemand dran. Aber das wußte ich nicht. Für mich war das nur, jetzt gibt sie mich weg! Sie hat jetzt da diese Nummer, und sie spricht in meinem Beisein da, wie böse ich jetzt wieder war und daß ich weg muß. Ich hatte nur Angst, Angst, von meiner Mutter wegzukommen. Und Erziehungsheim, das hat sie mir auch in den schrecklichsten Farben geschildert. Das war für mich der Alptraum. Der Alptraum, jemals in so ein Heim zu kommen, wo es ganz schrecklich zugeht. Ich wollte nie da hin. Wie gesagt, dann habe ich irgendwann da angefangen... diese Karin, die ich da war, die ist gestorben da. Die hat das nicht überlebt. Die konnte das auch nicht überleben, das war einfach zu schrecklich. Und so ausgeliefert. Ich konnte ja nirgendwo hin. Ich konnte ja nicht weglaufen als Kind. Wo hätte ich hinlaufen sollen als Kind!" (18/19)*

Diese Mutter hatte offenbar alles getan, um den Mann zu halten, von dem sie gewußt haben muß: *„Er steht auf junge Mädchen." (7)* Sie kleidete sich wie ein junges Mädchen, hatte sich Zöpfe geflochten und Schleifchen hineingebunden. *„Aber das war ihm nicht genug. Er wollte mich, weil ich ja ein Kind war." (7)* Auch für die Mutter war es nicht genug, ihre Ängste, ihn zu verlieren, blieben ständig wach. Sie schob die Schuld auf das Mädchen und entwertete es dafür. *„Dann hat sie also ständig geschrien. Sie hat mich ständig angeschrien, du machst meine Ehe kaputt, du bist schuld, daß mich der Vati nicht mehr liebt, wegen dir hat mich der Vati nicht mehr lieb. Alles wegen mir. Aber damals hatte ich schon verdrängt... Meine Mutter hat immer geschrien, du bist ein Flittchen! Und ich wußte gar nicht, was dieses Wort ist. Ich, damals ein Kind, ich war zwölf! Sie hat geschrien: Du Flittchen, du bist eine Hure, du hurst herum, und ich wußte überhaupt nicht, was die meint." (4/5)*

Als Beginn einer aktiven Auslieferung an den Vater erlebte Eva die Situation kurz nach der Heirat der Eltern, wenn die Kinder sonntags ins Bett der Eltern durften: *„Und das war ja auch merkwürdig. Meine Mutter hat dann immer zu mir gesagt, ich soll mich zum Vati ins Bett legen, und mein Bruder und das kleine Baby zu ihr ins Bett. Das kam also auch von meiner Mutter. Du gehst zum Vati, du legst dich beim Vati ins Bett, und die anderen, die kommen zu mir." (24)*

Sie erinnert sich an eine Aussage ihrer Mutter, die für sie ebenfalls ein Zeichen von Mitwisserschaft war: *„Wenn du erwachsen bist, dann ist alles vergessen. Wenn du mal geheiratet hast, dann ist alles vorbei, was in der Kindheit war. Dann erinnerst du dich eh nicht mehr." (17)* Sie beschreibt, daß sie die Mutter in einem Konflikt wahrgenommen hat, einerseits das Kind schützen zu wollen, andererseits den Mann zu unterstützen: Wenn er die Tabletten zerkleinerte, die er ihr geben wollte, um sie zu benebeln, hörte sie immer die sorgenvolle Stimme der Mutter: *„Du gibst ihr doch wirklich nicht zuviel?"* und seine sie beruhigenden Worte, er wisse, wieviel er ihr geben müsse, und: *„Schau, da nehme ich jetzt noch ein Eckerl weg." (24/25)*

„Bei meiner Mutter war ich noch nie was wert."

Sabine beschreibt ihre Mutter als sehr abhängig von Mann und Familie, als *„total darauf erpicht, diese Familie zu erhalten, um irgend etwas zu sein, die drei Kinder hat und versorgt und einen Mann hat, weil sonst gab's irgendwie keinen Lebensinhalt für sie. Da wäre die ganze Existenz ausgelöscht, wenn sie die Familie hätte auseinanderbrechen lassen, so ungefähr mußte es für sie sein." (1)* Sie habe es als ihre weibliche Rolle empfunden, dem Mann zu dienen, und *„dann sagt sie immer, ',a, ich bin die geborene Dienerin'." (40)* Ohne eigene Persönlichkeit, *„keine Person, nur Mutter"*, beschreibt Sabine ihre Mutter, und sie erwähnt auch, daß der Vater sie unselbständig gelassen habe, indem sie z.B. nie allein zur Bank gehen sollte.

Von ihrer Mutter fühlte sich Sabine von vornherein abgelehnt. *„Da (war) schon immer ein Kampf" (35)*, *„bei meiner Mutter war ich noch* *nie was wert. Da war ich immer ein Dreckstück" (32),* und sie berichtet von häufigen Schlägen. Die Kenntnis von Täterstrategien läßt vermuten, daß diese Situation vom Vater systematisch hergestellt worden war, um Mutter und Tochter zu spalten und sich dann als Sabines Beschützer hinzustellen. So nahm er sie gelegentlich vor der Mutter in Schutz und schaffte sich in ihr eine Verbündete gegen die Mutter, die ihn – wie er ihr erzählte – ja nicht verstehe, *„die ihn da nicht akzeptiert hat, wie er ist, und immer Sachen machen wollte, die ungerechtfertigt waren"* (6).

„Ich hab' ja nur dich, und wir zwei..." (6) berichtet Sabine als perfekte Formel des Vaters, um ihr zu suggerieren, daß nur sie ihm geben könnte, was er brauche, nur sie verstehe ihn. Auf die Weise war es dem Vater offenbar gelungen, das Kind für sich verfügbar zu machen, und zwar, wie Sabine es empfand, um den Preis ihrer *„totalen Selbstaufgabe" (6).* Ihre Angst, der Mutter *„total ausgeliefert"* zu sein, nährte der Täter immer wieder, indem er sie gegenüber der Mutter doch nicht schützte, sondern sie *„im Regen stehen ließ..."*

Daß Sabine, ebenso wie Eva, von ihrer Mutter als Hure und Nutte beschimpft wurde, deutet möglicherweise darauf hin, daß diese wußte, was zwischen Vater und Tochter vor sich ging, und die Verantwortung dem Kind zuschob, um nicht gegen den Täter Konsequenzen ziehen zu müssen. Sabine meint, ihre Mutter hätte den sexuellen Mißbrauch nicht bewußt sehen wollen, denn *„sie hat sich's nicht leisten können, da hinzuschauen" (29).* Obwohl sie es sogar im Kalender vermerkte, daß sie ihren Mann eines Morgens im Bett des Kindes vorgefunden hatte, griff sie nicht ein. Desgleichen berichtet Sabine von einer Situation, in der die Mutter sie im Wohnzimmer nackt auf dem Schoß des Vaters sitzen sah, aber ihre Nachfrage rasch vom Vater abbiegen ließ. Auf jeden Fall, meint Sabine, hätte ihre Mutter sehen und erkennen können, was vor sich ging, *„wenn sie's hätte sehen wollen" (33).*

Damit, daß der Täter hier offenbar das Kind als Verbündete gegen die Mutter, quasi als die bessere Ehefrau gefügig machte, gingen zwei wesentliche Ziele seiner Strategien auf: einerseits beim Mädchen Mitleid mit ihm zu erzeugen und sie dazu zu bringen, die Verantwortung für sein Wohlergehen zu übernehmen. Andererseits erreichte er, daß das Mädchen selber ihn gegenüber der Mutter vor der Aufdeckung des sexuellen Mißbrauchs schützte. Sabine berichtet, daß der Vater sie nicht nur nachts in ihrem Zimmer mißbrauchte, sondern auch andere Gelegenheiten wie den sogenannten Mittagsschlaf nutzte, um sich mit ihr z.B. ins Elternschlafzimmer zurückzuziehen, wo die Gefahr einer Entdeckung durch die Mutter groß war. Davor hatte jedoch offensichtlich nur Sabine Angst, während der Täter selbst sich relativ sicher fühlte – zumal er sich auf den Schutz durch Sabine verlassen konnte, wie sie selber ihr Verhalten beschreibt: *„Und es war auch so, daß meine Mutter manchmal ins Schlafzimmer reinkam und ich mir dann noch irgend so eine Notlüge herausgesucht hab: ich hab Nasenbluten oder mir ist schlecht geworden, weswegen wir so komisch im Bett lagen...“ (33)* Hierin könnte sich die Auffassung von Bullens (1999) und Enders (1995) bestätigen, daß die Botschaften der Kinder gegenüber der Mutter nicht eindeutig sind, möglicherweise, wie in diesem Fall, die Mutter eher vor der Wahrheit bewahren sollen, um entweder sie oder den Täter zu schützen.

Sabine hatte auch nicht das Gefühl, daß die Mutter ihr helfen würde, wenn sie offen ausgesprochen hätte, was vor sich geht. In diesem Vertrauensverlust manifestiert sich die Strategie des Täters, Mutter und Tochter voneinander zu spalten oder eine vorhandene Spaltung zwischen beiden für sich und seine Ziele zu nutzen. Sabine beschreibt die Wohnzimmerszene noch einmal ausführlicher: *„Ich hab mich schon immer ertappt gefühlt. Meine Mutter kam auch rein, und ich saß nackt auf seinem Schoß im Wohnzimmer, und dann sagte sie immer: ‚Ja, ich hab schon gefragt, warum das Mädchen‘ – ich war ja immer das Mädchen – ‚warum das Mädchen da nackt auf'm Schoß liegt. Aber dann hat der Papa gesagt, daß wir fernsehschauen und daß das Mädchen das machen darf. Ja, da kann ich doch nix sagen! Du hast ja auch immer zu ihm gehalten.' 'Was hätt' ich da schon sagen können? Wenn ich gesagt hätte, ich will nicht da auf dem Schoß sitzen, bei meiner Mutter hätt' ich überhaupt keine Unterstützung erhalten, garantiert nicht. Also gar nicht.“ (33)*

„Daß sie auch so ein Schuldgefühl hatte, sie kann ihm das sexuell nicht geben.“

Eine Frau, die Kinder an den Täter sexuell ausliefert, um selbst von ihm verschont zu bleiben, jedoch ihn und seine Sexualität weiterhin kontrollieren zu können, um dadurch zu verhindern, daß er sie verläßt – so beschreibt Rebecca ihren Eindruck von der Ehefrau des Professors, die für sie eine Ersatzmutterfunktion hatte: *„Und ich habe bei der (ihr), wenn ich mir das heute mal so angucke oder mir das so überlege, um ehrlich zu sein, auch immer so diesen Verdacht, lieber uns, weil da konnte sie das noch irgendwie kontrollieren.“ (13)*

Aber damals konnte sie sich von der Frau, die sie so sehr verehrte, solch eine Mittäterschaft nicht vorstellen. Sie hatte eher, wie Sabine, ständig Angst, daß diese etwas merken könnte, daß sie verletzt sein könnte usw.: *„Ich habe da oft gezittert und gedacht, ach*

Gott, die... kommt vielleicht gleich rein, und dann sieht die das, und dann kriegt die das mit" (18), während der Täter selber, ebenfalls wie bei Sabine, *„auf eine eigentümliche Art und Weise keinerlei Skrupel (hatte)."* (18) Aus dem Bericht wird deutlich, daß er sich einerseits des Schutzes durch Rebecca sicher sein konnte und zum anderen die volle Unterstützung durch seine Ehefrau besaß. Diese Tatsache wurde Rebecca erst klar, als sie ihr mit ca. 18/19 Jahren vom Verhalten des Mannes vertrauensvoll berichtete und erlebte, wie seine Ehefrau die Tat rechtfertigte: *„Da hat sie dann nicht gesagt, du, das ist Wahnsinn, und mir tut das leid ,und wie furchtbar. Sondern da hat sie mir erst mal berichtet, daß der... damals in einer schwierigen Situation war, und er war ja sehr krank und so, und der hatte halt Probleme... Und da kannst du halt diesen Telefonhörer, den kannst du ja nur hinknallen und weinen. Eigentlich nur weinen. Und dann so dieses Gefühl, ich strample mich da ab, lasse mich da weiter mißbrauchen von ihr und von ihm, und was rüberkommt, das sind nur Entschuldigungen! Er redet sich raus, sie redet sich raus. Und die haben mich beide auf ihre Weise, er sexuell, sie auf einer anderen Ebene, und auch dieses Pflegekind... einfach nur eingesetzt, wirklich nur benutzt." (18)*

Die ideelle Orientierung an einem eher traditionellen Frauenbild – auch wenn sie selbst es nicht lebte – kennzeichnete, wie auch aus anderen Berichten über die Mütter hervorgeht, die Ersatzmutter von Rebecca. Sie vermittelte dem Mädchen dementsprechend: *„Man ordnet sich unter, man paßt sich an... Männer haben halt die Triebe, oder Männer sind halt so, darauf muß man Rücksicht nehmen. Das Bild der ewig Rücksichtnehmenden. Alles verstehen und auf alles Rücksicht nehmen."* (25/26) Mit dieser Orientierung werden Minderwertigkeits- und Schuldgefühle gefördert, wenn eine Frau die Erwartungen des Mannes nicht erfüllen kann, und zugleich die Angst, von ihm verlassen zu werden: *„Sie hatte immer was von, ich bin nicht vollständig, oder ich brauche, wenn auch nur verdeckt, diesen Schein (der Ehe/Beziehung)... Daß sie auch so ein Schuldgefühl hatte, sie kann ihm das sexuell nicht geben, also muß sie ihm quasi, das ist ja dann auch dieses Frauendenken, dann darf sie nichts dagegen haben, wenn er mit anderen Frauen geht. Und letztendlich, das ging jetzt bei ihr so weit, dann sogar noch mit den Kindern ins Bett geht, dann muß ich das auch noch dulden. Furchtbar. Und auch sie ist so drauf, bei allem, was sich dieser Bursche da geleistet hat, ihn immer noch in Schutz zu nehmen. Ich denke mir, wenn er diese Scheidung nicht hätte haben wollen, die hätte sich nie getrennt oder nur schwer getrennt." (25/26)*

7. Aufgeben der Täterstrategien im Täterschutz durch Institutionen und Personen

Eine Reihe von Faktoren sind in den bisherigen Abschnitten bereits genannt worden, die in den Strategien der Täter darauf abzielten, nach außen hin tadellos dazustehen und damit einem eventuellen Eingreifen gegen den Mißbrauch von vornherein vorzubeugen. In den Interviews wird vielfach berichtet, daß die Mädchen/jungen Frauen gegenüber Fachkräften verschiedener Bereiche oder auch Personen entweder Signale ausgesendet haben, die ihren Hilfebedarf deutlich machten oder daß sie sich direkt um Hilfe an entsprechende Personen gewendet haben. Hier wurden genannt: das Jugendamt, Ärzte, LehrerInnen, SozialpädagogInnen, Polizei, TherapeutInnen, PsychologInnen und auch Verwandte oder andere Personen des sozialen Nahraums. Die Reaktionen dieses Umfeldes auf die Signale bzw. die konkreten Aussagen der Mädchen/jungen Frauen waren zumeist eher abweisend und zeugen einerseits von hoher Unkenntnis in bezug auf angemessene Hilfen für sexuell mißbrauchte Kinder und Jugendliche und andererseits von einer deutlichen Haltung des Täterschutzes.

Der klarste Verweis auf den Erfolg der Täterstrategien, strafrechtlich unbehelligt zu bleiben und bis heute Kinder und Jugendliche mißbrauchen zu können, ist die Tatsache, daß keiner der Hinweise, die die Kinder gegeben hatten, dazu führte, die Täter zur Verantwortung zu ziehen und sie an weiteren Mißbrauchshandlungen an Kindern zu hindern. Allenfalls wurden die Kinder bzw. Jugendlichen aus den Familien herausgenommen, um sie dem akuten Mißbrauch zu entziehen. Aber die Gefahr, daß die Täter ihr Handeln mit dem Entzug des einen Opfers nicht beenden, sondern neue Opfer suchen oder doch versuchen, wieder weiterhin an dieses eine Opfer heranzukommen, blieb völlig unbeachtet. Es wurde noch nicht einmal in Betracht gezogen, daß eventuell weitere Geschwister der Betroffenen ebenfalls vom Vater sexuell mißbraucht wurden bzw. werden. Die Täterstrategien schienen durchaus einzuschließen, daß die Kinder voneinander nichts wußten, miteinander über den sexuellen Mißbrauch durch den Vater oder andere Personen nicht sprachen. Aus den Berichten von Eva und Michaela geht zum Beispiel hervor, daß sich ihre Brüder an ihre Kindheit überhaupt nicht erinnern können, was auf starke Verdrängungsmechanismen hindeuten könnte. Nur Monika weist auf die Ankündigung des Täters hin, nun ihre Schwester an ihrer Stelle mißbrauchen zu wollen. Eva mußte erfahren, daß ihr Stiefvater auch ihre Tochter fünf Jahre lang sexuell mißbrauchte. Ferner ist noch einmal darauf hinzuweisen, daß aus den acht intensiv ausgewerteten Interviews hervorgeht, daß fünf der entsprechenden Täter heute definitiv von ihren Ehefrauen getrennt sind und vier von ihnen sich neu verheiratet haben, drei davon mit Frauen, die wiederum Kinder haben. Einer der Täter ist inzwischen gestorben und von zwei Tätern liegen keine Informationen über ihr heutiges Leben vor.

Zu den einzelnen Instanzen, die um Hilfe gebeten wurden, liegen aus den Interviews folgende Informationen vor:

Die Schule

Die Schule ist am ehesten einer der Orte, an den die Kinder bzw, Jugendlichen, die in Familien bzw. familienähnlichem Rahmen mißbraucht werden, durch Leistungsabfall oder andere Symptome auffallen wie Eva: *„Ich war in der Schule immer total gut bis zu diesem Zeitpunkt, und ich bin schlagartig ab da total schlecht geworden auch. Ich habe auch Paniken bekommen. Also ich bin meinen ganzen Schulweg nach Hause gerannt im Laufschritt. Und der war drei Kilometer lang. Ich bin also im Laufschritt... ich habe immer Verfolgungsangst, hinter mir waren immer... ich bin immer verfolgt worden. Und dann war es auch schon so, daß eine Lehrerin zu uns nach Hause kam und geguckt hat und gesagt hat, daß ich in der Schule so schlecht geworden bin. Ja und jetzt war das auch so von meiner Mutter, die immer ihre Opferrolle, so diese Leidensrolle gemacht hat: ich tue ja alles für meine Kinder, ich tue alles, ich verstehe gar nicht warum, die sind so undankbar, die ist so undankbar, dieses Kind ist so undankbar." (2)*

LehrerInnen sollte bewußt sein, daß bei innerfamilialen Problemlagen – insbesondere bei sexuellem Mißbrauch – die Eltern zumeist nichts oder nur wenig nach außen dringen lassen bzw. mit Schuldzuweisungen an das Kind reagieren, wie es bei Eva der Fall war. Aber sie hörte trotz des massiven Schweigegebots nicht auf, Signale zu senden: *„Ich habe Signale ausgesendet. Ich habe das schon gemacht. Also wenn Schulausflüge waren, dann habe ich mich immer sofort an Frauen geklammert, die da waren, also im Heim, die Heimleiterin und so. Und wollte eben auch nicht mehr nach Hause zurück." (3)* Sie unternahm mehrere Selbstmordversuche, darunter einen in der Schule mit einer Überdosis Morphium, was sie eindeutig als Hilferuf sieht: *„weil ich habe ja diese Tabletten in meiner Schule genommen. Und bin auch in der Schule zusammengeklappt. Also ich denke, wenn ich jetzt wirklich hätte sterben wollen, dann hätte ich das irgendwo gemacht, wo man mich ganz sicher nicht findet. Aber so habe ich das in der Schule gemacht und bin dann eben auch ins Krankenhaus gekommen." (12/13)* Aber die Strategien des Täterschutzes gingen bruchlos auf, weil ihr kein Glauben geschenkt wurde: *„In der Schule hat man mir nicht geglaubt. Da hat die Lehrerin gesagt, was bin ich für ein undankbares Kind. Meine arme Mutter, was die alles für mich geopfert hat. Also die hat mir nicht geholfen." (19)*

Auch Sabine war in der Schule aufgefallen durch rapides Absinken ihrer Noten und häufiges Fernbleiben vom Unterricht. Die Nachfragen einer Lehrerin zu Hause wurden auch hier von der Mutter abgewehrt. Aber sie hatten immerhin insofern Konsequenzen für Sabines Situation zu Hause, als es ein Beratungsgespräch gab, in dem die Empfehlung ausgesprochen wurde, sie in ein Internat zu geben. *„Ich war total auffällig in der Schule. Ich bin wochenlang oft nicht in die Schule gegangen, habe da irgendwelche Stories erzählt, warum ich nicht in die Schule kommen kann, daß ich so krank bin... Irgendwann habe ich mir mal heimlich selber einen Gips gemacht, da habe ich in der Schule erzählt, das ist mir zu Hause passiert, und zu Hause, das ist mir in der Schule passiert. Das war meinen Eltern auch ziemlich egal, was da wirklich war. Sie haben auch nicht gefragt, und ich bin auch nicht in der Schule gewesen, und irgendwann sind meine Noten radikal schlecht geworden. Ich hatte immer total gute Noten... Dann habe ich da schon Probleme gekriegt mit meiner Haut, daß ich da schon immer so Pickel hatte, wo ich gehört hatte, das kriegt man erst in der Pubertät und daß ich mich auch oft total geschämt habe, weil ich mir dachte, man siehts mir halt auch an, das mit meinem Vater, das kommt bestimmt nur deswegen. Es war mir total peinlich, dann rauszugehen und in die Schule zu gehen. Dann habe ich mich halt immer versteckt. Irgendwann hat dann meine Lehrerin angerufen und gefragt, was eigentlich los ist. Ob es stimmt, was ich da für Geschichten erzähle, und dann hat meine Mutter gemeint, ne von wegen, also daß ich mir da den Arm verletzt habe. Und mir war das wahnsinnig peinlich und andererseits war ich irgendwie auch erleichtert komischerweise." (10)* Immerhin war deutlich geworden, daß offensichtlich ein Problem vorhanden war.

Ärzte

Im Kontakt mit einem Frauenarzt gab es bei Sabine ein Signal, das diesen auf einen möglichen Mißbrauch hätte aufmerksam machen können. Aber hier sorgte der Täter dafür, daß er mit im Raum sein konnte, in dem die Untersuchung stattfand, und er auf diese Weise kontrollieren konnte, was Sabine sagte. Tatsächlich erreichte er, daß sie ihn gemäß seiner Strategie schützte und nichts verriet. *„Dann gab's nochmal eine gynäkologische Untersuchung. Und da war mein Vater total aus dem Häuschen. Meine Mutter war ganz irritiert, daß der so* *spinnt und daß der da unbedingt mit will und wissen will, was da überhaupt passiert. Der saß dann da in dem Raum, wo diese Untersuchung passiert ist, und dann wollte er auch hinter dem Vorhang neben dem Stuhl sitzen, und dann hat dieser Doktor gemeint, das macht er jetzt mal so, aber das war im selben Raum, da ist nur der Vorhang zugezogen worden. Dann hat er gemeint, daß mein Hymen verletzt ist, und dann habe ich gleich gemeint, ‚ja das kommt bestimmt vom Sport', um meinen Vater auch zu schützen. Und dann natürlich habe ich mich so geärgert, daß das kaputt ist, war ich so enttäuscht und dachte mir, das sieht man mir alles an. Man sieht mir da an, daß ich vergrößerte Schamlippen hab und man sieht mir das total an... ich glaub schon, wenn mein Vater nicht in dem Zimmer gewesen wäre und das auch nicht ein Mann gewesen wäre..." (42)*, hätte sie die Situation offenlegen können.

In einem Gespräch mit einem Neurologen nahm sie die Gelegenheit wahr, den sexuellen Mißbrauch anzusprechen, wurde von diesem Mann jedoch nicht ernst genommen, weil er die Handlungsformen des Täters nicht als Mißbrauch anerkannte und sie damit auflaufen ließ*: „Sexueller Mißbrauch war da kein gravierender Fall, da mußte ich mich auch beim (Neurologen) rechtfertigen... wo der gemeint hat, ja was ist denn überhaupt passiert? Dann hab ich so ein bißchen gedruckst, dann hat er gemeint: ‚Ja, ist er in Sie eingedrungen?' Dann hab ich gemeint: ‚Ja ich glaub nicht richtig', dann so: ‚Ah ja.' Dann war das gleich gegessen, und dann war das wahrscheinlich Übertragung oder irgendwelche erotischen Wünsche, irgendwelche ödipalen Konflikte und so etwas, aber nicht wirklicher Mißbrauch... und da kommt man sich sowieso schon unverstanden vor, von Anfang an. ‚Oder hat er dich nur gestreichelt?' Nur gestreichelt. Küsse sind ja sowieso normal, und Zungenküsse , da weiß man ja eh nie..." (48/49)*

Der Frauenarzt, zu dem Eva von ihrer Mutter gebracht wurde, weil sie immer blutete, intervenierte nicht bei dem, was er ihrer Meinung nach deutlich erkannt haben muß, sondern er verschrieb ihr nur die Antibabypille und sorgte damit im Endeffekt für reibungslosere Fortsetzung des Mißbrauchs. *„Ich hatte ja immer Unterleibsschmerzen. Immer. Mein Unterleib, der war ja nur wund. Ich habe ja nie zu bluten aufgehört. Meine Mutter ist ja mit mir immer, schon mit elf Jahren ist sie mit mir zum Frauenarzt gegangen. Und ich habe die Pille gekriegt. Das ist mir auch heute unverständlich, warum mir ein Arzt in so jungen Jahren die Pille gibt. Das ist nicht normal." (5)*

Eva rückt auch hier wieder die Rolle ihrer Mutter beim Täterschutz in den Vordergrund, die dem Arzt höchstwahrscheinlich Lügen erzählt hat: *„Also das verstehe ich ja von diesem Arzt nicht,wenn der da so ein* *junges Mädchen auf dem Stuhl hat... aber meine Mutter war immer dabei. Und die hat immer mit ihm geredet. Also ich denke auch: Mittäter. Klar, das sind Mittäter.“ (6)*

Als Eva sich wegen des Selbstmordversuchs in der Schule im Krankenhaus aufhielt, schöpfte sie wieder einmal Hoffnung auf Hilfe, indem sie sich mit ihrer Zimmernachbarin, einer Drogenberaterin, anfreundete und ihr später auch erzählte, was bei ihr zu Hause vor sich ging. In ihrer Naivität schrieb diese Frau Eva jedoch einen Brief nach Hause, den die Mutter abfing und sofort den für ihre Tochter so wichtigen Kontakt zerstörte: *„Und meine Mutter hat ja eine wahnsinnige Angst gehabt – also das ist das, warum ich denke, warum sie damals so reagiert hat – daß ich der Frau was erzähle und daß da was rauskommt. Dann hat die, ich weiß nicht, mit welchen Mitteln, dann hat meine Mutter dort denen so ein Theater gemacht, daß sie die anzeigt, und wenn die nochmal mit mir Kontakt (aufnimmt), und sie ist eine Lesbe, und sie wird sie anzeigen, weil sie mich verführt hat, und daß die mir Drogen gibt. Die hat mir nie Drogen gegeben, die Frau. Wie sollte sie auch, sie ist eine Therapeutin gewesen gegen Drogen. Und das war dann ein totaler Schock für mich. Dann hat diese Frau – und ein paar Therapeuten waren da auch – also die Gemeinschaft, die da war, und als ich da mal wieder hin bin, da haben die gesagt, sie möchten nicht mehr, daß ich komme. Ich war ja damals auch noch minderjährig. Und ich weiß nicht, da war die Situation vielleicht noch anders, die rechtliche. Da haben die vielleicht ohne das Einverständnis der Eltern eine Minderjährige gar nicht, was weiß ich, gar nicht reinlassen dürfen. Ich weiß es nicht... Auf alle Fälle war das dann so, daß die gesagt haben, sie müssen sich von mir distanzieren, und ich darf nicht mehr kommen. Ja und so habe ich halt immer wieder festgestellt, daß überall, wo ich mich hingewandt habe, letztendlich mir keiner helfen konnte. Ich mußte wieder zurück da in diese, ich mußte wieder zurück. Keine Chance. Keine Chance. Ja und die (Eva), die ich dann geworden bin, daß ist die, die dann überlebt hat. Die hat es geschafft eben durch dieses Verdrängen durch das... irgendwas habe ich mir zugelegt, einen Mechanismus, daß ich mich nicht erinnern kann. Und der funktioniert auch halt heute noch so.“ (18/20)*

Jugendamt

Auch über das Jugendamt gibt Sabine in ihrem Bereicht ein relativ problematisches Bild ab. Sie teilt mit, daß sie sich schon relativ früh an das Jugendamt gewandt hatte und es ihr zunächst sehr erschwert wurde, überhaupt vom Mißbrauch zu sprechen. Anfangs wurde ihr mit Mißtrauen begegnet, die Befragung durch einen Mann hatte Sabine als inkompetent und unangemessen erlebt. Sie wurde beschämt statt entlastet. *„Dann war's halt erst mal: ‚Ja was hat er denn überhaupt gemacht?' Da muß man sich schon so rechtfertigen, und dann ist es wahnsinnig peinlich, alles da zu erzählen. Ich hab dann auch nicht alles erzählt, was er gemacht hat, weil es mir total peinlich war und ich mich so geschämt hab und so von einer Sekunde auf die andere: ‚Ja was hat er denn überhaupt gemacht?' Also ich habe mich so geoutet gefühlt, daß ich mich da so geschämt hab und mußte dann da so erzählen, was mit mir alles passiert ist vor dem Typen da. Das ist wahnsinnig schwer." (44)*

Sie erlebte ferner eine Unfähigkeit bei Fachkräften, sich mit der Tatsache des Mißbrauchs zu konfrontieren, und eine Bereitschaft zur Bagatellisierung des Geschehens: *„Die wollen das auch gar nicht hören. Dann war das auch schon so, wenn ich gesagt hab: ‚Ja also mit Küssen und so weiter und so fort...' ‚Ja, aber mehr hat er doch nicht gemacht? oder küssen das ist... ja mei...' Also dann zu sagen doch und die ganze Sexualität, das war bei mir einfach alles so was Verschämtes und so was, daß ich das echt nicht gebracht hätte, das alles zu erzählen. Da in dem Moment, da hätte ich einfach viel mehr Zeit gebraucht und 'ne Frau." (44)*

„Das ist kein Jugendamt, das ist echt kein Jugendamt! Es geht ihnen überhaupt nicht drum. Zumindest ist es kein Mädchenamt", ist die resignierte Schlußfolgerung von Sabine (45). Dennoch hatten auch diese Gespräche Konsequenzen, die zu einer Familienberatung führten. Diese kritisiert sie wiederum dahingehend, daß die Anwesenheit des Täters bei dem Gespräch sie enorm eingeschränkt hatte, über den sexuellen Mißbrauch zu sprechen, und daß ihr Vater in diesem Setting Gelegenheit hatte, den Mißbrauch zu verdecken und sich darzustellen als einer, dem eben nur die Grenzen seiner „Liebe" zum Kind nicht klar gewesen seien: *„Irgendwie sollte darüber geredet werden, ganz toll, und ich war total überfordert, weil ich mich total geschämt hab, da meinen Vater von heute auf morgen damit zu konfrontieren, ohne daß ich Vertrauen hatte zu diesem Psychologen. Weißt du, dann noch mit dem zusammen wieder nach Hause zu gehen, das ist echt verrückt, was die sich da erwarten. Ich hab mich trotzdem getraut, zu sagen, was da passiert ist, aber nicht so, wie ich's gerne gesagt hätte. Mein Vater hat dann gemeint: ‚Ja man weiß halt nicht, man weiß halt manchmal nicht, wie weit man in seiner Liebe gehen kann.'" (45)*

Sabine berichtet ferner, daß sie abgehalten wurde, Anzeige gegen ihren Vater zu erstatten, weil sie ihn damit eventuell in den Suizid treiben würde: *„Da waren sich alle total einig, daß es besser ist, keine*

Anzeige zu machen... weil was da auf mich zukommt, wenn der sich umbringt und so. Statt mich zu unterstützen, wie ich damit fertigwerden kann oder daß das nicht in meiner Verantwortung liegt, daß er keinen anderen Ausweg findet, als sich umzubringen..." (12)

In der Aussage eines Sozialpädagogen zeigt sich die Wirkung der Täterstrategie: Als Sabine doch die Anzeige in Angriff genommen und sich die entsprechende Unterstützung dafür woanders gesucht hatte, sagte dieser Sozialpädagoge vor dem Ermittlungsrichter aus, sie habe ein gutes Verhältnis zu ihrem Vater, der habe sie in der Jugendwohngemeinschaft, in der sie inzwischen war, immer besucht und sie auch vor ihrer Mutter beschützt. *„Der hat mich nie gefragt, wie das aus meiner Sicht wirklich war. Nur wie er das wahrnimmt vielleicht, aber nicht, wie es meinem Empfinden nach war. So ein Idiot, echt." (13)*

Ihre Nachfrage beim Jugendamt, ob sie für das Gericht eine Bestätigung erhalten könnte, daß sie den Mißbrauch dort angesprochen hatte, ergibt: Der Mann konnte sich an nichts erinnern und hatte keine Aktennotiz über den Inhalt des damaligen Gesprächs angefertigt. Sabine ist empört: *„Dann habe ich mir gedacht, ich krieg die Meise! Dann habe ich diesen Psychologen angerufen, wo ich noch wußte, wie der heißt, der arbeitet mit dem Jugendamt zusammen, und der hat gemeint, na klar, er kann sich schon noch daran erinnern. Es war für ihn auch der Hauptgrund, warum ich von zu Hause weg mußte, und er wird da auch eine Aussage machen und es ist ihm unbegreiflich, warum sich der Herr soundso nicht daran erinnern kann. Da hatten sie mehrere Gespräche darüber, und es ist ihm ein Rätsel." (11)*

„Also ich mußte nach Hause, obwohl die wußten, was los war."
Bitter beklagt sich Monika, daß ihr nicht geholfen wurde, als sie an verschiedenen Orten vom Mißbrauch erzählte, den sie zu Hause erdulden mußte. *„Die Leute im Kinderheim hätten was merken können oder drauf aufpassen können. Das Jugendamt hätte einschreiten können, weil da war ich auch einige Male gewesen. Die Polizei hätte einschreiten können, da war ich gewesen... ja ich habe denen ganz klar erzählt, was passiert. Aber die von der Polizei haben halt dann eiskalt meinen Stiefvater zu Hause angerufen und haben gesagt, er soll mich doch bitte abholen, ich erzähle hier lauter Mist rum. Und er soll doch bitte meine Phantasie ein bißchen zügeln... Dann hab ich halt auch irgendwie mit der Zeit aufgegeben. Weil ich meine, wenn die Polizei nichts unternimmt, wo man eigentlich ja denken sollte, daß es so die letzte Instanz wäre, aber das war es irgendwie nicht. (9)*

Ich habe das (mit dem Mißbrauch) im Heim gesagt. Und ich habe gesagt, ich will nicht zurück. Vor allem nicht, wenn er da ist. Und ich wurde aber dann per Gerichtsbeschluß nach Hause geschickt. Also ich mußte nach Hause, obwohl die wußten, was los war. Also der hatte mich einmal richtig verprügelt gehabt, dann haben sie es auf meinen Bruder geschoben, weil er drei Jahre älter ist. Dann haben sie gesagt, mein Bruder hat mich zu Hause verprügelt... aAso das waren halt so Schwestern, alles ziemlich katholisch. Also mit dem Wissen, was da passiert, haben sie mich zurückgeschickt. Ja, ich weiß nicht, das hat alles nicht gezählt. So nach dem Motto, die Frau (ihre Mutter) *hat wieder einen Mann gefunden, das ist sowieso schon ein Wunder, und sie kriegt wieder ein Kind, also müssen die Kinder wieder nach Hause. (3)*

Es kam halt auch ganz viel in der Richtung, ich wäre eifersüchtig, weil meine Mutter wieder schwanger ist, und ich würde nicht nach Hause wollen, weil ich das Kind nicht mag und weil ich ihn nicht mag. Die haben sich ziemlich viel einfallen lassen... damit sie nicht reagieren müssen." (9/10)

Erst später während eines Grundausbildungslehrgangs fiel einem Sozialpädagogen auf, daß sie öfter verletzt in den Lehrgang kam. Er fragte sie wiederholt nach den Gründen, und sie antwortete ihm, sie habe *„Schwierigkeiten zu Hause".* Dieser Sozialarbeiter verständigte daraufhin das Jugendamt und ermöglichte Monika, in einer Jugendwohngemeinschaft unterzukommen. Er schlug sogar vor – als einziger in den Berichten der interviewten Frauen –, ob sie nicht eine Anzeige gegen den Stiefvater erstatten wolle. Aber dazu war Monika damals nicht in der Lage, denn der Täter hatte ausreichend vorgesorgt und ihr gehörige Angst eingejagt, *„daß es mir nicht gerade gut bekommen würde, wenn ich eine Anzeige machen würde... das war ihm schon klar, daß ich, wenn ich irgendwann älter werde, vielleicht auf die Idee komme, eine Anzeige zu machen. Das hat er schon mit den entsprechenden Drohungen verhindert." (9)*

8. Die Opfer setzen die Täterstrategien durch Konfrontation selbst außer Kraft

Da bei den Interviewpartnerinnen eine Konfrontation der Täter mit dem verübten sexuellen Mißbrauch und die Forderung nach Übernahme von Verantwortung für die Taten durch um Hilfe gebetene Personen oder Institutionen – mit Ausnahme des zuletzt erwähnten Sozialpädagogen – ausblieb, suchten die interviewten Frauen oft auf eigene Faust die Auseinandersetzung mit ihnen. Sie schafften diesen Schritt, wenn sie in ihrer Biografie an einem Punkt angekommen waren, der ihnen diesen Akt ermöglichte, d.h. die Täterstrategien der

Duldung entkräftete und Wut freisetzte. *„Ich habe ja oft so eine Wut auf meinen Vater, ich sage, dem soll man mal den Penis abschneiden, damit das jeder sieht!" (14)* macht Michaela ihrem Ärger Luft, daß ihr Vater einfach ungeschoren davonkommt. In der Therapie wurde ihr klar, *„ich war eigentlich nur Mittel zum Zweck... du denkst ja immer, du wirst geliebt. Aber... du wirst eigentlich nur gebraucht." (19)*

„Ich habe ihn jetzt in der Hand. Es ist schon ein gutes Gefühl."
Michaela initiierte eine Aussprache zwischen sich und dem Vater in der Anwesenheit nahezu der ganzen Familie. Mit ihren Geschwistern gemeinsam schrieb sie alle Forderungen auf, die sie an ihren Vater stellen wollte. Sie berichtet darüber in einem Brief an ihre Therapeutin: *„Als erstes soll sich mein Erzeuger vor allem bei mir entschuldigen und ‚schwören', daß er sich nie wieder an Kindern vergreift. Auch soll (muß) er seine Handlungen vor dem Geschlechtsverkehr als sexuellen Mißbrauch anerkennen... Ich (wir) wollen erreichen, daß der Erzeuger die Therapie bezahlt bzw. anderen mißbrauchten Frauen eine Therapie ermöglicht. Ganz zu Anfang hat meine Erzeuger angeboten, daß er die Kosten für die Therapie übernehmen würde, was du (ihre Therapeutin) aber abgelehnt hast, daß er sich nicht ‚frei'-kaufen kann. Mittlerweile ist mir bewußt geworden, daß er sich sowieso nicht freikaufen kann, da ihn sein schlechtes Gewissen ständig verfolgen wird... Auch wird mein Schwager die Freundin unseres Erzeugers aufklären, da wir nicht wissen, wenn wir das unserem Erzeuger überlassen, ob er ihr ‚alles' berichten wird bzw. wie er dazu stehen wird. Außerdem würde ich noch ‚fordern', daß sich unser Erzeuger einer Therapie unterzieht, allerdings könnten wir nicht kontrollieren, ob er die nicht irgendwann abbricht." (Brief v. 8.4.96)*

Im tatsächlich stattfindenden Gespräch entschuldigte sich der Täter vor allen Anwesenden bei Michaela. Was sie jedoch erboste war, daß er lediglich die Penetrationen als Mißbrauch ansah: *„Das vorher, das war doch nichts." (29)* Um ihm eine spürbare Buße aufzuerlegen, verlangte sie von ihm, eine Summe von insgesamt 20.000 DM an „Frauen helfen Frauen" zu spenden. Diese Summe hatte sie sich von ihrem Bruder ausrechnen lassen: fünf Jahre sexuelle Benutzung zweimal in der Woche à 38.- DM. Der Täter sollte den Betrag in Raten abzahlen, *„damit er immer schön das nicht vergißt" (59)*. Als der Vater versuchen wollte, sich dieser Forderung zu entziehen, machte sie ihm Druck: *„Dann hat er gesagt; was ist, wenn ich nicht zahle, dann habe ich gesagt: ‚Dann gehe ich zum Rechtsanwalt.'"* Schließlich hatte er der Forderung von Michaela zugestimmt, allerdings stellte er hier wiederum eine Bedingung: Sie sollte versprechen, daß sie „die Sache" nicht weitererzählt, *„da mein Erzeuger vorhat, in die Politik zu gehen".*

Für Michaela aber ist es das Wichtigste, daß er die Buße auf sich nimmt, wie auch immer er das Problem der Zahlung löst. Einmal diejenige zu sein, die nun Druck auf ihn ausübt und ihn in Bedrängnis bringt, das ist für ihre Aufarbeitung des sexuellen Mißbrauchs von großer Bedeutung: *„Wenn er arbeitslos wird oder was weiß ich... habe ich gesagt o.k., dann zahlst du halt nur 50 DM. Und am Schluß zahlst du halt nur 5 DM, ist mir doch wurscht, aber du zahlst... Ja gut, ich habe halt immer diesen Druck, wenn du nicht zahlst, gehe ich zum Rechtsanwalt, wenn du nicht zahlst, oute ich dich in der Zeitung, und lauter so Sachen. Also ich bin jetzt – ich habe ihn in der Hand... es ist nicht mehr umgekehrt. Ich habe ihn jetzt in der Hand. Es ist schon ein gutes Gefühl."* Michaela ist sich sicher, daß er durch die Öffentlichkeit, die sie im sozialen Nahraum hergestellt hat und die eine Kontrollfunktion über ihn ausüben kann, keine sexuellen Übergriffe mehr ausüben werde: *„Der Druck von uns ist zu groß. Ich glaube nicht, daß er es noch mal versucht, weil erstens wissen es wir vier Kinder, dann weiß es meine Freundin, dann habe ich es noch meinen ganzen Frauen (gesagt)... Also es wissen schon ziemlich viel Leute, muß ich sagen. Also bei mir in der Arbeit, bei der Frauenärztin, und dann wo ich früher in der Schule war. Es wissen einige... er wollte zwar wissen, wer... es alles weiß, aber ich habe ihm nur ein paar genannt." (25)*

Der Bericht dieser sozialen Kontrolle über den Täter kann sicher als starke Leistung von Michaela gesehen werden, da sie die Täterstrategien – insbesondere die Frage der Geheimhaltung – auf diese Weise außer Kraft setzt. Solch ein Mittel einzusetzen, wäre im Grunde Aufgabe der Fachbasis und des sozialen Umfeldes, statt der Betroffenen die Verantwortung dafür aufzubürden, daß der Täter keine sexuellen Übergriffe mehr ausüben kann. Doch wie oben ausgeführt, scheint in diesem Punkt immer noch ein hohes Defizit auf institutioneller Seite zu bestehen, das die Opfer praktisch dazu zwingt, selber zu handeln. Aber das bedeutet für sie dreifache Belastung: Zur Betroffenheit von sexuellem Mißbrauch selbst kommt in aller Regel die Verantwortung für die Aufarbeitung des Traumas hinzu und eben als dritter Punkt die Verantwortung für die Verhinderung von Wiederholungstäterschaft. Sowohl das professionelle als auch das private Umfeld hielt sich zumeist heraus und übernahm keine eigenständige Verantwortung in dieser Hinsicht. Im Gegenteil waren die Mädchen und Frauen oft weiterhin mit mehr oder weniger massivem Täterschutz konfrontiert und erfuhren unter Umständen sogar noch Kritik an ihrem verantwortlichen Handeln wie z.B. Michaela durch einen Teil ihrer Verwandtschaft: *„Meine Mutter, meine Tante und mein Onkel haben sich ganz von mir abgewendet, weil ich so ‚hart' gegen meinen Erzeuger vorgegangen bin (das Opfer wird zum Täter), aber meine Geschwister halten noch zu mir." (Brief v. 10.11.96)*

"Ich habe ihn konfrontiert mit der Vergangenheit."
Mit den Mitteln der sozialen Kontrolle durch Herstellung von Öffentlichkeit arbeitet auch Eva. Nach ihrer Kenntnis vom Mißbrauch ihres Stiefvaters an ihrer Tochter und der zurückgekehrten Erinnerung an ihren eigenen Mißbrauch schrieb sie über ihre Anwältin einen Brief an ihren Stiefvater und informierte ihre Mutter und ihren Bruder, was damals geschehen ist: *„Ich habe ihn konfrontiert mit der Vergangenheit, mit mir und mit dem, was er meinem Kind angetan hat. Auch in dem Hinblick, weil mein Bruder, also sein eigenes Kind, Vater geworden ist und eine Tochter gekriegt hat und diese Tochter immer dort abgegeben hat zum Übernachten. Ich habe also mit meinem Bruder schon drüber gesprochen. Ich habe meinem Bruder erzählt, was mir passiert ist. Vor allem, ich wollte auch wissen, ob er was weiß, ob er eine Erinnerung hat. Aber er war damals viel zu klein... Und dann habe ich mich entschlossen, dieses Thema muß mal auf den Tisch. Es muß in dieser Familie mal ausgesprochen werden. Und darum habe ich mich auch zu diesem Brief entschlossen, weil es muß mal was passieren. Irgendwas muß passieren... Und dann habe ich meiner Mutter eine Kopie meines Briefes geschickt, damit sie weiß, was jetzt kommt, damit er das nicht verstecken kann und habe eine Kopie auch an meinen Bruder und seine Frau (geschickt), damit die das auch wissen, damit das alles offen ist." (10)*

Mit dieser Öffentlichkeit hat sie erreicht, daß der Stiefvater bei der Mutter ausgezogen ist und sie dadurch das Kind ihres Bruders schützen kann. Welche Ängste aufgrund des Mißbrauches bis ins Erwachsenenalter bestehen, welche Überwindung es kostet, die Konfrontation mit dem Täter anzugehen, beschreibt Eva im langfristigen Anhalten der Täterstrategien: *„Im nachhinein denke ich mir, es ist einfach (das Schweigen zu brechen), aber ich habe so lange dazu gebraucht... Ich hatte auch, als ich mich dazu entschlossen habe mit diesem Brief... bevor der weggeschickt wurde, mir ging es so schlecht. Ich habe mir alles vorgestellt: daß meine Mutter sich umbringt, also daß irgend etwas ganz Furchtbares passiert, und es ist nichts passiert, aber meine Angst ist immer noch so groß. Ich denke mir, das ist immer noch von der Kindheit so die Angst, ich bin wieder böse. Was habe ich jetzt wieder angerichtet. Meine Mutter: was hast du wieder angerichtet, schau mal. Du bist eben böse. In dir ist der Satan. Ich habe das als Kind* *geglaubt, ich bin das Böseste was es gibt. Ich habe immer nur versucht, alles zu tun, damit ich eben nicht in einem Heim lande. Daß das nicht wahr wird, in einem Heim zu landen." (18)*

Der Weg hin zur Fähigkeit, sich mit dem Täter zu konfrontieren, ist mühsam und erfordert zusätzlich zur Entschlossenheit, sich mit den eigenen Verletzungen auseinanderzusetzen, therapeutische Unterstützung: *„Ich muß auch sagen, ich tue sehr viel dran arbeiten an diesem Thema. Ich gehe in Therapie alleine, mit meinem Partner, ich gehe in eine Selbsthilfegruppe für Mißbrauch, ich lese, ich bin ständig dran am arbeiten, damit es endlich mal vorbei ist. Also vorbei, nicht das es ungeschehen ist, sondern daß es nicht mehr mich in meinem alltäglichen Leben belastet...Dann ist endlich mal Ruhe. Abschließen. Kein Opfer mehr sein. Immer diese Opferrolle, ein schrecklicher Zustand." (22) „Jetzt möchte ich ja uns hier auch eine eigene Selbsthilfegruppe machen." (26)*

Eva ging noch einen Schritt weiter als Michaela und „outete" sich in der regionalen Zeitung ihres Wohnortes als Mißbrauchsopfer, um auch die Öffentlichkeit mit dem Problem zu konfrontieren. Sie bekam übrigens hierauf ausschließlich positive Reaktionen. Sie geht zu öffentlichen Veranstaltungen, die sich mit diesem Problem beschäftigen, um sich zu zeigen und damit Geheimhaltung, Verstecken und Täterschutz immer wieder zu beenden. *„Ich werde mich immer zeigen, immer zu erkennen geben. Immer wieder. Ich denke, das macht so vielen anderen betroffenen Frauen auch Mut, daß sie auch endlich mal sich zeigen. Endlich mal raus! Nicht mehr sich verstecken, nicht mehr Täter decken, schützen! Und das tun wir natürlich, indem wir nichts gesagt haben." (25/26)* Sie wendet die Stärke, die sie hat überleben lassen, heute, um sie für andere betroffene Frauen und für die Veränderung gesellschaftlicher Strukturen einzusetzen: *„Um das damals auszuhalten, da habe ich ungeheure Stärke gebraucht, und heute habe ich diese Stärke. Ich brauche sie ja nicht mehr, um das auszuhalten, sondern ich kann jetzt diese Stärke nehmen und anderen Frauen von dieser Stärke was abgeben. Ich meine, ich merke, ich bin so eine Kämpferin. Wenn ich Unrecht sehe, wenn ich sehe, was man mit Tieren... und was so passiert mit Frauen und Kindern, das ist so ungeheuerlich! Und das geht alles von Männern aus!" (27)*

„Jetzt weiß ich: Ich kann erst stark werden, wenn ich das mal ausgesprochen habe."

Sabine ist als einzige der Interviewten den Weg der Anzeige gegangen, zu der sie sich allein entschloß – gegen alle Anstrengungen des Täterschutzes (der Täter könnte ja Suizid begehen, s.o.), sie davon abzuhalten. Nach über zehn Jahren therapeutischer Behandlung – mit Fünfzehn hatte sie eine Therapie begonnen – findet sie, daß sie soweit ist und einen sicheren Rahmen zu ihrer Unterstützung hat, diese Anzeige durchzustehen: *„Das habe ich mir mühsam... wirklich mich selber so stärken müssen und auch dann, daß das wirklich nicht meine Verantwortung ist, was er macht, wenn öffentlich bekannt wird, was er getan hat. Also, wenn er sich verantworten muß vor sich selbst, dann ist das doch nicht mein Bier. Aber das ist wirklich so hingeschoben worden. Ich habe auch so eine Notiz (vom Jugendamt) mitgenommen, wo drauf steht: Rücksprache mit dem XY, ob Anzeige wegen Körperverletzung ungünstig, da man ihn damit in den Suizid treiben würde." (12)*

Erst durch die Anzeige ist ihr klargeworden, daß dieser Akt die entscheidende Konfrontation mit dem Täterschutz ist und für ihren Verarbeitungsprozeß des sexuellen Mißbrauchs keine Belastung bedeutet, sondern umgekehrt eine beschleunigende und befreiende Funktion hat: *„Ich muß sagen, daß nur durch diese Anzeige auch mir selbst nochmals diese Dimension klarer geworden ist. Weil jetzt halt das riesige Theater und Trara kommt und alle sagen, das kannst du doch nicht machen, und du zerstörst alles, und du bist wahnsinnig. Und mein Vater total ausflippt. Jetzt wird mir klar, wieso führen die sich alle so auf, was hat das eigentlich für eine Dimension? Jetzt wird mir das erst klar, und ich beschäftige micht jetzt wirklich erst damit. Vorher habe ich mir immer gedacht, ich muß wahnsinnig stark werden, damit ich diesen Prozeß durchstehe. Jetzt weiß ich, ich kann erst stark werden, wenn ich das mal ausgesprochen habe, laut und deutlich, dann habe ich Platz zum Starkwerden und für was Neues. Aber es ist ein Kurzschluß, zu denken, ich muß erst Kraft kriegen, und dann kann ich ihn anzeigen. Solange ich nicht laut und öffentlich habe sagen können, was war, wie oft das war, wer das war, solange ich immer noch versuche, ihn zu schützen.... es ist 'ne Farce, komme ich nicht weiter. Das merke ich aber jetzt erst, wieviel Erleichterung mir das auch schafft. Ich weiß nicht, ich kann mir schon vorstellen, daß der Prozeß für mich eher mal ein Tiefschlag sein wird." (25)*

Sabine bringt überzeugend zum Ausdruck, daß es ihr nicht auf den Ausgang des Prozesses ankommt, den sie ohnehin nicht optimistisch beurteilt. Öffentlich die Anklage gegen ihren Vater erhoben zu haben, ihn dadurch zu zwingen, sich mit seinem Tatverhalten auseinanderzusetzen, sich nicht mehr hinter einer sozialen Fassade verbergen zu können, seine Täterstrategien zu durchkreuzen – all das ist für sie bereits Ziel genug: *„Was für mich das Eigentliche ist, das wirklich mal ausgesprochen haben zu dürfen... und auch mein Vater: Ich weiß, der* *wird sich nie in der Art damit beschäftigen, wie ich das tun werden muß. Aber allein, daß 'ne Anzeige da ist... Er kommt nicht drum rum, er kann noch so sehr sich abspalten, er muß sich damit auseinandersetzen, auch wenn er nicht verurteilt wird, auch wenn er glimpflich davonkommt. Er muß sich mehr damit beschäftigen, als wenn ich die Anzeige nicht gemacht hätte. Es ist ihm unangenehm, das weiß ich... Aber nur deswegen hat das schon für mich den Sinn erfüllt... einfach nur ihn immer damit konfrontieren, auch wenn es für mich jetzt nicht die Strafe gibt, die ich ihm wünschen würde, oder Konsequenzen oder was daraus gezogen werden." (25/38)*

„Warum hast du das gemacht?"
Rebecca berichtet, daß der Täter, der Universitätsprofessor, bis zu seinem 64. Lebensjahr sie immer wieder mit der Vorstellung besuchte, *„jetzt gehen wir zusammen ins Bett"*. Erst da schaffte sie es, ihn mit seiner Tat zu konfrontieren und ihre Opferrolle zu beenden: *„Ich habe halt an dem einen Abend dann gesagt, ich will das nicht mehr, ich schlafe da drüben, schlaf du da. Und das mit einem unheimlichen Herzklopfen eigentlich und sehr viel o Gott, was kommt da jetzt." (22)*

Die kindlichen Ängste vor dem Verlust der Zuwendung und Bestrafung wirken nachhaltig auch in die Situation der längst gewonnenen Eigenständigkeit und Unabhängigkeit hinein. Es erfordert offensichtlich unglaublich viel Mut und Entschlossenheit, die Wirkung der Täterstrategien zu durchbrechen und die Absage an die Opferposition, die aktive Verweigerung und schließlich die In-die-Verantwortungnahme des Täters zu schaffen. Aber erst dieser Schritt klärt wirklich die gesamte Situation, entlarvt die Täuschungsmanöver der Täter in vollem Umfang. Nach der Aufdeckung der Tat und der Konfrontation wollten sie plötzlich nichts mehr mit dem Mädchen/der Frau zu tun haben, waren sie sofort völlig desinteressiert, und von „Liebe" war nicht mehr die Rede, höchstens erfolgten noch abschließende Rechtfertigungen und Schuldzuweisungen: *„Da habe ich ihn ja mal gefragt – da hatte er dann auch schon dreiviertel Rotwein und ich auch... dann habe ich so gesagt, du... mich würde wirklich mal interessieren, warum hast du das gemacht? Und ich hatte eigentlich so diese Vision, daß er dann so irgendwie sagt, mit über fünfzig oder weit über fünfzig, der war ja da schon weit über sechzig, ihm tut das leid irgendwie. Oder du, ich habe dich da irgendwie benutzt, instrumentalisiert. Sondern er hat da so lapidar gesagt, also erstens er ist davon ausgegangen, daß mir das gefallen hat, daß ich das toll finde, und zweitens, so mit meiner Frau und mir, da lief nicht viel. Weißt du, ich war ja immer unheimlich viel beschäftigt in mei-*

nem Beruf, ich hatte quasi keine Gelegenheit, mich da groß nach irgendwelchen Frauen umzuschauen, und dann warst du, wie soll ich sagen, naheliegend. Da fragst du dich, was verletzt dich eigentlich irgendwie mehr! Und das ist auch diese Verletzung, die ich da auch am schlimmsten finde. Dieses Gefühl des Verrats, daß du eigentlich diese Illusion hattest, da wirklich von Menschen geliebt worden zu sein, von ihr und von ihm. Ja, von ihm vielleicht weniger. Aber zumindest von ihr. Du erkennst so in der Entwicklung oder im Laufe deines Lebens, daß du wirklich nur benutzt worden bist." (13/14)

Dabei waren ihre Erwartungen ungemein bescheiden: Keine Rachegefühle, kein Wunsch nach Bestrafung, sondern nur nach einem Eingeständnis des Täters und einer Äußerung des Mitgefühls, was sie von den Schuldgefühlen entlastet hätte: *„Ich wäre ja quasi schon zufrieden gewesen, wenn er irgendwann mal gesagt hätte, es tut mir leid. Aber da war gar nichts! Und auch nicht dieses Gefühl je gekriegt zu haben von irgendeiner Entlastung von dieser Schuld. Das nehme ich ihm ja so übel. Und auch nicht von ihr im übrigen." (41)* Fassungslos stand sie nach dieser ja milden Konfrontation vor seiner kühlen und technischen Abwicklung der Beziehung und damit der wieder gezeigten Fähigkeit des Täters, jede Verantwortung zu negieren und jegliche Auseinandersetzung zu verweigern: *„Der konnte da locker mit mir noch Essen gehen und so tun, als wenn nichts gewesen wäre. Und das auch nicht mehr ansprechen. Dann hat er sich verabschiedet und... ich habe seitdem nichts mehr von ihm gehört." (22)*

Erfolgt dieser Schritt der Entlarvung nicht, so scheint es, daß die Täuschung über die Absicht des Täters, über die Funktionalisierung des Kindes für seine Bedürfnisse möglicherweise immer hinter der Hoffnung auf und Illusion von „Liebe" verborgen bleibt und eine Befreiung aus dem Fangnetz der Täterstrategien unmöglich ist.

„...daß ich meinen Vater umbringen wollte..."

Für Elisabeth war die Situation, als der Vater sie gezwungen hatte, in der Anwesenheit der ganzen Verwandtschaft, den Onkel oral zu befriedigen, um der Mutter ihre angebliche Perversität vorzuführen, der Zeitpunkt, an dem sie die Bösartigkeit des Täters begriffen hatte und sich in ihrer Liebe zu ihm restlos verraten und bloßgestellt fühlte. *„Und ich denke, das war auch das Ergebnis, daß ich meinen Vater umbringen wollte, wirklich." (16)* Sie war nicht in der Lage, ihn offen verbal mit ihrem Haß zu konfrontieren, sondern unternahm „einen Mordversuch" gegen ihn, indem sie ihn von einer Mauer stieß. *„Er hat sich zwar nur den Arm gebrochen, aber ich sehe den da noch auf dem Sofa sitzen, mit welchen erschrockenen Augen der mich angesehen* *(hat). Ich habe so gemacht, als würde es mich nicht betreffen. Aber im Grunde genommen wußte der schon meine Motivation." (16)*

Mit dieser Handlung hatte sie ihr Ziel erreicht, ihm Angst einzujagen und damit ein Stück Macht über ihn zu gewinnen. Sie hatte auch die Chance wahrgenommen, ihren Haß auf ihn in diesem Akt abrupt herauszulassen. Allerdings verdrängte sie ihn anschließend sofort wieder, und der Täter *„hat mir dann noch die Sympathie, die ich da noch immer zeitweise hatte, mir entzogen" (18)*. Erst nach dem Tod des Vaters konnte sie ihren Haß wieder zugänglich werden lassen: *„Ich habe meinen Vater gehaßt und geliebt. Und ich habe eigentlich immer den Bereich der Liebe mit ihm gelebt, offiziell. Der Bereich meines Hasses war ganz weit weggedrängt. Und jetzt, seit er tot ist... kommt der Bereich, wo ich ihn hasse oder warum ich ihn hasse... hoch." (20)*

„Die einzige Möglichkeit, um sicherzustellen, daß ich das überlebe..."

Für Monika war der sexuelle Mißbrauch durch ihren Vater niemals mit positiven Gefühlen verbunden, es gab für sie noch nicht einmal die Illusion von Liebe, Zuwendung und Bestätigung, die manche der anderen Interviewten den sexuellen Mißbrauch ertragen ließ. Dieser Täter arbeitete mit Druck, Zwang und Gewalt, dem sie sich als Kind nicht entziehen konnte, und wie oben gezeigt, wurde ihr von außerhalb der Familie auch nicht geholfen, als sie berichtet hatte, was ihr zu Hause geschah. Für sie ist das Erlebte weiterhin präsent durch ihre Erinnerungen, durch Symptome, mit denen sie ständig zu kämpfen hat (s.o.) und durch ihre Angst, der Täter könne nun ihre kleine Schwester sexuell mißbrauchen. Sie verdrängt das Erlittene nicht, sie will den Täter konfrontieren, aber der entzieht sich ihr ganz einfach: *„Ich habe ihn auch mal drauf angesprochen und daraufhin hat er gesagt; ich soll nicht in der Vergangenheit rumstöbern, und hat dann aufgelegt und seitdem das Thema auch nicht mehr berührt. Und wenn ich zu dem Thema komme, ist sofort das Gespräch beendet. Er hat es aber auch nicht abgestritten." (2)* Ihr Versuch, Unterstützung bei ihrer Mutter und ihrem leiblichen Vater zu erlangen, scheiterte ebenfalls an der Weigerung, sich mit der Tat auseinanderzusetzen. Sie forderten Monika auf, einfach alles zu vergessen: *„Wenn ich zu Hause mit dem Thema komme, dann ist es, ja über den reden wir nicht mehr. Also der ist ziemlich erledigt. Da sagen halt alle, ich soll die Zeit in Ruhe lassen. Ich soll da nicht drüber nachdenken. Mein leiblicher Vater genauso wie meine Mutter. Die haben sich da abgesprochen." (2)*

Monika trägt sich schon länger mit dem Gedanken, den Täter anzuzeigen, um ihn zur Verantwortung zu ziehen und vor allem um ihre kleine Schwester vor ihm zu schützen. Als sie ihm diesen Schritt einmal ankündigte, war sie schockiert über seine Kälte, sie konnte ihn nicht im mindesten beeindrucken. „*Vor ein paar Monaten habe ich ihm gesagt, daß ich ihn anzeigen werde, und darauf hat er gesagt, ja, das weiß er schon. Das macht ihm nichts... ich schätze mal, damit hat er gerechnet. Es war zu erwarten irgendwo. Ja, und er ist nicht erschrocken, er ist, er hat in dem Sinn keine Angst gezeigt, gar nicht. So nach dem Motto, das weiß ich... Es hat mir schon Angst gemacht, daß er da so cool ist.*" *(11)* Diese Reaktion und die Brutalität, mit er sie mißbraucht hatte, läßt sie befürchten, daß er sie wieder unter Druck setzen oder gar umbringen würde, wenn sie ihren Plan verwirklichen würde. Sie weiß daher, daß sie sich absichern müßte und Schutz bräuchte, bezweifelt aber, ob sie ihn bekommen würde: „*Es müßte dann so laufen, daß in dem Moment, wo ich die Anzeige dann gemacht habe... er verhaftet würde. Das wäre die einzige Möglichkeit, um sicherzustellen, daß ich das überlebe, ihm eine Anzeige anzuhängen. Und das erst mal zu schaffen, das ist nicht so einfach, also daß das fast gleichzeitig läuft, und er müßte dann wirklich in Untersuchungshaft bleiben, bis der Prozeß läuft. Und das müßte ich erst mal erreichen. Und das ist nicht so einfach.*" *(19)*

Die oft lebenslang anhaltende Wirkung der Drohungen, des Geheimhaltungsgebots und der entsprechenden Ängste ist vermutlich für viele Opfer niemals aufzuheben. Die für die vorliegende Untersuchung interviewten Frauen stellen möglicherweise eine besondere Gruppe dar, weil sie sich selber ein Stück weit von den Täterstrategien befreit haben. Sie haben ein Interesse, anderen Frauen Mut zu machen, sich mit ihrem Trauma zu konfrontieren und gegen Täter sexueller Gewalt nicht individuell, sondern auch gesellschaftlich vorzugehen. Sie suchten sich die notwendige Unterstützung durch Therapie, Selbsthilfegruppen und politisch arbeitende Zusammenschlüsse. Es ist davon auszugehen, daß die Mehrzahl betroffener Mädchen und Frauen solche Schritte nicht schafft und lange über den akuten Mißbrauch hinaus in den Täterstrategien verfangen bleibt. Das zeigen vor allem die Beispiele von Eva, deren Verdrängung so vollständig war, daß sie ihre Tochter dem Stiefvater überließ, und Elisabeth, deren Erinnerung erst nach dem Tod des Vaters ins Bewußtsein kommen konnte. Die Aussagen von Sabine, Eva und Michaela demonstrieren die elementare Bedeutung der aktiven Konfrontation des Täters mit seinen Taten für ihre Heilung. Die Fortsetzung des Schweigens ist, wie Eva sagt, die Fortsetzung des Täterschutzes, des Verfangenbleibens in den langfristig angelegten Täterstrategien, auf die die Täter zurückgreifen können, wenn sie es wollen.

5. Auswertung von Glaubwürdigkeitsgutachten und Prozeßverläufen

1. Einleitung

29 Gerichtsakten wurden in bezug auf die Fragestellungen der vorliegenden Untersuchung durchgearbeitet. In zehn Fällen waren in ausreichendem Umfang entsprechende Informationen enthalten, in den anderen waren nicht zu allen Punkten Angaben zu finden. Bei den zehn Fällen waren in der Mehrzahl Väter (5) oder Stiefväter (2) die Täter, bei dreien der Freund der Mutter. Vier der 19 anderen waren ebenfalls Väter, sieben Freunde der Mutter, in drei Fällen waren andere Personen des sozialen Nahraums die Täter, und in fünf Fällen waren es Fremdtäter. Die jungen Frauen aus den zehn ausgewerteten Akten waren zur Zeit der Strafverfahren zwischen 13 und 21 Jahren alt. Sie wurden mit einer Dauer zwischen drei und zehn Jahren (durchschnittlich 5,4 Jahre) sexuell mißbraucht, also durch die Aufdeckung deutlich weniger als die Interviewten. In der Mehrzahl der Fälle begann der Mißbrauch, als sie unter zehn Jahre alt waren.

Die Auswertung der Gerichtsakten ergänzt die Interviews um eine Reihe von Aspekten, die spezifisch für die Perspektive auf sexuellen Mißbrauch durch das Gerichtsverfahren sind und von daher die Auseinandersetzung mit den Täterstrategien erweitern.

Bezogen auf das Spektrum von Betroffenen und Tätern handelt es sich bei den Akten im Unterschied zu den Interviews zumeist um Täter mit relativ niedrigem sozialen Status. Diese Tatsache verweist jedoch nicht darauf, daß sexueller Mißbrauch in unterprivilegierten gesellschaftlichen Gruppen häufiger ausgeübt wird, sondern eher darauf, daß diese Fälle leichter gerichtslastig werden. Die Hilfe der Justiz wird möglicherweise mangels alternativer Lösungsmöglichkeiten von den Betroffenen und HelferInnen eher in Anspruch genommen, und die Täter haben weniger Gelegenheit, sich hinter einer angesehenen sozialen Position zu verstecken, die die Glaubwürdigkeit der Opfer untergräbt und die Täter vor Aufdeckung und Strafverfolgung schützt.

Der entscheidende inhaltliche Aspekt bei den Gerichtsakten ist die Tatsache der Aufdeckung der Tat. Während aus den Interviews deutlich wurde, wie es den Tätern gelang, die Aufdeckung der Tat zu verhindern, vermitteln die Akten Informationen, wie die Aufdeckung und damit die Beendigung des Mißbrauchs möglich wurde. Bei der Darstellung der Tat im Gerichtsverfahren werden die Aussagen der

Opfer über ihr Erleben bestätigt oder ergänzt durch Beobachtungen von ZeugInnen und die Einlassungen der Täter selbst. Die in den Unterlagen festgehaltenen Argumente der Täter zu ihrer Entlastung machen in erster Linie und stereotyp die Kinder, die Opfer des Mißbrauchs waren, selber für die Taten verantwortlich. Diese Argumente werfen einen präzisen Blick sowohl auf die Täterstrategien während der Tat als auch auf deren Fortsetzung nach Aufdeckung und Anzeigeerstattung.

In bezug auf die betroffenen Mädchen und jungen Frauen besteht ein fundamentaler Unterschied zwischen der Gruppe aus den Interviews und der aus den Akten durch die Tatsache, daß die Täter aus den Akten öffentlich gemacht und zur Verantwortung gezogen wurden. Die jungen Frauen erfuhren Glaubwürdigkeit in bezug auf ihr Erleben und Schutz von Bezugspersonen, zumeist ihrer Mutter. Erfahrungen aus Beratungsprojekten zeigen, daß es für die Traumaverarbeitung des Mißbrauchs eine große Rolle spielt, ob die Kinder/Jugendlichen Glaubwürdigkeit und Schutz erleben konnten. Vor allem die Aufhebung der durch die Täterstrategien erzeugten Spaltung zwischen Mutter und Kind kann eine Basis von Vertrauen und Sicherheit für das mißbrauchte Kind (wieder) schaffen, die eine positive Bearbeitung der erlittenen Schädigung fördert oder sogar die Voraussetzung dafür darstellt (vgl. Jakob 1998). Dieser weitere Werdegang der Mädchen und jungen Frauen aus den Akten konnte in der vorliegenden Studie nicht verfolgt werden. Es wäre aber für weitere Forschung sehr wichtig, diesen Unterschied herauszuarbeiten und damit möglicherweise den Stellenwert der Strafverfolgung für Opfer sexuellen Mißbrauchs in ein neues Licht zu stellen.

Ein Nachteil der Akten im Vergleich zu den Interviews ist die dort verwendete Protokollsprache, wenn es um Aussagen der Kinder vor Polizei und Gericht geht. In dieser Sprache sind viele Verzerrungen und Interpretationen enthalten, die das Erleben der Kinder nicht mehr exakt auszudrücken vermögen, ihre eigene Sprache und ihr Empfinden zumeist nicht authentisch widergeben. Daher sind die Aussagen schwer mit denen aus den Interviews zu vergleichen. Einer der problematischsten Punkte sind hierbei die verwendeten Begriffe: In der Regel werden nicht die geeigneten Begriffe „sexueller Mißbrauch" und „Vergewaltigung" verwendet, sondern es wird ein Umgang unter gleichwertigen und freiwilligen Sexualpartnern suggeriert, wenn Begriffe wie „Geschlechtsverkehr", „Mundverkehr", „Analverkehr" u.ä. verwendet werden (vgl. Kap. 2, Fastie 1994, Kirchhoff 1994). Des weiteren werden nahezu durchgängig mit Wörtern wie „Spielen" und „Streicheln" Handlungsweisen der sexuellen Annäherung der Täter an die Mädchen bezeichnet, bei denen es sich eindeutig um sexuellen Mißbrauch handelt. Diese Begriffe sind unangemessen und verschleiern den Gewaltcharakter der Handlungen. Sie verweisen auf einen anhaltenden Mangel an Bewußtsein über sexuelle Gewalt und ihre Folgen im Kontext der Strafverfolgung.

Im vorliegenden Berichtsteil wird versucht, solche Begriffe und die entsprechenden Zitate zu vermeiden, wenn sie nicht Originalaussagen der jungen Frauen entsprechen.

Im Folgenden werden zunächst – wie in Teil 2 – die jungen Frauen, deren Akten ausgewertet wurden, anhand der Formen und Folgen der erlittenen sexuellen Gewalt vorgestellt* und im Anschluß die erkennbaren Täterstrategien herausgearbeitet. Die Informationen, die aus den Akten zu gewinnen waren, weichen in Umfang und Details sehr voneinander ab, so daß sich z.T. erhebliche Unterschiede in der Darstellung der einzelnen Auswertungspunkte ergeben.

2. Formen und Folgen der erlittenen sexuellen Gewalt

Birgit: Selbstverletzungen und Selbstmordversuche

Birgit wurde ab ihrem neunten bis zum vierzehnten/fünfzehnten Lebensjahr fünf bis sechs Jahre lang** von ihrem leiblichen Vater drei- bis viermal in der Woche sexuell mißbraucht. Sie mußte Pornofilme mit ihm anschauen, währenddessen faßte er ihr an den Busen und an die Scheide, und sie mußte ihn mit der Hand befriedigen. Er setzte Überredung, Zwang und Erpressung ein, um an sein Ziel zu gelangen. Die Penetration, zu deren Duldung er sie immer wieder überreden wollte, hatte sie ganz entschieden abwehren können.

Sichtbare Folgen für die junge Frau sind Narben von Selbstverletzungen und Selbstmordversuchen an Armen und Beinen. Die Gutachterin in diesem Verfahren kommentiert dies als sehr verbreitet. *„Solche Reaktionen sind von Mädchen und jungen Frauen wohlbekannt, die durch frühe und über lange Zeit wiederholte sexuelle Übergriffe jede positive Einstellung zu ihrem eigenen Körper verloren haben, der ihnen ja all diese Schwierigkeiten beschert."*

Birgit lief oft von zu Hause weg, um sich dem Mißbrauch zu entziehen. Sie erhielt Zugang zu Alkohol, Tabletten und Drogen, die ihr ihre Situation erträglicher erscheinen ließen. Aufgedeckt wurde der sexuelle Mißbrauch, als die Mutter sich vom Täter scheiden ließ und

* Die Namen wurden verändert.

** Der Zeitraum kann im Strafverfahren nicht immer präzise festgestellt werden.

im Trennungsverfahren den sexuellen Mißbrauch zur Sprache brachte, um ihm den weiteren Zugang zum Kind zu versperren. Daher wurde Strafanzeige erstattet. Der Täter wurde zu zwei Jahren mit Bewährung verurteilt.

Ute und ihre Schwester Stefanie:
Von der Berührung zur Vergewaltigung.
Ute war mit zehn Jahren in einem ähnlichen Alter wie Birgit, als sie – ebenfalls von ihrem Vater – erstmals sexuell mißbraucht wurde und über vier Jahre den Mißbrauch erdulden mußte. Später berichtete ihr der Vater, er habe sie bereits, als sie ca. vier Jahre alt war, an der Scheide angefaßt. Das bedeutet möglicherweise, daß er sie bereits in frühem Alter sexualisierte, um sie später gezielt sexuell mißbrauchen zu können. Der sexuelle Mißbrauch, an den sie sich ab dem Alter von zehn Jahren erinnern kann, begann zunächst mit eher diffusem Streicheln und eskalierte bald zunehmend: von eindeutigen Berührungen an der Scheide und am Busen des Mädchens, dem Versuch, mit dem Finger in ihre Scheide zu gehen, der Berührung ihrer Scheide mit seinem Mund bis zum Einfordern der oralen Befriedigung durch sie.

Die Eskalation erreichte eine neue Stufe, als der Täter Ute überredete, zuzusehen, wenn er mit seiner Freundin – die Eltern lebten getrennt – schlief. Er verlangte von Ute, sich zu beiden ins Bett zu legen, die Freundin an der Scheide zu berühren, während der Vater zusah, und schließlich den Vater oral zu befriedigen. Allmählich bereitete der Vater die Penetration des Mädchens vor, indem er zunächst seinen Penis an ihrer Scheide rieb, bis er sie gegen ihren Widerstand und gegen die deutliche Äußerung von Schmerzen vergewaltigte.

Mit der Vergewaltigung hatte der Täter eine Grenze überschritten, die Ute nicht mehr ertragen wollte, sie konfrontierte ihn mit seinen Taten und vermied von da an jeden Kontakt mit ihm. Daraufhin wandte sich der Täter ganz der jüngeren Schwester Utes zu, die er aber auch vorher schon gleichzeitig mit ihr mißbraucht hatte, wie sich später herausstellte. Den Aussagen der Schwester Stefanie ist zu entnehmen, daß der Täter bei ihr in der gleichen Weise vorgegangen ist wie bei Ute.

Das Schweigegebot des Vaters („Geheimnis") sorgte dafür, daß keine der Schwestern über lange Zeit hin der Mutter oder der anderen von dem Geschehen erzählte. Erst nach Beendigung ihres eigenen Mißbrauchs erfuhr Ute in einem Gespräch mit ihrer Schwester von deren Situation. Da sie vermutete, daß der Täter gerade dabei war, die jüngste Schwester ebenfalls auf den Mißbrauch vorzubereiten, entschloß sie sich, mit der Unterstützung ihres Freundes und ihrer

Mutter von den Vorgängen zu berichten, um ihre Schwester zu schützen. Die Sorge um die Unversehrtheit anderer ist häufig das Motiv, mit dem Mädchen und Frauen es schaffen, das Geheimhaltungsgebot des Täters außer Kraft zu setzen. Die Mutter erstattete Strafanzeige. Der Täter wurde zu drei Jahren zehn Monaten Haft verurteilt.

Die Folgen des sexuellen Mißbrauchs bei Ute sind dermaßen auffällig, daß es schon sehr verwundert, daß niemand den Ursachen nachgegangen war. Aus den Unterlagen des Jugendamtes geht hervor, daß die Mutter dort wegen Ute mehrfach Rat suchte und angab, daß die ersten Verhaltensauffälligkeiten bei Ute bereits im Alter von fünf Jahren aufgetreten waren – offenbar als unmittelbare Reaktion auf den frühen sexuellen Mißbrauch durch den Vater mit viereinhalb Jahren. Ute war damals nicht fähig, mit anderen Kindern zu spielen oder sich selbst zu beschäftigen, sie störte nur die Spiele der anderen. Die Mutter beschrieb ihre Tochter damals als *„leicht erregbar, zeitweise trotzig, unbeherrscht, faul, leicht ablenkbar, unordentlich, vergeßlich, rechthaberisch"* und stellte insgesamt ein *„ekelhaftes Verhalten"* bei ihr fest, mit dem sie offenbar nicht zurechtkam.

Ute kam auf Anraten des Jugendamts mit zehn Jahren in ein Internat, aus dem von Verhaltensweisen berichtet wurde, die als Auffälligkeiten negativ bewertet wurden, z.B.: *„laut und hektisch, unstetig im Blickkontakt, starkes Streben nach ständiger Beachtung, sich wichtig machen, stören. Häufig fragt sie, ob sie brav gewesen sei, zeigt ein hohes Bedürfnis nach emotionaler Zuwendung und körperlichem Zärtlichkeitskontakt."* Ferner meldete das Internat *„großen Nachholbedarf an Liebe und fühlbarer Geborgenheit. Sie braucht auch dauernd positive Bestätigung."* Vermerkt wurde, sie habe *„oft ungepflegte und schlampige Kleidung"* und zeige starkes Dominanzstreben, ferner sei *„der Sinn für Pflichtbewußtsein, Wahrhaftigkeit und Gerechtigkeit völlig unterentwickelt"*. Es fiel auf, daß sie nach den Heimfahrwochenenden verändert war, *„ziemlich aufgekratzt und teilweise vom äußeren Eindruck her verwahrlost und schlampig zurückkommt"*. Die Symptome waren so drastisch, daß sie oft sogar mit fiebrigen Erkältungskrankheiten von den Heimfahrwochenenden zurückkam. Den Ursachen wurde jedoch nicht nachgegangen.

Nelli: „Er sagte, ich solle lieb zu ihm sein, dann würde ich alles bekommen."

Nelli wurde ab sechs bis ca. vierzehn Jahren vom eigenen Vater mißbraucht. Sie erinnert sich noch gut, wie der Mißbrauch angefangen hatte, als sie sechs Jahre alt war; sie berichtet der Psychologin im Glaubwürdigkeitsgutachten, wie der Vater sie in Zusammenhang mit dem Zeigen pornographischer Bilder gezwungen hatte, sexuelle Handlungen an ihm auszuführen: *„Das erste Mal war's mit sechs Jahren... ich kam einmal vom Kindergarten nach Hause, das war nur freitags, weil mein Vater früher aus hatte, und mein Vater war zu Hause... mein Vater lag immer im Schlafzimmer und hat irgendein Heft gelesen, ich weiß nicht, was für ein Heft das war, auf jeden Fall wußte ich, daß wir meine Mutter... von der U-Bahn abholen mußten... und ich wollte ihn daran erinnern und bin ins Schlafzimmer gegangen, dann hat er mich festgehalten und gesagt, ich soll mich zu ihm legen, und er hat mich gestreichelt und so... ich glaube, es war doch ein Pornoheft, glaube ich, ich glaub, er hat mir dann solche Bilder gezeigt und hat dann gesagt, daß ich so was bei ihm auch machen solle... dann hat er immer sein Glied rausgeholt aus der Hose... und dann hat er gemeint, ich solle darauf reiten, und hat mir die Bilder dazu gezeigt. Und ich hab echt gemeint, sag mal, ist der Mann verrückt oder was... und dann wollte ich weglaufen, und er hat mich festgehalten und mir eine runtergehauen. Dann habe ich angefangen zu weinen, dann hat er sich dafür entschuldigt, dann hat er gesagt, daß ich wenigstens die Haut... rauf und runter schieben sollte, dann würde ich sogar ein Eis bekommen... und ich wollte es dann aber nicht, aber dann hat er mit Gewalt meine Hand genommen und an das Glied gepreßt... und meine Hand dann festgehalten... und sie immer rauf und runter geschoben, bis er dann zum Orgasmus gekommen ist, aber hat dann selbst weitergemacht... und ich bin dann aus dem Zimmer rausgelaufen, ich weiß nicht mehr, wo ich hingelaufen bin... und er hat immer gesagt, ich solle hinschauen, das hat mich wirklich angeekelt."*

Der Beginn des Mißbrauchs mit sechs Jahren kam erst im Gespräch mit der Psychologin zur Sprache, während ihre erste Aussage sich auf ein Alter von zwölf Jahren bezog, in dem der Vater sie sexuell mißbrauchte. In den Akten bleibt unklar, wie lange diese erste Mißbrauchsphase andauerte und wann oder ob sie überhaupt aufhörte, was nach allgemeinen Erfahrungen eher unwahrscheinlich erscheint, weswegen ein Zeitraum des sexuellen Mißbrauchs von sechs bis vierzehn Jahren insgesamt angenommen werden muß.

Aus ihrem zwölften Lebensjahr – ihre Mutter war bei einem Autounfall ums Leben gekommen, und Nelli lebte mit ihrem Vater allein – berichtet sie, wie der Vater die sexuelle Gewalt einfädelte: Er kam in ihr Schlafzimmer, ging zuerst zum Fenster und tat, als ob er nichts vorhabe, kam dann zu ihrem Bett und forderte sie auf, beiseite zu rutschen. Mit Versprechungen und dem Angebot von Geld forderte er seine sexuelle Befriedigung ein. *„Er sagte, ich solle lieb zu ihm sein,* *dann würde ich alles von ihm bekommen, dann dürfte ich auch einen Freund haben.“* Dabei bot er ihr 100 DM an. Die Aussichtslosigkeit ihrer Situation gegenüber dem Täter wird an ihren ersten Versuchen, Widerstand zu leisten, deutlich. Beim ersten Mal flüchtete sie ins Wohnzimmer, aber er kam einfach hinterher, trug sie ins Schlafzimmer zurück und brach ihren Widerstand durch Schläge. *„Ich habe mich gewehrt. Er hat mir dann eine geschmiert. Daraufhin habe ich mich nicht mehr gewehrt.“* Er *„betatschte“* sie und forderte sie auf, sich auszuziehen. *„Ich wollte nicht. Er zog dann mich und sich selbst aus, und er legte sich zu mir ins Bett und forderte mich auf, sein Geschlechtsteil anzuschauen, dann sollte ich es in die Hand nehmen. Ich wollte nicht. Er führte dann meine Hand (dahin), ich sollte daran herummachen... er sagte, das sei doch schön... er hat dann sein Geschlechtsteil zwischen meine Beine geschoben, schließlich hatte er einen Samenerguß... ich habe geheult... ging ins Bad und wusch mich. Abschließend ging ich ins Wohnzimmer und versuchte zu schlafen. Die hundert Mark hat er wieder mitgenommen.“*

Fast an jedem Wochenende mißbrauchte er sie von da an auf diese oder ähnliche Weise, so daß sie voll Angst dem Zeitpunkt entgegensah und den Vater haßte. Immer wieder zeigte sie ihren Widerstand und forderte ihn auf, sie in Ruhe zu lassen, doch er setzte wieder Gewalt ein. *„Manchmal hat mich Vater am Kopf geschlagen, wenn ich mich gewehrt habe.“* Schließlich vergewaltigte er sie. *„Er wollte sein Geschlechtsteil in meines schieben. Er hat es dann auch getan, es hat wehgetan. Ich habe geweint, er hatte dann einen Samenerguß auf meinem Körper...“* Nach zwei Jahren fand sie die Kraft, selbst den Mißbrauch zu beenden, der sie immer angeekelt hatte. Sie packte ein paar Kleidungsstücke ein, tat, als ob sie zum Sport ging, und verließ die Wohnung, um niemals zurückzukehren. Sie holte sich Hilfe, und es wurde Strafanzeige gegen den Vater gestellt. Er wurde zu fünf Jahren und sechs Monaten Haft verurteilt.

Über Auswirkungen des langjährigen sexuellen Mißbrauchs auf Nelli ist in den Akten kaum etwas verzeichnet. Beim Gespräch mit der Psychologin im Zusammenhang eines Strafverfahrens geht es ausschließlich um den Nachweis der Glaubwürdigkeit des Kindes. Nur aus dem Belastungsversuch des Täters geht hervor, Nelli sei oft bei Ärzten gewesen.

Maria: „Man liegt da und hofft nur noch, daß es schnell vorbeigeht.“
Ab dem Alter von acht Jahren wurde Maria vom Freund ihrer Mutter bei jeder möglichen Gelegenheit an Brust und Scheide angefaßt. Wenn ihr Bruder auswärts schlief, kam der Täter in das Kinderzimmer,

„schüttelte" an ihr herum, legte sich neben sie und befriedigte sich selbst. Sie hatte dabei *„leise ins Kissen reingekreischt"*. Einmal packte er sie kurz vor seinem Orgasmus an den Haaren und zog ihren Kopf zu seinem Penis hin. Als sie den Impuls verspürte, *„reinzubeißen"*, schlug er ihr in den Bauch. Als sie ein eigenes Zimmer hatte, fing er an, sie zu vergewaltigen. Er kam in ihr Zimmer, wenn sie bereits schlief, zog sie aus, legte sich neben sie, *„machte sich scharf"*, drückte dann ihre Beine auseinander und sein Glied in ihre Scheide bis zum Samenerguß in ihr. Maria fühlte sich ohnmächtig, den Täter an der Vergewaltigung zu hindern. Er tat es von da an jeden zweiten bis dritten Abend. Manchmal mußte sie ihn mit der Hand befriedigen. Da der Täter gegen ihre Mutter körperliche Gewalt ausübte, hatte Maria Angst vor ihm, auch wenn sie selbst nicht geschlagen oder mit Schlägen bedroht wurde. Die letzte Tat war eine anale Vergewaltigung im Apartment des Täters, wohin er sie eingeladen hatte. Bei dieser Vergewaltigung hatte Maria vor Schmerzen laut geschrien, es war ihm gleichgültig. Maria irrte darauf die ganze Nacht draußen herum und ging erst morgens früh nach Hause. Aufgedeckt wurde die Tat, als Maria ein anderesmal von zu Hause wegblieb. Sie wurde von der Polizei aufgegriffen und nach Hause gebracht. In der Befragung durch die Polizei berichtete sie vom Mißbrauch und den Vergewaltigungen. Das Urteil für den Täter lautete auf sieben Jahre Haft.

Marianne: Sie ließ es über sich ergehen, weil er ihr leid tat.
Ab ihrem fünfzehnten bis zum zwanzigsten Lebenjahr wurde Marianne von ihrem Stiefvater sexuell mißbraucht. Er schickte jeweils ihre Geschwister weg oder hinderte Marianne daran, zur Schule zu gehen, um den Mißbrauch ausführen zu können. Zunächst hatte er ihr und ihrer Schwester Pornohefte gezeigt und mitgeteilt, sie müßten jetzt aufgeklärt werden. Wenn sie samstags mit ihm zum Videoausleihen fuhr, mußte sie ihn im Auto oral befriedigen. In der Wohnung vergewaltigte er sie regelmäßig. Sie ließ es über sich ergehen, weil er ihr leid tat, denn er sagte ihr, ihre Mutter schlafe nicht mehr mit ihm. In der Auswertung der Interviews wurde diese häufige Täterstrategie bereits diskutiert. Am schlimmsten war es für Marianne, als die Mutter einmal mit den Geschwistern für zwei Wochen wegfuhr und sie dem Täter allein ausgesetzt blieb. Manchmal erwartete er sie in der Zeit bereits im Bademantel mit Wein und Pornovideos, wenn sie von der Schule kam. Er verlangte, daß sie stöhnen und ihn am Rücken kraulen sollte. Wenn sie nicht genau das tat, was er wollte, schlug er sie und spuckte sie an. Oft hatte er sie an den „gefährlichen" Tagen vergewaltigt und nach der Tat nicht duschen lassen, weil er ein Kind von

ihr wollte, um sie von ihm abhängig zu machen, berichtet Marianne. Wogegen sie sich ganz entschieden wehrte, war das Küssen. Auch dazu zwang er sie aber, indem er einfach ihren Kopf festhielt.

Zeitweise ging es Marianne so schlecht, daß sie Selbstmordgedanken hatte. Sie wußte nicht, an wen sie sich wenden sollte. Mit Zwanzig schaffte sie es, bei der Mutter auszuziehen und bei einem der folgenden Besuche ihr vom Mißbrauch zu berichten: Es kam zur Anzeige. Urteil: Ein Jahr und acht Monate Haft ohne Bewährung.

Diana: „Im Grunde hatte ich jeden Abend Angst."

Diana war dreizehn, als der Vater den Mißbrauch an ihr begann. Es war zu einem Zeitpunkt, an dem die Mutter hochschwanger war. Er machte Diana Geschenke und fragte sie, ob sie „das" mit ihm tun wolle. Obwohl sie es nicht wollte, hatte sie sich nicht gegen ihren Vater wehren können und den Mißbrauch über sich ergehen lassen. Immer wieder schob er sein Glied in ihre Scheide – ohne Kondom – oder verlangte, daß sie ihn oral befriedigte. *„Er habe sein Glied vor dem Orgasmus herausgetan, und der Samen sei ins Bettzeug gegangen. Einmal habe sie sein Glied in den Mund nehmen müssen, er habe gesagt, davon werde ihr Busen größer. Weil sie sich geekelt habe, habe sie das nur ganz kurz gemacht. Dann habe sie es aber noch mal tun müssen. Am nächsten Tage habe er schon gefragt, ob ihr Busen jetzt größer sei. Er habe ihr gezeigt, wie sich Frauen selbst befriedigen. Er habe sie mit der Hand an der Klitoris gestreichelt. Er habe auch einen Stock und ein Kondom mitgebracht, damit habe sie sich irgendwann einmal selbst befriedigen sollen. Damit getan habe er ihr nichts. An einem Abend habe sie ihn über dem Waschbecken mit der Hand befriedigen müssen. Er habe gesagt, daß sie das ganz toll könne und er wissen wolle, ob sie es schon einmal getan habe. Er sei dabei auch zum Samenerguß gekonmen... Der Vater habe ihr zu verstehen gegeben, daß sie der Mutter nichts davon sagen dürfe, und habe danach so getan, als sei nichts gewesen. Verletzt oder geschlagen habe er sie nie bei diesen Sachen, sondern es eher so ‚einschleimend' gemacht."*

Als Diana begann, sich entschlossener gegen ihn zu wehren, ließ er sie tatsächlich in Ruhe – auch wenn er es immer mal wieder probierte. Sie fühlte sich nach dieser Erfahrung schuldig, daß sie sich nicht von vornherein eindeutiger gewehrt hatte.

Sie berichtete – wie Birgit – ihrer Mutter vom Mißbrauch durch den Vater erst zu dem Zeitpunkt, als von Scheidung der Eltern die Rede war und sie daher hoffen konnte, daß ihre Mutter ihr vielleicht glaubte. Die Mutter erstattete daraufhin Anzeige. In einem Brief schrieb Diana an ihre Mutter: *„Ich dachte, daß ich jetzt nicht mehr das*

Schicksal der Familie in meinen Händen halte", woraus deutlich wird, daß sie vorher geschwiegen hatte, um sich nicht schuldig fühlen zu müssen, wenn die Eltern sich trennen. Aber solche Schuldgefühle sind, wie im Kapitel zu den Interviews bereits angesprochen, im wesentlichen Ergebnis der Täterstrategien, die dem Kind suggerieren, wenn es das Schweigegebot verletze, sei es für das Auseinanderbrechen der Familie verantwortlich.

Aus den Beispielen von Birgit und Diana läßt sich daher auch eine Kritik an den AnhängerInnen der systemischen Sichtweise ableiten: Übernahme der Verantwortung für den Zusammenhalt der Familie durch Duldung des Mißbrauchs und das Schweigen darüber kann kaum daher kommen, daß das Mädchen sich die Aufrechterhaltung des für sie gewalttätigen Zusammenhangs wünscht, sondern ist vielmehr als Ergebnis von Angst und Suggestion zu begreifen. Sobald dieser Suggestion und der mit ihr verbundenen Spaltung zwischen Mutter und Kind durch die (geplante) Trennung der Mutter vom Täter der Boden entzogen wird, sieht das Mädchen die Chance, daß die Mutter nicht (mehr) zum Täter hält und der Mißbrauch aufgedeckt und beendet werden kann.

Im Fall von Diana bleibt unklar, ob es zu einer Verurteilung kam.

Annemarie: „Für das Vorlesen hätte ich alles getan."

Fünf Jahre alt war Annemarie, als der Freund ihrer Mutter zu ihnen in die Wohnung zog und sie bis zu ihrem achten Lebensjahr mißbrauchte. Beim abendlichen Vorlesen kraulte er ihren Rücken, drückte sich an sie, stöhnte und masturbierte dabei. Ihrer Mutter sollte sie nichts erzählen; als sie es mit sechs Jahren dennoch tat, glaubte ihr die Mutter nicht. Annemarie hatte Angst vor dem Täter, weil er sie manchmal schlug. Auf diese Weise konnte er sie einschüchtern und gefügig machen. Erst als die Mutter sich mit dem Mann stritt und von ihm trennte, machte Annemarie einen neuen Vorstoß, mit der Mutter über den Mißbrauch zu sprechen. Diesmal glaubte sie ihr und brachte sie zu einer Therapieeinrichtung. Zur Anzeige kam es aber erst, als Annemarie in dieser Einrichtung ein ebenfalls sexuell mißbrauchtes Mädchen traf, das selbständig zur Polizei ging und den Täter anzeigte. Annemarie machte es ihr nach. Der Täter wurde zu 8 Monaten mit Bewährung verurteilt.

Ingeborg: „Wenn das weiße Zeug ins Waschbecken gekommen sei, dann durfte sie ins Bett gehen."

Ingeborg war sechs Jahre alt, als der Mißbrauch begann. Kurz vor ihrer Einschulung fing der Vater an, sie am Körper zu berühren, und mißbrauchte sie ab da ca. sechs Jahre lang. Er zog sie und sich selbst abends im Schlafzimmer nackt aus und brachte sie dann ins Wohnzimmer. Dort setzte er sich auf die Couch, nahm sie auf den Schoß und berührte sie am ganzen Körper, während er selbst sein Glied manipulierte. Wenn er ejakuliert hatte, ließ er sie los und brachte sie ins Bett. Dabei drohte er stets: *„Sag ja nichts zu Mama!"* Eine Zeitlang wiederholte er dies fast jeden Abend. Wenn sie sich wehrte und zu fliehen versuchte, hielt er sie fest. Bald mußte sie auch sein Glied anfassen oder Bewegungen machen, die er ihr zeigte, wie z.B. den Penis reiben, oder er steckte seinen Finger in ihre Scheide. *„Er habe sie am Busen und unten angefaßt. Manchmal habe er ihr dabei auch weh getan, wenn er mit dem Finger in ihr ‚Loch' gefahren sei, aber zuerst sei das mit so einem Stift passiert. Sie habe es mit einem dünnen Filzstift selber machen müssen, ein- oder zweimal, obwohl sie ihm gesagt habe, daß es ihr wehtue. Er habe es dann ein paarmal mit seinem kleinen Finger gemacht, aber nicht oft... Sie müsse immer so lange an seinem Glied spielen, bis er zu ihr sage, komm mit, und dann müsse sie ihm ins Bad nachgehen, und wenn das weiße Zeug ins Waschbecken gekommen sei, dann könne sie sich anziehen und ins Bett gehen."* Ihrer Mutter hatte sie erst mit ca. zwölf/dreizehn Jahren von dem Geschehen erzählt, aber es war nichts erfolgt. Auf einer kurz darauf stattfindenden Klassenfahrt fürchtete sie, nach ihrer Rückkehr würde der Mißbrauch weitergehen, und vertraute sich ihren Freundinnen an, woraufhin die Anzeige in Gang kam. Der Täter wurde zu fünf Jahren Haft verurteilt.

Verena: „Ich habe es auch freiwillig gemacht."

Verena wurde erst vom früheren und anschließend vom darauffolgenden Freund der Mutter jahrelang mißbraucht. Hinweise in den Unterlagen deuten darauf hin, daß sie schon als kleines Kind Übergriffen ausgesetzt gewesen sein muß, da sie bereits mit zwei Jahren wegen erheblicher Verhaltensauffälligkeit zeitweise in Institutionen eingewiesen worden war. Dort war damals eine *„Störung des Sozialverhaltens mit emotionaler Symptomatik, Störung der Visuo- und Gruppenmotorik"* diagnostiziert worden. Auch zur Zeit der Anzeige mit dreizehn Jahren war sie im Heim, galt als *„unausgeglichen, schwierig, distanzlos"* und als *„erheblich gestörte Persönlichkeit mit sehr geringer rationaler Kontrolle"*.

Der frühere Freund der Mutter hatte sie öfter im Auto mitgenommen. Dabei fuhr er auf einen Parkplatz, berührte sie überall am Körper und belegte sie anschließend mit dem üblichem Geheimhaltungsgebot, indem er sagte, das sei ein Geheimnis, der Mutter dürfe sie nichts erzählen. Einmal fuhr sie mit ihm im LKW nach Holland, da zeigte er ihr Sexzeitschriften und fragte, ob sie so etwas auch tun wolle. Sie bejahte und nahm seinen Penis in den Mund, *„auch wenn es manchmal eklig war"*. Auch in der Wohnung übte er Übergriffe aus, wenn die Mutter nicht anwesend war. *„(Er) hat zu mir gesagt, daß ich das jetzt machen muß, weil er es bei seinen eigenen Kindern auch so gemacht hat."* Er versuchte sie auch trotz ihrer Schmerzäußerungen zu penetrieren, aber das gelang ihm am Ende nicht. Verena betont, daß sie das Ganze freiwillig gemacht hat, was nicht verwundert, wenn frühe Gewöhnung an sexuellen Mißbrauch in Betracht gezogen wird und daher das Mädchen keine Möglichkeiten des Selbstschutzes entwickeln konnte.

Aufgedeckt wurde der Mißbrauch auch hier, als die Mutter sich vom Täter getrennt hatte. Dessen geschiedene Frau hatte sie angesprochen und ihr berichtet, daß er seine eigenen Kinder mißbraucht hatte. Verena nahm daraufhin die Gelegenheit wahr, ihrer Mutter alles zu erzählen, und diese veranlaßte, daß sie vorübergehend in eine Kinderklinik geschickt wurde, *„damit mir so was wie mit dem X nicht noch einmal passiert"*. Der Täter wurde jedoch nicht strafrechtlich verfolgt. Die Mutter nahm anschließend eine Beziehung zu seinem Bruder auf und erzählte diesem vertrauensvoll vom Mißbrauch an ihrer Tochter durch seinen Bruder. Diese Information nutzte er, um das Mädchen zu reviktimisieren, und setzte den Mißbrauch an Verena bruchlos fort. Verena berichtet, daß sie die sexuellen Handlungen für normal gehalten habe, weil sie ihre Mutter ähnliche Dinge tun sah und glaubte, daß sie sie ertragen müsse. Erst als in der Kinderklinik ein deutlicher Verdacht auf sexuellen Mißbrauch geäußert wurde, stellten Vater und Mutter Strafanzeige gegen die Exfreunde der Mutter. Das Strafmaß der Verurteilungen fehlt in den Unterlagen.

Sibylle: Geld, Geschenke und Versprechungen.

Sibylle wurde vier Jahre lang, ab ihrem zwölften Lebensjahr, vom Stiefvater mißbraucht. An jedem erdenklichen Ort, im Auto, auf der Wiese, auf dem Stuhl oder in der Badewanne hatte er sie „ziemlich oft" in den verschiedensten Stellungen vaginal mißbraucht. *„Manchmal nur einmal in der Woche, manchmal auch nur einmal im Monat. Das letzte Jahr wollte er immer häufiger. Am schlimmsten ist es im letzten halben Jahr geworden. Da wollte er es jeden Tag."* Sie war bis zu diesem Zeitpunkt nicht sexuell aufgeklärt worden, aber sie war neugierig und ließ ihn daher *„einfach machen"*. Manchmal gefielen ihr die Handlungen sogar, zumal sie für die Duldung des Mißbrauchs Geschenke erhielt wie Geld, eine Videokassette und ähnliches. Sie tat alles, was er von ihr verlangte, und versuchte ihn dennoch als „Vater" zu sehen. *„Der X hat immer gesagt, wie ich mich hinsetzen, hinstellen oder hinlegen soll, und ich habe das auch so genmacht..."* Sibylle schaffte es nicht, sich gegen ihn zu wehren, sondern gab immer wieder nach. In ihrem Tagebuch schrieb sie: *„Bin wieder mal traurig, weil er wollte und ich nicht... aber ich habe mich mitreißen lassen. Aber dann habe ich mich gewehrt, weil ich ein angstvolles Gefühl bekommen habe. Ich weine immer dann..."* Den Penis in den Mund zu nehmen, hat sie geekelt, und gegen Küsse hatte sie sich immer entschieden gewehrt.

Der Täter übte strenge Kontrolle über sie aus. Unter anderem verbot er ihr, auszugehen und jemanden kennenzulernen, und als sie sich seiner Kontrolle entzog und einen Freund fand, bedrohte er diesen und versuchte, die beiden auseinanderzubringen, um die sexuelle Verfügung über Sibylle zu behalten. Wegen Verdachts – aber ohne Nachweis – auf sexuellen Mißbrauch wurde den Eltern das Sorgerecht entzogen, Sibylle kam zu einer Pflegemutter. Deren Aufmerksamkeit war es zu verdanken, daß der Mißbrauch aufgedeckt und angezeigt wurde. Das Urteil für den Stiefvater lautete drei Jahre Haft.

3. Bedingungen und Voraussetzungen für den sexuellen Mißbrauch

Aus den Akten lassen sich ähnliche Bedingungen wie aus den Interviews herausarbeiten, an denen die Täter ansetzten bzw. die sie herstellten, um den sexuellen Mißbrauch an den Kindern ausüben zu können, wie z.B. ein vorhandenes oder vom Täter initiiertes schwieriges Verhältnis zwischen Mutter und Tochter, Probleme zwischen der Mutter und ihrem Partner, gewalttätiges Klima in der Familie, autoritäres Verhalten des Vaters/Mißbrauchers, defizitäre emotionale Situation der Mutter wie auch der Tochter, Unselbständigkeit und eine abhängige Position der Mutter u.ä.

Das Verhältnis zwischen Birgit und ihrer Mutter z.B. war besonders schwierig. Die Mutter stammte aus einem Land des Nahen Ostens, war sehr streng zu ihrer Tochter, verlangte von ihr die Erledigung von Hausarbeiten und verbot ihr, abends wegzugehen. Die Angst des Mädchens vor der Mutter und das fehlende Vertrauen zwischen den beiden konnte der Vater für die Ausführung des Mißbrauchs an seiner Tochter nutzen. Ähnlich wie bei Sabine in den Interviews gab sich der Vater gegenüber dem Mädchen im Unterschied zur strengen Mutter als der Verständnisvolle aus und konnte durch diese Lüge das Kind emotional an sich binden. Wenn die Mutter während der Woche ihrer Arbeit außer Haus nachging, nutzte er ihre Abwesenheit, um das Mädchen, manchmal täglich, zu mißbrauchen.

Probleme zwischen ihm und seiner Frau nutzte oder stellte auch der Täter her, der Ute sexuell mißbrauchte, um unbemerkt von der Mutter die frühen Übergriffe auf das Kind ausüben zu können. Als sich die Mutter von ihm trennte – aber nicht scheiden ließ –, glaubte sie, den Kontakt zwischen Vater und Töchtern aufrechterhalten zu müssen, räumte ihm großzügigen Umgang ein und überließ ihm die Töchter auch am Wochenende und über Nacht. Dem Jugendamt gegenüber erklärte sie, *„sie hätte sich trotz heftiger ehelicher Differenzen vor und nach der erfolgten Trennung bemüht, und es sei ihr auch gelungen, den Töchtern ihr verklärtes Vaterbild eines begnadeten Künstlers und Ausnahmemenschen zu erhalten"*, was sie heute allerdings bedauert. Möglicherweise handelte sie wegen ihrer Trennung aus Schuldgefühlen, die ihr den Blick dafür verstellten, aus den Problemen, die sie mit dem Täter hatte, Schlußfolgerungen auf seinen Umgang mit den Töchtern zu ziehen bzw. sie vor ihm zu schützen. Der Zugang zu den Mädchen in seiner eigenen Wohnung ohne die Anwesenheit der Mutter war eine günstige Voraussetzung für den Täter, seine möglicherweise schon lange existierenden Wünsche und Taten uneingeschränkt an den Mädchen ausüben zu können.

Das schlechte Verhältnis zwischen Mutter und Tochter nutzte oder initiierte auch der Vater von Nelli, um sich vor Aufdeckung seiner Taten sicher zu fühlen. Überdies prägten ein schlechtes Verhältnis zwischen den Eltern und ein autoritäres und gewalttätiges Verhalten des Vaters gegenüber Nelli die Bedingungen in dieser Familie. Nelli war „kein Wunschkind". Der Vater beleidigte sie als *„das blödeste, dümmste Mädchen der Welt"*, hatte von ihr verlangt, den gesamten Haushalt zu verrichten, und ihr verboten, auszugehen, um sich mit Freundinnen zu treffen. Offene Mißachtung, Haß, strenge Kontrolle und körperliche Gewalt bildeten also den Rahmen für den Mißbrauch an Nelli. Eine Freundin des Vaters, die eine Zeitlang eine Beziehung zu ihm hatte und ihn und die Kinder versorgte, beobachtete mit Sorge den gewalttätigen Umgang des Vaters mit der Tochter und sagte im Verfahren gegen ihn aus: *„Das Verhältnis des (Angeklagten) zur Tochter... sei furchtbar gewesen. Bei jeder Kleinigkeit habe er gesagt, er schlage ihr den Kopf ab. Sie habe auch schon gesehen, daß (Nelli) von ihrem Vater geschlagen worden sei. Sie sei aber immer dazwischengegangen. Er habe sie grundlos mit der flachen Hand auf den Kopf oder ins Gesicht geschlagen, es sei beim Essen gewesen, das Kind hatte manchmal gar nicht essen können vor lauter Angst vor seinem Vater.*

Er habe das Kind nicht leiden können." Als die Freundin den Täter verlassen wollte, bekam sie selbst seine Gewalttätigkeit zu spüren. Er drohte, sie umzubringen, und sie konnte nur unter Polizeischutz ihre Sachen aus der Wohnung holen.

Nelli war im Alter von drei Monaten zu ihren Großeltern nach Italien gegeben worden, weil die Eltern sich wegen ihrer Berufstätigkeit mit dem Kind überfordert gefühlt hatten. Mit vier Jahren wurde sie zurückgeholt, aber sie konnte nie eine positive Beziehung zu den Eltern entwickeln und wäre lieber bei den Großeltern geblieben.

Bei Diana nutzte der Vater die Schwangerschaft der Mutter, um sich dem Kind sexuell zu nähern. Die Mutter hatte den Vater mit sechzehn geheiratet und war ohne Ausbildung geblieben. Mit fünf Kindern (einer Tochter und vier Söhnen) befand sie sich in extremer Abhängigkeit von ihrem Mann. Erziehung zur Anerkennung der Autorität des Vaters und mangelnde Aufklärung der Kinder über Sexualität waren weitere Kennzeichen der Bedingungen in dieser Familie. Probleme zwischen den Eltern, die häufig miteinander stritten, berufliche Abwesenheit der Mutter, Ohrfeigen und Schläge als übliche Erziehungsmittel des Vaters kennzeichnen den Hintergrund für den sexuellen Mißbrauch des Vaters an seiner Tochter.

Biologische Väter, so wird aus den Aktenunterlagen deutlich, können besonders leicht ihre Autorität gegenüber dem Kind einsetzen, um es einzuschüchtern und zu den gewünschten Handlungen wie auch zum Schweigen zu veranlassen. Aber auch Stiefväter haben oft leichtes Spiel, die neue Familie zu manipulieren und zu funktionalisieren, wenn sie auf eine Situation emotionaler Defizite bei Mutter und Kindern treffen. Die Mütter, auf dem Hintergrund negativer Erfahrungen mit dem Vater des Kindes, freuen sich, wieder einen Lebenspartner zu haben, und die Tochter begegnet dem neuen Vater häufig zunächst mit positiven Erwartungen. Der Wunsch des Kindes nach Wärme, Zuwendung und Körperkontakt, der häufig bis dahin nur unzureichend erfüllt wurde, bereitet dem Täter u.U. den Weg zum Mißbrauch. Zu beachten ist, daß pädokrime Männer solche Bedingungen gezielt suchen bzw. schaffen, um an die Kinder heranzukommen. In der Regel lernen sie das Kind vor der Heirat kennen und können abschätzen oder sogar konkret austesten, ob der sexuelle Zugang möglich sein wird (vgl. Kap. 2). Mütter sind vermutlich in dieser Phase des Kennenlernens eines neuen Partners leicht zu täuschen und eher angetan, wenn der neue Partner Interesse am Kind zeigt.

Beispiele für solche Konstellationen sind in den Interviews der Bericht von Eva und in den Akten die Situation von Marianne und Sibylle. Nach einem sehr gewalttätigen leiblichen Vater und angesichts einer schwierigen Beziehung zur Mutter war Marianne durch den sich zunächst großzügig gebenden neuen Vater, den sie für sich gewinnen wollte, leicht zu beeindrucken. Sie kam aus Rumänien und war von dort gewöhnt, daß Kinder und Jugendliche erdulden müssen, was Erwachsene ihnen antun – daher war es zweifellos für den Täter leicht, sie zum Opfer zu machen. Sibylle wiederum hatte lange Zeit bei der Großmutter gelebt, und die Mutter hatte sie selten besucht. Daher war sie froh, als die Mutter wieder heiratete, sie einen neuen Vater bekam und die Mutter sie wieder zu sich nahm. Obwohl sie ein eigenes Zimmer hatte, schlief sie im Bett zwischen ihrer Mutter und dem neuen Vater. Die Mutter „mummte" sich zum Schlafen ein, und Sibylle in ihrem großen Bedürfnis nach körperlicher Nähe kroch zum Stiefvater unter die Bettdecke, was quasi von Anfang an zur sexuellen Annäherung des Täters an sie führte. Dieses Arrangement könnte auf eine evtl. unausgesprochene Übereinkunft zwischen Mutter und Stiefvater zur Benutzung des Kindes als Basis der neuen Ehe hinweisen und damit auf die pädokrimen Absichten des Täters bei der Eheschließung, denn es ist schwer vorstellbar, daß die Mutter in ihrer „Vermummung" nicht bemerkte, was der neue Partner tat. Allerdings wurde im vorangegangenen Kapitel auch die systematische Vernebelung der Wahrnehmung der Mutter durch den Täter diskutiert, die sie möglichweise das gewalttätige Verhalten ihres Partners nicht wahrhaben ließ.

Aber auch ohne Eheschließung gelingt es neuen Partnern der Mutter, Macht über sie und die Kinder auszuüben und letztere sexuell zu mißbrauchen. Das Kind fühlt sich für das Glück der Mutter, für deren Beziehung zum Partner verantwortlich und ist von daher blockiert, einerseits sich gegen sexuelle Handlungen des Mannes selbst effektiv zu wehren und andererseits die Mutter einzuweihen und dadurch eventuell deren Beziehung zu zerstören oder zumindest von ihr dessen beschuldigt zu werden. Sich selbst für die Übergriffe des Täters schuldig zu fühlen, ist ja ohnehin einer der „Pfeiler" für den Täter, die Duldung des sexuellen Mißbrauchs durch die Opfer zu erreichen. Auf welche Weise diese Tätergruppe vorgeht, kann an den Beispielen von Verena, Maria und Annemarie gezeigt werden.

Das Ziel der geschiedenen Mutter von Verena war es z.B., so heißt es in den Unterlagen, für sich und ihre Tochter einen neuen Partner zu finden, um ein *„glückliches Familienleben"* führen zu können. Die Verhaltensstörungen des Kindes ab dem zweiten Lebensjahr verweisen darauf, daß hier bereits frühe Schädigungen vorlagen und die Freunde der Mutter bei der Tochter nicht nur auf mangelnde Gegenwehr, sondern sogar auf freiwilliges Mitmachen trafen, weil sie das, was die Täter von ihr verlangten, die Mutter auch tun sah. Insofern erschien es ihr „normal", abgesehen von den zu vermutenden frühen Schädigungen, die im Verfahren nicht in Betracht gezogen wurden.

Maria hatte Angst, sich gegen den Mißbrauch durch den Freund der Mutter zu wehren, weil sie mitbekam, daß er die Mutter schlug. *„Immer wenn er meine Mutter zusammengeschlagen hatte, kam er in der Nacht zu mir."* Auch gegenüber dem Bruder und der Schwester war der Täter gewalttätig und stellte dadurch ein allgemeines Angstklima her, daß das achtjährige Kind dermaßen einschüchterte, daß es befürchtete, der Täter würde ihre Mutter umbringen, wenn sie ihr vom Mißbrauch berichten würde. Der Polizei war die Gewaltsituation in dieser Familie übrigens bekannt, sie wurde jedoch als interne „Familienstreitigkeit" eingeordnet und daher kein Schutz für Frau und Kinder bereitgestellt. Diese Reaktion der Polizei mitzuerleben, kann dem Kind vermitteln, daß es auf Hilfe nicht hoffen kann.

Annemarie kam mit ihrer Mutter aus Dresden und kannte ihren leiblichen Vater gar nicht. Der neue Freund der Mutter gab sich fürsorglich und kinderlieb, so daß die Mutter ihn in die Wohnung aufnahm und ihr Kind bei dem Freund in guten Händen glaubte, wenn sie häufig unterwegs war. Mit fünf Jahren, als der Mißbrauch begann, konnte sich Annemarie kaum gegen seine versteckten Annäherungen wehren und war leicht durch eine Drohgebärde davon abzuhalten, der Mutter etwas zu sagen. Angst vor Schlägen sorgte auch hier für Duldung. Erst als Annemarie mitbekam, daß zwischen der Mutter und ihrem Freund Streit aufkam, und der Mann daraufhin wegging, vertraute sie sich der Mutter an, worauf diese sie in Therapie schickte, den Täter allerdings unbehelligt ließ.

Kinder, deren Mütter sich auf der Suche nach neuen Partnern befinden, sind, so scheint es, in hohem Maß gefährdet, Opfer pädokrimer Männer zu werden. Die Aufmerksamkeit der Frauen für diese Gefahr zu schärfen, scheint daher angesichts der Tatsache, daß Strafanzeigen in familienähnlichen Beziehungen relativ selten sind und die Täter sich bei drohender Aufklärung leicht zurückziehen und neue Opfer suchen können, dringend notwendig zu sein.

4. Strategien der sexuellen Annäherung der Täter an die Opfer

Auch in bezug auf die Strategien der Täter, sich dem Kind sexuell zu nähern, bestätigen die Fälle aus den Akten im wesentlichen die Darstellungen aus den Interviews, obwohl sich die einzelnen Schritte aus den Gerichtsunterlagen nicht so detailliert herausarbeiten lassen: Einbindung und Anknüpfung an übliche, gewohnte Verhaltens- und Umgangsweisen sowie an kindgerechte Bedürfnisse, Ausnutzen von Unsicherheit und Unaufgeklärtheit *(„ich zeig dir was")* des Kindes, Darstellung der Handlung als der Norm entsprechend, Kalkulieren mit der Bereitschaft des Kindes zu Gehorsam und Angstentwicklung sowie das fast immer ausgesprochene Geheimhaltungsgebot.

Einbindung des Mißbrauchs in spielerische Handlungen
Birgit näherte sich der Täter bereits, als sie klein war, mit sexualisierten Berührungen, um sie auf massivere Übergriffe vorzubereiten. Die Berührungen sollten wie zufällig erscheinen und waren in spielerische Handlungen eingebunden. Ab ihrem neunten Lebensjahr begann der Täter mit dem Einfordern sexueller Handlungen des Mädchens an ihm. Im Glaubwürdigkeitsgutachten wird die Systematik dieser Annäherung der Täter an die Kinder aufgezeigt. *„Die Annäherung der Täter an Kinder erfolgt auf typische Weise: halb spielerische, halb als Zärtlichkeit zu verstehende Handlungen, wie anfassen, kitzeln, ausziehen; ‚Aufklärung' und ‚Pornos' können dazukommen, mangelnde Diskretion bei Benützen des Badezimmers ebenso... Er stellt ein Gefühl der Normalität und Akzeptabilität für sein Tun (her), obwohl es sich bereits um Grenzüberschreitungen handelt und nur die Wege geebnet werden sollen, um eventuell noch viel weiter gehen zu können."*

„Ich wußte jedoch nicht recht, was das bedeuten sollte."
Mit viereinhalb Jahren bereits bereitete der Täter Ute auf sexuelle Übergriffe vor, wie er ihr selber erzählte. Mit systematischem sexuellen Mißbrauch des Kindes begann er nach der Erinnerung von Ute, als die Mutter sich von ihm getrennt hatte und wenn Ute zu Wochenendurlauben aus dem Internat zu ihm kam. Den Beginn der sexuellen Annäherungen erinnert Ute, als sie ca. zehn Jahre alt war, und sie beschreibt, wie er ihre Unkenntnis und Unaufgeklärtheit ausnutzte. Als *„ich bei meinem Vater zu Besuch (war), fragte (er) mich, ob ich müde sei und bot mir an, mich in sein Bett zu legen... Mein Vater legte sich neben mich und fing an, mich überall zu streicheln. Mir kam das zwar komisch vor, ich wußte jedoch nicht recht, was das bedeuten sollte. Erzählt habe ich davon niemandem."* Auch für ihre Schwester Stefanie gilt, daß sie anfangs nicht wußte, *„ob das was Schlimmes ist, was der Papa mit mir macht. Ich wußte nicht, daß das nicht richtig ist, aber ich wollte das nicht."* Sie berichtet in den Vernehmungen, daß der Vater ihr am Anfang der sexuellen Übergriffe erklärt habe, was die Klitoris sei. Er habe dann im ersten halben Jahr des Mißbrauches ausschließlich ihre Scheide berührt und danach seine Handlungen eska-

liert. Das Schweigegebot hielt auch Stefanie ein. *„Der Papa sagte einmal zu mir, daß ich es niemandem sagen darf, und wenn jemand was sagt, dann ist er es."*

„Er hat gemeint, wenn ich mal verheiratet bin, dann muß ich das auch können..."

Der Täter, der Nelli mißbrauchte, fällt aus dem Rahmen der bisherigen Berichte, weil er nicht mit langsamen Annäherungen den Mißbrauch begann, sondern das Kind mit sechs Jahren in einer für ihn günstigen Situation unmittelbar zwang, ihn am Penis anzufassen und zu befriedigen. Ihre Abwehr beantwortete er sofort mit Schlägen und gab ihr auf diese Weise keine Chance, sich gegen ihn zu wehren. Er versuchte es anfangs noch mit einer „Erklärung", um sich zu rechtfertigen und seine Handlungen als „normal" erscheinen zu lassen. Zugleich offenbarte er mit dieser Erklärung seine Vorstellungen über Männer- und Frauenrollen. *„Ja, er hat gemeint... daß ich das wissen muß, und wenn ich mal verheiratet bin und so, dann muß ich das auch können, und ich war ganz verwirrt und durcheinander, weil ich war doch erst im Kindergarten oder Schule in der 1. Klasse... und da habe ich mich gefragt, warum muß ich das jetzt schon wissen und überhaupt, das ekelt mich doch an, und das will ich doch gar nicht wissen, das hat mich überhaupt nicht interessiert in dem Alter."*

„Komm schon, mach halt, das ist doch nicht so schlimm."

Mit der Zurichtung als Ersatzfrau leitete der Vater von Diana den Mißbrauch an ihr ein, als sie dreizehn Jahre alt war. Er kaufte ihr Schuhe mit hohen Absätzen, gab ihr Geld, damit sie sich heimlich – die Mutter sollte es nicht wissen – Löcher für Ohrringe stechen lassen konnte, kaufte ihr Kontaktlinsen und forderte sie auf, sich zu schminken. Im nächsten Schritt kam er abends in ihr Zimmer, gab sich als „Aufklärer" und fragte, ob sie in der Schule schon über Sex geredet hätten und ob sie schon mit einem Jungen geschlafen hätte. Als sie verneinte, tat er erstaunt und leitete über in die Aufforderung, seinen Penis anzufassen. *„Hier, faß mal an."* Dann behauptete er, ihre Mutter und er hätten beschlossen, daß sie nun *„Kontakt zum Männlichen"* haben solle, um seiner sexuellen Annäherung den Anstrich einer offiziellen, legitimen Handlung zu geben. Die Frage, ob sie *„das"* mit ihm tun wolle, war der nächste Schritt, bei ihrer Abwehr ging er zur Überredung über. *„Komm schon, mach halt, das ist doch nicht so schlimm."* Er schaffte es, daß sie die sexuelle Handlung schließlich zuließ, indem er *„immer wieder auf mich eingeredet (hat). Ich wäre jetzt doch eine richtige Frau, und ich solle mich doch nicht so anstellen."* Auch hier versuchte der Täter, sein Handeln als etwas „Normales" hinzustellen und ihre Abwehr als Abweichung von der Norm (sie „stellt sich an"). Er forderte sie auf, ihre Beine auseinanderzunehmen, und vergewaltigte sie in dieser Situation der Verwirrung, der scheinbaren Zustimmung, die er hergestellt hatte und die Diana so beschreibt: *„Ich hab immer erst nee, ich mag nicht, gesagt und schließlich doch ja."*

Er tat es übrigens ohne Kondom wie die meisten der Täter sowohl aus den Interviews als auch aus den Akten. Es scheint, daß die Täter auch hierbei die Uninformiertheit und die schwache Position der Kinder ausnutzen. Auch hierin zeigt sich die Feindseligkeit und Brutalität des Täters gegen das Kind, ohne „Rücksicht auf Verluste" vorzugehen. Es stellt sich bei dem Täter, der Diana mißbrauchte, wie bei einigen anderen auch der Verdacht ein, daß er bereits früher Übergriffe gegen das Kind verübt hatte und dadurch ihr körperlicher und psychischer Widerstand geschwächt war, zumal nicht von Schmerzen berichtet wurde, als der Vater sie das erstemal vergewaltigte.

„Jetzt könne sie sehen, wie ein richtiger Mann ausschaue."

„Stell dich nicht so an", mußte sich auch Marianne vom Stiefvater anhören, als sie mit fünfzehn Jahren seinen Penis nicht anfassen wollte. Er bereitete den Mißbrauch dadurch vor, daß er ihr zum einen Geschenke machte; zum anderen ließ er Pornohefte, Zeitschriften mit Reizwäsche, Hefte mit Nacktfotos zur Kontaktanbahnung herumliegen, damit sich die Kinder das anschauen konnten und ihnen der Eindruck von „Normalität" in seinem mißbräuchlichen Umgang mit Sexualität suggeriert wurde. *„Er meinte, wir bräuchten Aufklärung, wir kämen ja aus dem Urwald."* Hier ist wieder die von vielen Tätern benutzte Strategie des „Aufklärers" gegenüber dem Kind, mit dem offensichtlich noch nicht über Sexualität oder die Gefahr der Verführung durch Erwachsene gesprochen worden ist. Da die Kinder in der Familie von Marianne auch körperliche Zärtlichkeit nicht gekannt hatten, wußte Marianne nicht, *„was los war, als er angefangen hat, ihnen die Schlafhosen auszuziehen und sie nackt dagestanden seien"*. Den Mißbrauch setzte er unter Ausnutzung ihres Unwissens und ihrer defizitären Situation und unter Einsatz seiner Macht und körperlichen Überlegenheit durch. Marianne berichtet – laut Protokoll –, wie es weiterging. *„Am nächsten Tag habe er seinen Bademantel vor ihr aufgeschlagen und sei nackt dagestanden, jetzt könne sie sehen, wie ein richtiger Mann ausschaue. Sie habe weglaufen wollen, aber er sei vor ihr vor der Couch im Wohnzimmer gestanden und habe gesagt, sie solle mal anfassen. Weil sie nicht gewollt habe, habe er gesagt, sie solle sich nicht so anstellen. Er habe einfach ihre Hand genommen, und sie*

habe ihn anfassen müssen... Als sie einmal vom Einkaufen zurückgekommen seien, habe er gesagt, er könnte sich nicht vorstellen, daß sie überhaupt küssen könne. Sie habe einfach gesagt, ‚natürlich kann ich das‘. Dann habe er sie geküßt, und sie sei dagestanden – er habe gesagt: ‚Da siehst du, du kannst es nicht, du machst das nicht richtig.‘ Im Lift habe er sie an die Wand gedrückt und es dann ‚richtig‘ gemacht, er habe ihr einen Zungenkuß gegeben.“

„Zunächst habe ich nichts getan aus Neugier.“
Sibylles Bedürfnis nach Kuscheln und körperlicher Nähe nutzte der Stiefvater aus, um sie mit zwölf Jahren überall anzufassen und sich mit seinem Penis an sie zu drücken, als sie zu ihm unter die Decke kroch. *„Zunächst habe ich nichts getan aus Neugier. Ich war damals überhaupt noch nicht aufgeklärt und wußte nicht, was der X da überhaupt macht.“* Doch dann wehrte sie ihn ab, und er setzte seine Handlungen zunächst nicht fort. Nach ein paar Tagen aber versuchte er es wieder, sie fragte ihn, was das Ganze solle, da *„sei er rausgerückt“*, er habe sie *„aufgeklärt“* und ihr offenbar gesagt, daß er mit ihr schlafen wolle, und sie ließ es dann geschehen.

„Total lieb.“
Der Freund der Mutter, der Maria ab dem achten Lebensjahr mißbrauchte, gab sich anfangs *„total lieb“* gegenüber Maria und ihren beiden Geschwistern. Die Übergriffe begann er beim Fernsehen, setzte sich neben sie, legte die Hand auf ihren Oberschenkel, streichelte scheinbar unverfänglich ihren Bauch, ihre Schultern und ihr Gesicht. Dabei hatte sich Maria zunächst nichts gedacht. Als er massiver wurde, reagierte sie mit Abscheu. Er zog ihr Nachthemd hoch und ging mit der Hand an ihre Scheide. Sie sprang auf, lief auf die Toilette und übergab sich. Sie blieb lange Zeit dort eingesperrt und flüchtete sich anschließend zu ihrem Bruder ins Bett, um sich sicher zu fühlen. Der Täter setzte die Attacken jedoch fort, indem er ihr z.B. beim gegenseitigen Massieren, das in der Familie üblich war, an die Brust griff, sobald die Mutter wegschaute. Im nächsten Schritt legte er sich zu ihr ins Bett und masturbierte an ihrem Körper. Nachdem er genügend ausgetestet hatte, daß sie sich gegen seine Übergriffe nicht wehren konnte, vergewaltigte er sie.

„Ob er das auch mit ihr machen dürfe...“
Für die beiden Freunde ihrer Mutter war es leicht, Verena zum Opfer zu machen, weil sie offensichtlich schon durch frühere Übergriffe sexualisiert bzw. zur Duldung sexueller Gewalt gebracht worden war.

So ließ sie die ersten Übergriffe des X einfach geschehen und tat, was er von ihr verlangte. Der Nachfolger wußte vom sexuellen Mißbrauch durch seinen Vorgänger und knüpfte da an. Er fragte sie unvermittelt, *„ob es schön für sie gewesen sei, was der X mit ihr gemacht habe, und ob er das auch mit ihr machen dürfe. Sie habe ja gesagt."*

„Machen wir es uns gemütlich."
Typisch für die sexuelle Annäherung an kleine Kinder, nutzte der Freund der Mutter von Annemarie ihre Liebe fürs Vorlesen. Die Mutter wiegte er in Sicherheit, sie könne in Ruhe weggehen, er würde schon auf das Kind aufpassen, dann lud er die fünfjährige Annemarie in sein Zimmer ein, *„machen wir es uns gemütlich"*, und forderte sie auf, sich auszuziehen. Fürs Vorlesen hätte Annemarie alles getan. Dabei kraulte er ihr den Rücken, was sie von ihrer Mutter auch gewohnt war, und knüpfte damit an eine ihr vertraute Handlung an. Dann war er *„so ein bißchen unter mich gerückt"*, zitterte und stöhnte, las dabei aber weiter. Sie merkte, daß etwas nicht stimmte, wagte jedoch nicht, sich der Mutter mitzuteilen, weil der Täter sie zum Schweigen aufforderte.

Die Unsicherheit und Unaufgeklärtheit der Kinder, ihre Angst vor Drohungen und Gewalt, frühe Sexualisierungen, Sehnsucht nach Zuwendung und Geborgenheit sowie fehlender Schutz durch die Mütter machen es den Tätern leicht, Kinder zu Opfern sexualisierter Gewalt werden zu lassen, und liefern sie ihnen, wie zu sehen war, nicht selten jahrelang aus. Der Wunsch der Mutter nach einer Partnerbeziehung scheint sie oft für alle Signale des Mißbrauchs blind bzw. wissentlich oder unwissentlich zu Kollaborateurinnen für die Erfüllung der pädokrimen Wünsche des Partners zu machen, um ihn zu halten. Daher kommt es immer wieder erst dann zur Aufdeckung des Mißbrauchs, wenn die Mütter sich von diesen Partnern trennen und das Kind hofft, die Mutter werde ihm nun glauben und es müsse nicht selbst die Verantwortung für das Auseinandergehen der Beziehung tragen.

5. Strategien der Absicherung des Zugangs zum Opfer und der Fortsetzung des sexuellen Mißbrauchs

Die Akten wie auch die Interviews und Fallgeschichten in autobiographischen Berichten zeigen, daß es keine Strategie gibt, die Täter sich nicht ausdenken, um an ihr Opfer zu gelangen. Es gibt eine Reihe von Wiederholungen, aber eine einheitliche Struktur ist nur im Willen des Täters zu erkennen, auf jede erdenkliche Weise das Kind zu täuschen, einzuschüchtern, unter Druck zu setzen, zu bedrohen, zu locken oder zu überreden. Dabei wendet ein Täter jeweils eine Vielzahl von Strategien an, von der Überredung bis zur rohen Gewalt, die ihm gerade geeignet erscheinen, sein Ziel zu erreichen. So finden wir, wie z.T. bereits erkennbar war, z.B. folgende Strategien: der Unschuldige, der Reuige, der Wohltäter, der Bemitleidenswerte, der Aufklärer, der Schleimige, der liebende Vater, der, dem Sex zusteht, der Moralapostel, der Überredungskünstler, der Autoritäre, der Gewalttätige usw.

An den folgenden Beispielen wird die Breite dieses Spektrums sichtbar.

„Weil er halt ein Mann ist und das Recht dazu hat“: Berufung auf „Normalität“

Der Täter, der Birgit mißbrauchte, begründete seine Handlungen ihr gegenüber mit der Behauptung, daß mit ihrer Mutter nichts mehr gehe, seit sie eine Operation gehabt habe. Wie in anderen Fällen schon gezeigt, wandte auch dieser Täter die Strategie an, auf dem Hintergrund gelegentlicher Zuwendung Verständnis und Mitleid beim Opfer zu erzeugen und dem Mädchen die Verantwortung für sein Wohlergehen zu übertragen. Die andere Argumentationslinie bezieht sich auf die Zugehörigkeit zum männlichen Geschlecht, die ihm das Recht zur sexuellen Benutzung anderer gäbe. *„Er hat einfach gemeint, er ist ein Mann und das muß halt sein. Er hat gesagt, er geht auch in Puffs, denn die Mutter hat eine Operation gehabt und will keinen Sex mehr. Früher war das alles mit mir mehr oder weniger selbstverständlich, weil er halt ein Mann ist und das Recht dazu hat.“* Auch dieser Täter verließ sich nicht auf die Überzeugungskraft seiner (Schein-) Argumente, sondern erlegte Birgit ein Schweigegebot auf, vor allem gegenüber der Mutter, *„weil es sonst einen Aufstand gibt mit meiner Mutter“*. Er arbeitete auch mit körperlicher Gewalt, wandte diese, wie der Täter bei Sabine, jedoch nicht im direkten Zusammenhang mit dem sexuellen Mißbrauch an, sondern schlug Birgit für andere Dinge, mit denen sie sich seiner Kontrolle entziehen wollte, z.B. wenn sie bei einer Freundin übernachtete oder manchmal *„nichts mit ihm gemacht hatte“*. Dem Mädchen vermittelte sich der Zusammenhang als Demonstration seines Gewaltpotentials, das sie einschüchtern und verfügbar machen sollte. *„Manchmal ist er auch sauer geworden – dann hatte ich Streß, und er hatte Gründe gefunden vor meiner Mutter, um mich zu schimpfen und zu schlagen, weil ich angeblich Scheiße gebaut hätte – er schob halt einfach irgendwas anderes vor.“* Diese Strategie zeigte Wirkung, denn obwohl Birgit berichtet, sie habe sich vor ihm geekelt, hatte sie sich *„zusammengerissen, um nicht zu heulen, weil er dann vielleicht sauer geworden wäre, und das hätte dann wieder Streß gegeben"*.

Die Erzeugung von Schuld- und Schamgefühlen – neben Angst – ist ein typischer Bestandteil der Strategie des Täters, sich das Opfer gefügig zu machen. Birgit sagt, sie habe durchaus gewußt, daß alles nicht richtig gewesen ist, aber sie habe sich *„zu kraß geschämt"*. Und sie hatte sich immer wieder auch gewehrt. Sie hatte den Täter zurückgestoßen, wenn er mit dem Mund an ihre Scheide gehen wollte. Auch die Penetration hatte sie auf keinen Fall erdulden wollen, auch wenn er *„sie belaberte, was sie dann alles von ihm kriegen würde"*.

Der Freund von Ute berichtete im Strafverfahren gegen ihren Vater, daß er den Spruch, *„das macht jeder Vater"*, gebracht hätte, als sie ihn fragte, ob das normal sei, was er mit ihr mache. Offenbar war es dem Täter mit solchen Antworten gelungen, den Mißbrauch als Normalität zu suggerieren und die immer wieder geäußerten Zweifel des Mädchens zu entkräften. *„Ich hatte den Eindruck, daß der (Ute) überhaupt nicht bewußt war, was der Vater mit ihr gemacht hat und eine gewisse Normalität entstand."*

„Und deswegen sei ich auch sein Lieblingskind": Suggestion von Geborgenheit

Wiederholt berichtet Ute, daß sie sich bei den Handlungen, die der Vater von ihr verlangte, geekelt habe, aber sie beschreibt, mit welchen Mitteln er sie zur Duldung und zum Schweigen brachte. So heißt es in der Sprache des Gerichtsprotokolls: *„Mein Papa sagte immer, daß das unser Geheimnis sei, und ich war deswegen auch sein Lieblingskind. Das machte mich stolz, und er sagte auch, daß ich es niemandem erzählen soll. Er verhielt sich mir gegenüber immer freundlich und nett. Er sagte auch, daß ich wenigstens bei ihm ein Zuhause haben soll, wo ich doch ansonsten nur im Internat sei."* An dieser Aussage ist zu erkennen, wie der Täter arbeitete: Das Geheimhaltungsgebot verknüpfte er mit besonderer Zuwendung („Lieblingskind", „Zuhause"), was ihr Bedürfnis nach Geborgenheit ansprach, die Wahrnehmung von Unrecht und ihren Ekel überlagerte und die Duldung des Mißbrauchs und der Eskalation erreichte. Mit ihrer Aussage, *„Mein Vater hat sehr großen Einfluß auf mich, und ich wollte auch nicht, daß er mir böse ist"*, drückt Ute aus, wie der Täter es geschafft hat, sie abhängig von seiner vermeintlichen Zuwendung zu machen und Angst vor deren Entzug zu schüren. Wie an allen Fällen bisher zu sehen, lassen Kinder für ein bißchen Zuwendung (fast) alles über sich ergehen, wenn sie sich vernachlässigt und ungeliebt fühlen.

Daß es auch Sabine, wie allen anderen mißbrauchten Kindern, ausschließlich um den Wunsch nach Zuwendung ging, den der Täter für seine Interessen benutzte, macht das folgende Protokollzitat unübersehbar: *„Ich bin trotz allem weiter zu meinem Vater gekommen, weil ich ja stolz darauf war, sein Lieblingskind zu sein. Außerdem hoffte ich immer, daß er mal mit mir spielen würde, so wie das normalerweise Väter machen."* Sie sprach ihren Vater sogar einmal darauf an, daß es ihrer Meinung nach *„nicht so ganz richtig sei"*, was er mit ihr mache. Er aber ließ sie mit ihrer Frage auflaufen und setzte ohne jegliche Empathie für sie sein eigenes Erleben absolut. *„Er meinte daraufhin, daß er schon wissen würde, daß es nicht richtig sei, aber es sei doch so schön."* Die Aussage zeigt, daß der Täter ein Unrechtsbewußtsein hatte, das er jedoch seinem Lusterleben unterordnete.

„Er will immer recht haben": Demonstration von Autorität und Bestimmungsmacht
Aus den Aussagen von Ute und Stefanie geht hervor, daß Grundbestandteil der Strategie ihres Vaters, wie oft auch bei anderen Tätern, seine autoritäre Haltung, sein Anspruch auf Bestimmungsmacht, die er vor allem durch Druck durchsetzen wollte, war. *„Meinen Papa würde ich als eine sehr bestimmende Person beschreiben. Er will immer recht haben und versucht auch ständig, seinen Willen durchzusetzen. Dies ist ihm auch in unserer Familie immer gelungen... er mischt sich immer in alles ein, und nur um Ruhe vor ihm zu haben, bekam er bei uns seinen Willen."*

„Die Kleine muß jetzt aber ins Bett": Außendarstellung als Ordnungsfanatiker und Moralapostel
Sich selbst beschreibt der Mißbraucher Utes und Stefanies als Ordnungsfan, einen, der *„auf Zucht und Ordnung schaue"*; dementsprechend versucht er sich auch nach außen darzustellen. Er versuchte so, den Kindern zu vermitteln, er wisse, was recht sei, und die Entwicklung eines eigenen Rechtsbewußtseins bei ihnen zu verhindern. So berichtet Utes Freund von seinen Beobachtungen des Verhaltens des Vaters bei den Besuchen der Kinder in der mütterlichen Wohnung. *„Bei den Besuchen des Vaters in der Wohnung seiner Kinder ‚achtete' er genau auf die Uhrzeit, z.B. 22 Uhr, und forderte seine Kinder auf, sie sollen ins Bett gehen. Er wirkte auf mich wie ein Moralapostel und sprach z.B. bezüglich des Bettgehens von (Ute), ‚die Kleine muß jetzt aber ins Bett'. Ich machte mir natürlich darüber Gedanken, denn (Ute) erzählte mir, daß der Vater sie bei sich in der Wohnung bis in die frühen Morgenstunden mißbrauchte..."*

„Ich willigte schließlich ein“: Allmähliches Auflösen von Widerständen zur Eskalation des Mißbrauchs

Der Mißbraucher an Ute und Stefanie arbeitete mit einer typischen Steigerung der sexuellen Mißbrauchshandlungen, nachdem er die Reaktionen der Kinder jeweils feststellen und die Möglichkeiten einer geduldeten Eskalation langsam austesten konnte. Wenn sich Widerstand zeigte, ließ er zunächst von der nächsten Steigerungsstufe ab, um es später wieder zu versuchen. So berichtet Ute, daß sie ihm ihre Schmerzen zeigte, als er seine Finger in ihre Scheide steckte, und er es daraufhin eine Zeitlang nicht wieder tat. Als er im nächsten Versuch ihre Scheide mit dem Mund berühren wollte, zeigte sie wieder, daß sie nicht einverstanden war, und konnte ihn etwa ein halbes Jahr von einer Wiederholung abhalten, indem sie ihn immer von sich wegdrückte. Während dieser Zeit blieb es beim „Streicheln“, obwohl er immer wieder versuchte, den Mißbrauch oral zu vollziehen.

Offenbar handelt es sich hierbei um eine Strategie der allmählichen Auflösung von Widerständen: Das Mädchen sollte durch positive Reaktionen des Täters auf ihre Abwehr Sicherheit und Vertrauen innerhalb der Mißbrauchssituation gewinnen. Zum einen gelang es dem Täter auf diese Weise, den bereits vollzogenen Mißbrauch als Normalität zu setzen, um dadurch dauerhafte Duldung zu erreichen; zum zweiten weitete er die „Normalitäts“-Grenzen durch in zeitlichen Abständen wiederholte Versuche, eskalierende Mißbrauchsformen durchzusetzen, immer weiter aus. Ute erinnert sich z.B. daran, daß es dem Täter, als er wieder einmal versuchte, mit seinem Kopf an ihre Scheide zu gehen, gelang, sie während ihrer Abwehrhandlungen dazu zu bringen, seinen Penis doch in den Mund zu nehmen.

Auf der von ihm geschaffenen Basis der Duldung startete der Täter die nächsten Eskalationsstufen. Er fragte, ob sie zusehen wollte, wenn er mit seiner Freundin schläft. Ute reagierte erst wieder abwehrend, stimmte dann zu, um seine Zuwendung zu behalten. Damit hatte der Täter sie so weit manipuliert, daß sie seinen Aufforderungen nachkam, sexuelle Handlungen in der Dreiersituation zu dulden. Nach mehrfach wiederholtem Druck erreichte er u.a., daß Ute seine Freundin oral berührte. Ute beschreibt mehrfach den Prozeß des ständigen Drucks, der wiederholten Aufforderungen und Überredungsversuche und der schrittweisen Aufweichung ihres Widerstands.

„Er hat mich nicht körperlich dazu gezwungen...“: Subtile Gewalt durch Druck und seelische Erpressung

Utes Schwester Stefanie beschreibt in ihrer Aussage die subtile Gewalt, den Druck und die seelische Erpressung, mit denen der Vater den Mißbrauch durchsetzte. Im Protokoll heißt es: *„Ich machte dies, ohne daß ich meinem Papa sagte, daß ich das nicht will. Ich hatte einfach Angst, es zu sagen... Der Papa hat nie zu mir gesagt, daß ich etwas tun muß, sondern er hat halt gesagt, nimm mal meins auch mal in den Mund, und ich habe es halt gemacht. Ich hätte es gar nicht machen können, daß ich es bei ihm nicht mache, denn er hätte so lange rumgebettelt, daß ich es machen sollte, weil er es ja bei mir auch macht..."*

Betteln, Überreden, immer wieder davon sprechen, was er von dem Kind will, das Kind streicheln, um scheinbar etwas zu geben und dadurch das Gefühl zu erzeugen, dem Täter etwas schuldig zu sein: Das ist die Strategie der subtilen Gewalt, mit der der Täter jahrelang seine Interessen durchsetzte. So formuliert auch Ute im Aussageprotokoll: *„Er hat mich nicht dazu gezwungen... er hat mich darum gebeten... er wollte, er hat immer wieder davon geredet... er sagte immer wieder, ich soll ihn doch lassen, das sei ganz schön. Er hat immer wieder rumgebohrt. Ich dachte dann, ich willige ein, damit er mich in Ruhe läßt... Er hat mich dazu nicht körperlich gezwungen, aber mit seiner ganzen Art. Er meinte, ich sei schon immer seine Beste gewesen und daß er schon immer auf mich gestanden ist. Er erzählte mir auch, daß er mich schon mit vier Jahren an der Scheide gestreichelt hat..."*

Die Gutachterin in diesem Verfahren faßt ihre Erfahrungen zusammen: *„Insgesamt ergibt sich damit das Bild einer scheinbar freundlichen, das Kind nur bittenden, niemals wehtuenden Annäherung, während in Wirklichkeit fast alles durchgespielt wird, was der sexuellen Befriedigung eines Erwachsenen dienlich sein kann, und zugleich ein Schuldkomplex in diesem Kind erzeugt wird, der sich nur mit größter Schwierigkeit wieder auflösen läßt. Eine so komplexe und allen landläufigen Klischeevorstellungen von Mißbrauch zuwiderlaufende Schilderung."*

Daß ein Kind auch ohne direkte Gewaltanwendung oder offene Drohung Ängste entwickelt, was geschehen würde, wenn es sich nicht anpaßt, beschreibt Stefanie: *„Ich habe mich nicht getraut, es abzulehnen, ich wußte nicht, was er dann macht."* Sie versuchte aber, sich innerhalb dieses Rahmens zu schützen, z.B. durch „hinausreden", was der Täter allerdings überging: *„daß ich davon Herpes bekomme, und er sagte Schmarrn, und ich habe es dann getan"*.

„Manchmal hat er mir auch Geld angeboten": Duldung des Mißbrauchs erkaufen

Sibylle beschreibt bei den ersten sexuellen Annäherungen des Täters an sie im Alter von zwölf Jahren, daß sie anfänglich neugierig war, den Täter gewähren ließ oder partiell „mitmachte". Solch ein Mißbrauchsbeginn ermöglicht später oft keinen Rückzug mehr, wie die Gutachterin für diesen Fall zusammenfaßt: *„Neugier tut schließlich bei einem erheblichen Mangel an Aufklärung ein Übriges, um keine große Abwehr entstehen zu lassen. Sobald jedoch ein erstes Mitmachen – und sei es auch nur ein Gewährenlassen – erreicht ist, gibt es kaum noch ein Zurück für ein Kind."*

Sibylle war hin- und hergerissen zwischen Momenten des Wohlgefühls und Impulsen der Abwehr, bis sie den Mißbrauch schließlich resignativ duldete – eine Entwicklung, in deren Verlauf sie seine Angebote an Geld oder Geschenken annahm, um – wie im Gutachten formuliert wurde – *„aus der ausweglosen Situation noch das Erträglichste zu machen..."*:

„Ich habe... auch manchmal mitgemacht und habe mich auch bewegt. Es hat mir manchmal auch gefallen. Manchmal war es auch nur für ein paar Sekunden, daß es schön für mich war, und dann hat sich irgend etwas innerlich in mir gesträubt, und dann wollte ich es nicht mehr, und dann habe ich es nur über mich ergehen lassen. Manchmal hat er mir auch Geld angeboten dafür, und ich habe es deswegen mit ihm gemacht."

Bei Nelli wandte der Täter, wie schon erwähnt, keine großen Strategien an, um sie mißbrauchen zu können, da sie ihm durch den Tod ihrer Mutter ohnehin ausgeliefert war. Er setzte Schläge und seine körperliche Überlegenheit ein, wenn sie seine Forderungen nicht erfüllen wollte. Als sie zwölf Jahre alt war, versuchte er auch mit Versprehungen über materielle Zuwendungen *(„er bot mir 100 Mark an")* ihre Duldung des Mißbrauchs zu erreichen. Nelli allerdings ließ sich davon nicht beeindrucken, der Täter löste am Ende seine Versprechungen auch nicht ein, wie folgender Ausschnitt aus dem Glaubwürdigkeitsgutachten zeigt: *„Einmal im Monat sind wir nach... gefahren, und einen Abend zuvor ist er halt gekommen und hat gesagt: Und morgen fahren wir nach... und so, und da mußt du heute noch ganz brav zu mir sein, und dann kriegst du morgen alles, was du willst... Und ich hab gesagt, das interessiert mich überhaupt nicht, und das ist mir ganz wurscht, ob wir morgen nach... fahren oder ob ich morgen alles bekommen würde, laß mich endlich in Ruhe. Aber er hat's nicht getan... er hat (die Sachen) natürlich nicht gekauft."*

In der Außendarstellung gelang es diesem Täter – wie den meisten anderen auch –, andere über seine Gewalttätigkeit hinwegzutäuschen: Eine Nachbarin z.B. sagte im Verfahren als Zeugin aus, sie habe immer den Eindruck gehabt, der Angeklagte sei ein guter Familienvater gewesen.

„Er sagte, daß ich mir das nur einbilde": Wahrnehmung ausreden

Der Vater, der Ingeborg ab ihrem sechsten Lebensjahr mißbrauchte, wandte eine Bündelung unterschiedlicher Strategien an, um ihre Verfügbarkeit für den Mißbrauch aufrechtzuerhalten:

- Angst vor Schlägen schüren,
- Geld versprechen,
- Geheimhaltungsgebot aussprechen,
- überreden,
- Fürsorge vortäuschen,
- die Duldung des Mißbrauchs als „Wiedergutmachung" ausgeben,
- ihr die eigene Wahrnehmung ausreden.

„Sie habe ihm schon mal gesagt, daß es ihr unangenehm sei und auch wehtue, aber dann habe der Vater gesagt, das bilde sie sich nur ein. Er habe auch gewollt, daß sie richtig mitmachen sollte, und habe es ihr gezeigt, da sei er auch lieb gewesen und habe gesagt, ‚jetzt mach halt einmal' und so. Geschenke habe sie nicht bekommen, und es sei ihr auch nichts außer Geld versprochen worden. Er habe ihr gesagt, sie bekomme zwei Mark dafür, sie habe sie aber nur manchmal wirklich bekommen." „Meistens (mußte ich es tun), wenn ich irgendwas angestellt habe und es wiedergutmachen mußte..."

Wiederholt stellte dieser Täter die Scheinfrage, ob der Mißbrauch ihr gefalle, um Fürsorge vorzutäuschen, den ausgeübten Zwang zu leugnen und ihre freiwillige Mitwirkung zu suggerieren. *„Mein Vater hat mich schon gefragt, ob es mir gefällt. Ich sage dann, daß es unangenehm ist für mich, und er meint, daß ich mir das nur einbilde. Er sagt, daß ich ihm zeigen soll, wenn ich es nicht mag, und daß er mich nicht dazu zwingt, er tut's jedoch immer wieder, auch wenn ich ihm sage, daß ich es nicht mag. Im letzten Jahr und auch in diesem Jahr mußte ich sein Glied einmal in den Mund nehmen. Er sagte mir, daß ich ihn doch mal in den Mund nehmen soll, und als ich sagte, daß er zu groß ist, sagte er, das stimmt doch nicht, und schob ihn mir in den Mund."*

„Sie durfte nie alleine weg": Isolation des Opfers

Die oft berichteten Strategien der Einschränkungen, der Kontrolle und der Isolation des Opfers wandte der Täter an, der Sibylle mißbrauchte. So berichtet im Verfahren eine Schulfreundin von Sibylle laut Protokoll: *„Abends durfte sie nicht weggehen, damit sie keinen Freund kennenlernt. (Sibylle) ist dann aber doch öfter weggegangen, wenn er nicht da war... Sie durfte eigentlich nie alleine weg, wenn ihr Vater zu Hause war. Ich wollte einmal mit ihr mit dem Fahrrad wegfahren, sie verneinte dies und sagte, daß ihr Stiefvater zu Hause war.*

(Sibylle) wurde öfter von ihrem Stiefvater geschlagen. Sie hat sich dann in ihrem Zimmer eingesperrt...“

Als Sibylle doch einen Freund kennenlernt, versucht der Täter, diese Beziehung zu zerstören. So berichtet Sibylles Freund, er sei vom Täter ständig abgewertet worden, er sei zu alt, nicht der Richtige, er würde ihn als Schwiegersohn nicht akzeptieren usw. Schließlich begann er sogar, ihm zu drohen. *„Ich solle die Finger von (Sibylle) lassen, sonst würde mir mehr Ärger bevorstehen.“* Dabei äußerte er auch: *„Ich schneid ihn dir weg.“* Auch Sibylles Pflegemutter bedachte der Täter mit Drohungen und verlegte sich zugleich auf die Strategie des „Moralapostels“. Er kündigte an, wenn sie Sibylle weiter zu deren Freund gehen ließe, würde er sie *„wegen Verletzung der Aufsichtspflicht“* anzeigen.

„Habe er so auf Mitleid gemacht“: der arme Kerl

Nach außen hin gab sich der Stiefvater von Marianne als *„wirklich sehr nett“*, und alle Leute *„hätten ihn gelobt, daß er die Mädchen aufgenommen habe“*. Er kochte, kaufte Marianne Kleider und begann den sexuellen Mißbrauch unter Einsatz der Strategie „ich armer Kerl“. Mit der Behauptung, die Mutter schlafe nicht mehr mit ihm, erreichte er, daß Marianne die Schuldzuweisung an die Mutter annahm und Mitleid mit ihm empfand, *„alles über sich ergehen“* ließ und tat, was er von ihr verlangte. Diese Strategie setzte er später erneut gezielt ein, als sie nicht mehr bereit war, „mitzumachen“. Da *„habe er so auf Mitleid gemacht, er habe ein so schlechtes Leben gehabt“*. Auch zum „Reuigen“ konnte der Täter sich wandeln, z.B. wenn er Marianne geschlagen und angespuckt hatte, weil sie nicht tat, was er gerade von ihr verlangte, und danach *„sei er aber wieder angekrochen gekommen, das tue ihm so leid, aber sie könne das nicht tun...“*

„Weil ich ja aus dem Dschungel gekommen wäre...“: der „Aufklärer“

Am Beispiel des Stiefvaters von Marianne soll noch einmal die bei den Tätern so beliebte Strategie des „Aufklärers“ deutlich gemacht werden. Er wollte sich, wie bereits dargestellt, gegenüber der Mutter und den Kindern, die aus Rumänien kamen, mit Pornos und ähnlichem als der Fortschrittliche darstellen, der weiß, wo's lang geht, um die Duldung des Mißbrauchs vorzubereiten und zu begleiten. Die Mutter wertete er ab, sie und die Kinder seien „Hinterwäldler“, als sie ihn darauf ansprach, daß er Marianne im Schwimmbad die Hose heruntergezogen hatte. Das Schloß der Badezimmertür baute er aus, um Grenzen des Zugangs und Maßstäbe für Sicherheit und Privatheit aufzulösen – ein häufiges Anzeichen für die Vorbereitung oder das

Vorliegen sexuellen Kindesmißbrauchs. Marianne kaufte er einen Vibrator und erklärte ihr, eine Frau brauche das. Er konnte sie vor allem deshalb mit seinen Strategien erreichen, weil er ihr Minderwertigkeitsgefühle wegen ihrer Herkunft suggerierte und sie nicht aufgeklärt war. *„Der Stiefvater habe mit ihr geredet, weil sie ja aus dem Dschungel gekommen wäre, und sie habe auf keinen Fall gewollt, daß er böse werde, sie wollte auch gemocht werden."* Er warnte sie, *„wie gefährlich das mit den Jungen sei, die könnten einem Mädchen sehr weh tun..."*

In immer wieder neuen Varianten ließen sich solche Berichte endlos fortsetzen, die eines klarmachen: Die Täter setzen jede Strategie ein, die ihnen geeignet erscheint, um ihr Ziel zu erreichen, den Mißbrauch zu beginnen oder möglichst lange aufrechtzuerhalten. Die Strategien wechseln, wie zu sehen war, und passen sich der jeweiligen Reaktion der Opfer an. Sie finden ihre Weiterführung in neuen Aspekten nach der Aufdeckung und im Strafverfahren, wie an Beispielen dargelegt werden konnte. Jeder Bericht der betroffenen Mädchen zeigt die Fallen, in die sie der Täter verstrickt hatte.

Dennoch bringen die Kinder ihren Widerstand irgendwie zum Ausdruck, zeigen sie, daß sie nicht einverstanden sind, daß die angebliche Freiwilligkeit erzwungen ist. Das Bewußtsein dieses Widerstands und der Unrechtmäßigkeit seines Tuns ist auch das Motiv des Täters, seine Strategien zur Geheimhaltung und Duldung des Mißbrauchs durch die Opfer immer wieder zu erneuern und zu verstärken. Den meisten Tätern im familialen Rahmen scheint es hauptsächlich darum zu gehen, den sexuellen Zugang möglichst lange – und natürlich straffrei – aufrechtzuerhalten. Sie verzichten daher u.U. auf die Durchsetzung härterer Formen sexueller Gewalt, wenn der Widerstand ihnen entschlossen entgegenkommt.

6. Die Rolle der Mutter-Tochter-Beziehung im Mißbrauchsgeschehen

Bezogen auf die Tatsache, daß die Mütter innerfamilial sexuell mißbrauchter Kinder nicht in der Lage waren, ihr Kind vor Mißbrauch durch ihren Partner zu schützen, kann die Mutter-Kind-Beziehung aus den Gerichtsunterlagen nur vermittelt erschlossen werden. Grundsätzlich muß, wie in der Auswertung der Interviews bereits diskutiert wurde, in Betracht gezogen werden, daß die Opfer die vom Täter gegenüber der Mutter angewandten Strategien nicht kennen, die in aller Regel auf ihre Abspaltung vom Kind zielen, um zu verhindern, daß sie es vor ihm schützen kann (vgl. Bullens 1995, Enders 1995, Enders/Stumpf 1991). Die Strategien der Täter gegenüber dem Opfer setzten, wie die Akten erkennen lassen, jeweils am Zustand der Beziehung des Kindes zur Mutter an, den sie entweder vorfanden oder aktiv herstellten: an der Liebe des Kindes zur Mutter, der Angewiesenheit auf sie, Angst vor ihr oder Gefühlen von Ablehnung. Sie setzten diese Gefühle zur Durchsetzung der Duldung des Mißbrauchs und des Geheimhaltungsgebotes etwa mit der Drohung ein, die Mutter werde traurig, böse, würde das Kind weggeben usw., wenn sie vom Mißbrauch erführe. Die Täter erreichten zumeist, daß das Kind selbst dazu beitrug, den Mißbrauch vor der Mutter zu verdecken.

Aus der Perspektive der Tochter kann z.B. eine besondere Wertschätzung ihrer Mutter dazu führen, daß sie sie vor der Information schützen will, welchen Charakter ihr (neuer) Partner hat. Bei Eva und Rebecca aus den Interviews konnte gezeigt werden, daß gerade die positive Beziehung zur Mutter das Kind den Mißbrauch erdulden ließ und es veranlaßte, jegliche Aufdeckung ihr gegenüber zu vermeiden: nicht nur als Folge des Geheimhaltungsgebotes, sondern auch, um die Mutter bzw. deren Verhältnis zum Mißbraucher zu schützen. Dahinter stand allerdings auch die Angst vor dem Verlust der mütterlichen Zuwendung. Auch aus den Akten geht häufig das Bemühen von Töchtern hervor, ihre Mütter oder deren Beziehung zu ihrem (mißbrauchenden) Partner zu beschützen.

Maria z.B. hatte wegen der Gewalttätigkeit des Täters konkrete Angst um ihre Mutter. *„Ich habe es meiner Mutter auch nicht gesagt, weil ich Angst hatte, daß, wenn meine Mutter ihm etwas vorhält, er sie umbringt.“* Verena machte sich um die Partnerbeziehung der Mutter Sorgen. *„Meiner Mutter wollte ich auch nichts davon sagen, weil ich sonst schuld gewesen wäre, wenn die Beziehung zwischen meiner Mutter und dem X auseinandergeht.“* Sibylle schämte sich vor ihrer Mutter, daß sie es nicht geschafft hatte, sich gegen den Mißbrauch durch den Stiefvater zu wehren, und war deshalb daran interessiert, daß die Mutter nichts erfuhr. Auch sie fühlte sich für die Beziehung von Mutter und Stiefvater, in der es oft kriselte, mitverantwortlich und stellte fest, daß der Stiefvater *„immer besser gelaunt“* war, wenn sie ihn an sich herangelassen hatte. Daher sagt sie, sie *„habe es manchmal auch getan, damit der Friede wiederhergestellt würde“.*

Bei Birgit konnte der Täter an einer tiefgehenden Störung in der Mutter-Tochter-Beziehung ansetzen, um den sexualisierten Zugriff zu realisieren. Birgit fühlte sich von der Mutter nicht verstanden, die Mutter war sehr streng mit ihr, delegierte die gesamte Hausarbeit an sie und war selbst wenig zu Hause, weil sie berufstätig war. Zugleich jedoch war sie dem Vater unterlegen, der ihr gegenüber einen Macht- und Dominanzanspruch erhob, den Birgit mit den Worten ausdrückt: *„Die Mutter hat er immer gut herumkommandiert."* Er konnte auch die Strenge der Mutter gegenüber Birgit für seinen eigenen Schutz einsetzen, indem er Birgits Angst vor der Mutter verstärkte und sie zum Schweigen ihr gegenüber verpflichtete, *„weil es sonst einen Aufstand gibt mit meiner Mutter"*. In der Aussage, mit der Mutter gehe eben nichts mehr, weil sie eine Operation gehabt habe, nimmt der Täter die typische Übertragung der Verantwortung für sein Wohlergehen, seine sexuelle Befriedigung, auf das Kind vor.

Die Strategie des Täters, die Störung der Mutter-Tochter-Beziehung zu nutzen, ging insofern voll in seinem Sinn auf, als die Mutter Birgit keinen Glauben schenkte, als diese mit ca. vierzehn Jahren – also nach fünf Jahren des Mißbrauchs – endlich den Mut fand, sie anzusprechen. Erst als Birgit in der Anwesenheit des Täters wie der Mutter den Mißbrauch offenlegte und der Täter daraufhin ihr gegenüber brutal reagierte, glaubte ihr die Mutter und begann, ihr zu helfen.

Bei Ute und ihrer Schwester Stefanie geht die Mutter-Tochter-Beziehung aus den Prozeßunterlagen nur sehr ungenau hervor. Wie oben beschrieben, war die Beziehung der Eltern zueinander schwer gestört, und die Mutter schien sehr mit sich selbst beschäftigt gewesen zu sein, so daß sie ihren Töchtern offensichtlich nicht genügend Zuwendung geben und die eindeutigen Hinweise auf Störungen bei Ute nicht erkennen und ihnen nachgehen konnte. In der Trennungssituation der Eltern, in der die Ehe formal fortbestand, überließ die Mutter dem Vater regelmäßig die Töchter, bzw. Ute und vermittelte ihr, daß sie den Besuch des Kindes beim Vater wünsche. In diesem Fall konnte der Täter fehlendes Vertrauen der Tochter zur Mutter ausnutzen, um die Geheimhaltung des Mißbrauchs gegenüber der Mutter durchzusetzen.

Die Mutter führte die Schwierigkeiten des Mädchens auf die Konflikte in ihrer Beziehung zu ihrem Mann zurück, wie aus Unterlagen des Jugendamts hervorgeht. Allerdings findet sich eine Aussage von Utes Freund, sie habe erzählt, im Alter von viereinhalb Jahren einer Tante von sexuellen Berührungen des Vaters berichtet zu haben. Die Mutter habe davon erfahren und ihren Mann aufgefordert, *„die Finger vom Kind zu lassen"*. Auf Nachfrage im Prozeß kann sich die Mutter hieran jedoch nicht erinnern. Sie war erst in der Lage, sich mit dem Mißbrauch zu konfrontieren, als Ute ihr mit ca. vierzehn Jahren – ermutigt durch ihren Freund und mit dem Motiv, ihre Schwestern zu schützen – vom Mißbrauch durch den Vater berichtete. Erst da entschloß sich die Mutter zur Scheidung und für den Schutz ihrer Kinder, wobei eine Strafanzeige unumgänglich war, um den Zugang des Vaters zu den Kindern auszuschließen. *„Ich versprach den Kindern, daß nichts geschieht, was sie selbst nicht wollen, daß alles mit ihnen besprochen wird. Mir war klar, daß es angezeigt werden muß. Die Kinder wollten es deshalb nicht, weil sie vor dem Vater nicht aussagen wollten. Ich habe ihnen erklärt, daß es nicht verjährt, daß sie es auch später machen könnten. Andererseits überlegte ich, daß nicht zuviel Zeit verstreichen darf zu einer Anzeige, weil er nach wie vor einen Schlüssel zu unserer Wohnung hat und weil ich noch mit ihm verheiratet bin und weil er ja das halbe Sorgerecht für die Kinder hat. Deshalb gab es keinen Weg, sich vom Vater ohne Anzeige zu trennen. Da die Kinder noch nach diesem Geständnis Angst hatten vor ihrem Vater, mußte ich dafür sorgen, daß sie ihn nicht sehen müssen..."*

Ganz deutlich wird hier, daß die Mutter ihre Kinder erst schützen konnte, als sie sich eindeutig gegen den Täter entschieden und zur Trennung von ihm entschlossen hatte. Erst in der Situation greifen offenbar die Täterstrategien nicht mehr, die es Müttern unmöglich erscheinen lassen, sich sexuellen Kindesmißbrauch durch ihren Partner vorzustellen und entsprechende Informationen anzunehmen.

Bei Nelli ist die Mutter-Tochter-Beziehung von Haß und Gewalt gekennzeichnet. Nach der Charakterisierung des Täters, die aus den vorangegangenen Abschnitten deutlich geworden ist, war auch die Beziehung zwischen den Eltern sehr schwierig. Der Vater äußerte sich über seine Frau sehr negativ: Er habe sie nie geliebt, sie sei für ihn *„wie ein Teller Suppe, den man vorgesetzt bekommt"*, gewesen. Er hätte sie geheiratet, weil sie von ihm schwanger war. Die Mutter agierte ihre Probleme an Nelli aus und schlug sie offenbar heftig. *„Meine Mutter hat mich jeden Tag geschlagen... dann hat sie sich über jeden Scheiß aufgeregt, mir immer eine runtergehauen. Ziemlich extrem. Und mein Vater, der hat meistens gesagt, wenn du sie schon schlägst, dann brauche ich sie ja nicht auch noch zu schlagen, das überlebt die ja gar nicht. Das war, die Prügel waren schon ziemlich extrem."*

So ist es nur logisch, daß Nelli die Mutter ebenso haßte wie ihren Vater und niemals die Möglichkeit sah, sie um Hilfe zu bitten. *„Ich habe nur an meine Mutter gedacht, warum er das eigentlich macht, er hat doch eine Frau, und warum er mich dazu zwingt, so was zu tun. Und ich habe dann so gedacht, ich muß das sofort meiner Mutter erzählen, aber ich hab's ihr nie erzählt. Ich hatte immer Angst, sie würde mir nicht glauben..."* Der Vater hatte seinen Teil dazugetan und drohte Nelli, wenn sie der Mutter etwas sagen würde, *„und dann hab ich's auch nie meiner Mutter gesagt"*.

Viele sexuell mißbrauchte Mädchen befürchten, daß die Mutter ihnen keinen Glauben schenkt, wenn sie ihr gegenüber den Mißbrauch durch ihren Partner offenlegen. Häufig bewahrheitet sich diese Befürchtung, weil die Mütter, wie bereits gesagt, diese Botschaft offenbar nicht glauben können, solange sie in der Beziehung zu dem Mann emotional verfangen sind. Erst die Loslösung der Mutter vom Täter gibt den mißbrauchten Kindern die Chance, von ihr gehört und beschützt zu werden.

Annemarie z.B. teilte der Mutter bereits mit sechs Jahren – also unmittelbar nach dem Beginn des Mißbrauchs – das Verhalten ihres Partners mit, aber diese wehrte die Information heftig ab: „Ach Quatsch!" Erst als sich die Mutter mit dem Freund zerstritt, öffnete sich für Annemarie der Weg, bei der Mutter Gehör zu finden. Auch Diana war überzeugt, daß ihre Mutter ihr nicht glauben würde. Sie schwieg aber auch, weil sie sich schuldig fühlte, sich nicht effektiv genug gewehrt zu haben. Vor allem aber hatte sie Angst, daß sich die Eltern trennen würden. Auch sie offenbarte sich der Mutter erst, als die Eltern sich ohnehin trennen wollten. Dementsprechend argumentiert die Gutachterin: *„Es ist... ganz typisch und aus vielen gesichert glaubwürdigen Kinderaussagen bekannt, daß die Angst vor negativen Bemerkungen über einen geschätzten Partner erst überwunden werden kann, wenn dessen Stellung bei ihr erschüttert ist. Das hat nichts mit der Berechnung zu tun, die Erwachsene dazu treiben mag, die geschwächte Position eines Konkurrenten zu Tiefschlägen auszunützen, sondern gibt Kindern als den ohnehin Schwächeren im System erst die Chance, ihre Furcht vor eventuellen Repressalien durch den Beschuldigten zu überwinden. Das gilt ganz besonders dann, wenn sie schon einmal einen Versuch in diese Richtung gewagt haben, damit aber abgewiesen worden sind... Regelmäßig führen solche Enttäuschungen dazu, daß Kinder erst viel später und dann meist auch erst im Zusammenhang mit anderen Ereignissen, wie z.B. hier der Krise zwischen den Erwachsenen, noch einmal einen Vorstoß wagen."*

Glaubt die Mutter dem Mädchen nicht und hilft sie ihr auch nicht, dann hat das Mädchen kaum eine Chance, sich gegen den Angreifer zu wehren. Auch Marianne gab ihrer Mutter gleich zu Beginn der Übergriffe Bescheid, doch ermahnte die Mutter daraufhin den Täter lediglich, die Kinder in Ruhe zu lassen. Für diesen Versuch, den Schutz ihrer Kinder zu sichern, wurde sie vom Täter dermaßen eingeschüchtert, daß sie sich wieder auf seine Seite und gegen ihre Tochter stellte. *„Glaubst du, ich laß mir mein Leben von dir zerstören?"* Mit diesem Vorwurf wies die Mutter ihrer Tochter die Schuld am Zustand ihrer Beziehung zu und forderte sie auf, *„sie solle verschwinden, sie* *wolle keine Hure im Haus haben, (Marianne) sei eine Schlampe und habe ihren Stiefvater verführen wollen".*

Die Angst der Kinder vor der Trennung der Eltern bzw. der Mutter von ihrem Partner drückt Unsicherheit über die Folgen einer Trennung für sie selbst und ihr Bedürfnis nach Sicherheit aus. Eine Öffnung der Familie und die Schaffung alternativer Lebensmöglichkeiten für Kinder und Jugendliche außerhalb der engen familialen Strukturen scheinen dringend notwendig zu sein, um eine absolute Angewiesenheit auf den familialen Zusammenhang und die daraus resultierende Ohnmacht aufzulösen.

7. Täterschutz durch Institutionen

Aus den Gerichtsakten ebenso wie aus den Interviews ergibt sich in bezug auf die Reaktion von Institutionen auf sexuellen Mißbrauch an Kindern häufig ein problematisches Bild, zum einen was den unmittelbaren Opferschutz anbetrifft und zum anderen die Inverantwortungnahme der Täter. Auch hier sind einige Einrichtungen genannt, mit denen Kontakt bestanden hatte, die jedoch zumeist dem Kind nicht halfen und keine Maßnahmen zur Intervention ergriffen: z.B. eine Sozialstation, ein Klinikum, die Kriminalpolizei, SozialarbeiterInnen, Polizeistreife, Jugendamt, Kinderschutzbund.

Birgit hatte in der Hoffnung auf Hilfe verschiedenen Personen – einer Freundin, einer Lehrerin, einer Tante und einer Oma – vom Mißbrauch durch den Vater berichtet, aber niemand glaubte ihr. Auch ihre Mutter, der sie es erzählte, als sie vierzehn Jahre alt war, glaubte ihr nicht. Nur ihre gleichaltrigen FreundInnen hatten ihr zu einer Strafanzeige geraten, aber dazu fühlte sie sich nicht in der Lage. Als Birgit wiederholt von zu Hause weglief, wurde sie in eine Klinik gebracht, in der aber der Ursache des Weglaufens nicht nachgegangen wurde. Auch als sie anschließend für ein halbes Jahr in eine andere Einrichtung überwiesen wurde, wurde sexueller Mißbrauch als Ursache ihres Weglaufens und anderer Symptome nicht in Erwägung gezogen.

Das gleiche gilt für Ute, als ihre Mutter mit ihr wegen Verhaltensauffälligkeiten ab dem Alter von etwa fünf Jahren beim Jugendamt Rat suchte. Spielstunden wurden organisiert und ihre Unterbringung in einem Internat vorgeschlagen. Aber ihre Symptome wurden fälschlicherweise auf *„disharmonische Familienverhältnisse"* aufgrund der Trennung der Eltern zurückgeführt, und es wurde nicht weiter nachgeforscht. Als Ute sich mit ca. viereinhalb Jahren ihrer Tante anvertraute, wandte sich diese zwar an die Mutter, aber eine Kontrolle des

Täters, eine entschlossene Intervention zum Schutz des Kindes fand nicht statt.

Schließlich finden sich im neurologischen Gutachten über einen Täter Ausführungen, die sexuellen Mißbrauch als Straftat relativieren. Sie können ein Hinweis darauf sein, wie schwer es manchen Fachkräften fällt, eindeutig gegen sexuellen Mißbrauch an Kindern und für den Opferschutz Position zu beziehen: *„Der Inzest ist vorwiegend aus sozialen und gesellschaftlich bedingten Motiven tabuisiert. Er ist nicht in allen menschlichen Verbänden verboten..."*

Nelli war in der Gewaltsituation, in Ängsten und Schuldgefühlen so stark verfangen, daß sie nicht in der Lage war, sich von ihrer Mutter oder von außerhalb der Familie Hilfe zu holen. Sie berichtet: *„Ich habe mich geschämt, so etwas zu erzählen, daß mir das passiert ist, ich habe mich auch nicht getraut, ich hatte Angst, daß sie es weitererzählen. (Der Tochter einer Nachbarin) habe ich es erzählen wollen, aber ich hatte Angst... daß sie es mir nicht glauben, ich hatte Angst, daß sie sofort die Polizei ruft und die dann Fragen stellt, daß mein Vater dann verhaftet wird oder so und der überhaupt nichts weiß... ich hatte Angst, daß er mich dann umbringt."* Als sie es doch einmal schaffte, sich in der Schule einer Lehrerin anzuvertrauen, erfolgte keine Maßnahme zu ihrem Schutz. Erst als es Nelli gelang, sich mit vierzehn Jahren selbst aus der Gewaltsituation zu befreien, kamen die Mühlen der Justiz in Gang.

Eine positive Reaktion wird vom Klinikum einer Universität berichtet, in das Verena wegen ihrer Verhaltensauffälligkeiten gebracht wurde. Hier ist zwar von „familiärer Konfliktsituation" die Rede, es wurde aber auch der Verdacht des sexuellen Mißbrauchs durch den damaligen Lebensgefährten der Mutter geäußert, worauf die Mutter und Verenas leiblicher Vater Strafanzeige gegen diesen stellen konnten.

Von der Polizei vermittelt sich aus den Gerichtsakten im Hinblick auf die Inverantwortungnahme der Täter ein recht negatives Bild. In der Akte von Verena findet sich beispielsweise folgende Frage seitens der Kriminalpolizei: *„Dir ist schon klar, daß der X und der Y Sachen mit dir gemacht haben, die Männer normalerweise nicht mit Kindern machen dürfen? Möchtest du, daß die beiden für das, was sie mit dir gemacht haben, bestraft werden, oder möchtest du nicht, daß die beiden bestraft werden?"* Verenas Antwort zeigt ihr über sie selbst hinausweisendes Verantwortungsbewußtsein: *„Ich möchte schon, daß die beiden dafür bestraft werden, weil, wenn sie es überall machen würden, dann wäre das ja auch nicht gut."* An der Frage der Polizeibeamten ist zu kritisieren, daß es nicht in der Verantwortung des Kindes steht, ob die Täter bestraft werden, und daß durch die Frage beim geschädigten Kind der Eindruck entstehen kann, es handele sich nicht unbedingt um ein strafbares Delikt.

Auch in den Akten des Verfahrens gegen den Mißbraucher von Sibylle findet sich ein Hinweis der Polizei, der die Aussagebereitschaft des Mädchens hätte negativ beeinflussen können. *„Ihr wird gesagt, welche Konsequenzen eine mögliche Aussage für den Beschuldigten nach sich ziehen könnte."* Sibylle macht trotzdem ihre Aussage gegen den Täter. Denkbar wäre aber auch die Aktivierung ihrer Ängste vor dem Täter und die Gefahr eines Rückzuges gewesen.

Auch bei Maria spielte die Polizei, die sie aufgriff, als sie von zu Hause weggelaufen war, und sie zurückbrachte, eine Rolle. In der Befragung durch die Polizei hatte sie aber nicht genug Vertrauen, um von den Vergewaltigungen zu berichten. Das war ihr erst möglich, als sie in eine Wohngemeinschaft kam und zu den dortigen Betreuerinnen eine Beziehung herstellen konnte, in der sie sich geschützt fühlte.

Die Polizei war, wie berichtet, wegen der Brutalitäten des Mißbrauchers gegen die Mutter bereits öfter zu Marias Familie gerufen worden. Die bekannte und oft kritisierte Einordnung solcher Situationen als „Familienstreitigkeiten" verhinderte in diesem Fall eine nähere Auseinandersetzung mit der Gewaltsituation und die Gewährleistung von Schutz für Maria. In der Zeugenvernehmung bei der Kriminalpolizei wird auch Maria vorgehalten: *„Dir ist klar, daß es sich dabei um Verbrechen handelt, für die er längere Zeit in Haft gehen kann?"* Auch sie läßt sich nicht beirren. *„Mir ist das klar, aber es war so."* In der Zeugenvernehmung wird von *„Geschlechtsverkehr" statt von „sexuellem Mißbrauch"* gesprochen und nach ihrem Widerstand gefragt: *„Hast du dich beim Geschlechtsverkehr gewehrt?"* Durch diese Frage wird sie implizit für den Mißbrauch verantwortlich gemacht. Solch eine Frage der Kriminalpolizei zeugt von unzureichender Sachkenntnis des sexuellen Mißbrauchs an Kindern und der entsprechenden Strategien der Täter, Widerstand der Opfer auszuschalten bzw. zu brechen.

Marianne übt Kritik am Jugendamt. Dort konnte sie zwar vom Mißbrauch berichten, es wurde ihr geholfen, aus der Familie herauszukommen, aber sie mußte den Bericht mehrmals bei unterschiedlichen Dienststellen wiederholen: *„Wenn sie sich z: B. um einen Platz zum Wohnen beworben habe, das sei schon schlimm. Zuerst habe sie es einfach raushaben wollen und deshalb jedem erzählt, den sie gerne gemocht habe, jetzt belaste sie es sehr."* Im Rahmen von Gerichtsverfahren ist die mehrfache Wiederholung der Opferbefragung bei Kindern in die Kritik geraten, auch im Bereich der Sozialarbeit sollte eine einmalige Aussage festgehalten und weiter verwendet werden können.

Annemarie wurde von ihrer Mutter für eine Therapie zum Kinderschutzbund gebracht. Dort wurden nur sehr ungenaue Aufzeichnungen der Aussagen des Mädchens zu ihren Mißbrauchserfahrungen festgehalten. *„Im Verlauf der Therapie legte man zudem gar keinen Wert darauf, überhaupt zu erfahren, was sich denn faktisch ereignet hatte"*, wird in den Akten kritisch vermerkt. Erst das Vorbild eines anderen Mädchens, das sich entschlossen hatte, eine Aussage bei der Polizei zu machen, ermutigte Annemarie, den gleichen Weg zu gehen, so daß es schließlich zur Anzeige gegen den Täter kommen konnte.

Verena hatte die Aufdeckung und definitive Beendigung der Tat nur der Aufmerksamkeit und Entschlossenheit von Privatpersonen zu verdanken: ihrem Freund, seiner Mutter, deren Nachbarin und ihrer Pflegemutter.

8. Befreiendes Handeln durch die Opfer selbst

Die Kinder wehren sich zunächst immer mit den Möglichkeiten gegen sexuellen Mißbrauch, die ihnen innerhalb des Machtverhältnisses und der gegebenen Strukturen jeweils zur Verfügung stehen. Sie haben aber kaum Chancen, den Mißbrauch zu verhindern, insbesondere bei Tätern innerhalb der Familie, die alle Machtmittel in der Hand haben, den Widerstand des Kindes wirkungslos zu machen, wie die Interviews gezeigt haben. Auch in den Akten der Gerichtsverfahren finden sich zahlreiche Hinweise auf den Widerstand der Mädchen gegen den Täter und auf ihre Entschlossenheit, ihn, wenn sie die Tat schon nicht verhindern konnten, irgendwann mit ihr zu konfrontieren. Diese Entschlossenheit führte entweder dazu, daß sie sich – zumeist als Jugendliche – selbst aus der gewalttätigen Situation befreien konnten oder es schafften – nach in der Regel langen Jahren der Erduldung des Mißbrauchs –, wirkungsvolle Hilfe zu mobilisieren. Die Berichte machen deutlich, daß die Verantwortung für die Beendigung der Tat ihnen aufgebürdet wird und sie beim Zuwachs von Wissen, Alter und Abwehrkräften selber tätig werden müssen. (Kleine) Kinder können diese Abwehr kaum leisten, sie sind daher extrem darauf angewiesen, daß Erwachsene ihnen glauben, wenn sie von Mißbrauchshandlungen berichten, und sich für ihren (weiteren) Schutz konsequent einsetzen.

Wenn sie diese Hilfe nicht erhielten, kann für die Opfer eine aktive Konfrontation als jugendliche oder erwachsene Frau mit dem Täter eine Selbstvergewisserung ihrer Widerstandskraft bedeuten, auf die sie zurückgreifen können, um den Täter zur Verantwortung zu ziehen und zukünftig ihren Schutz zu sichern. Sie macht sie stolz und stellt ein Stück der ihnen vom Täter genommenen Würde wieder her.

„Da habe ich ihm mein Essen ins Gesicht gehauen...“
Birgit konfrontierte den Täter selbst, um die Gewaltsituation, in der sie sich befand, zu beenden. Sie drohte ihrem Vater, wenn er sie nicht zu Hause hinauswerfe, werde sie zur Polizei gehen. Am Tag davor konfrontierte sie ihn in Anwesenheit der Mutter mit dem Mißbrauch an ihr. Sie erreichte in der Situation sein Zugeständnis, setzte sich dafür aber seiner geballten Gewalt aus. *„Das gab großen Zoff – er hat es auf blöd gebracht: Was ist schon dabei? Da habe ich ihm mein Essen ins Gesicht gehauen, und er hat mich verdroschen, dann bin ich gegangen. Er hat mich zusammengetreten, und das ging noch auf der Straße weiter, da hat mir die Mutter dann schon geholfen.“* Sie erreichte mit ihrer Konfrontation, daß die Mutter ihr endlich glaubte und sich auf ihre Seite stellte. Birgit zog aus der elterlichen Wohnung aus, um den Mißbrauch zu beenden. Aber wenn sie später gelegentlich nach Hause zurückkehrte, war sie Beschimpfungen des Vaters ausgesetzt: *„Hau ab, du Nutte, geh wieder auf die Straße.“* Als die Mutter sich von ihm trennte, kam im Zuge des Scheidungsverfahrens auch der sexuelle Mißbrauch zur Sprache. Erst da wurde Strafanzeige gestellt.

Die Offenlegung des Mißbrauchs und Inverantwortungnahme des Täters sind, wie eine Gutachterin feststellt, für die Traumaverarbeitung des Opfers von entscheidender Bedeutung. *„Für viele Opfer ist eine Klarstellung und Offenlegung des Mißbrauchs wichtig, um sich wieder selber orientieren zu können. Ein objektives Urteil zu hören, zeigt ihnen, wo ‚Recht und Unrecht liegt‘. Ohne diese Klärung scheint es kaum möglich, daß es ein Selbstwertgefühl entwickeln kann.“*

„Damit mein Vater es mit meinen beiden Schwestern nicht genau so macht wie mit mir.“
Ute versuchte mehrmals während des Mißbrauchs, den Täter mit seiner Tat zu konfrontieren. Aber es gelang ihr nicht, den Mißbrauch zu beenden, weil der Täter sich sehr sicher fühlte. Als sie nach der Vergewaltigung den Entschluß gefaßt hatte, die Duldung zu beenden, wählte sie für die erneute Konfrontation ein für sie sicheres Setting: im Hause ihrer Mutter, aber in deren Abwesenheit. Doch konnte er sie wieder zum Schweigen bringen, erst mit Hilfe der von ihr mobilisierten Unterstützung ihres Freundes schaffte sie es, das Schweigen gegenüber der Mutter zu brechen und den Täter zu stoppen.

„Ich bin aus der Tür gegangen und hab Tschüss gesagt."
Nelli drückte ihren Widerstand gegen den sexuellen Mißbrauch deutlich aus, aber sie konnte den Täter an der Fortsetzung seiner Taten innerhalb des insgesamt gewalttätigen Klimas nicht hindern. Mit vierzehn Jahren befreite sie sich schließlich selbst durch endgültiges Verlassen der Wohnung. *„Das hat mich also schon angeekelt, noch mal so was durchzumachen. Aber ich habe mir gedacht, das ist wirklich das letzte Mal... und dann muß ich's nie mehr machen. Aber ich hab dann danach noch ziemlich geweint und war ziemlich fertig, hab im Bad noch über ihn geschimpft, und ich weiß nicht, ob er es mitgekriegt hat, aber ich hab ziemlich über ihn geschimpft. Ich war ziemlich fertig, und ich hab mich dann einfach wieder ins Bett gelegt und einfach geschlafen bis zum nächsten Tag. Dann hab ich mir einen Beutel voll Kleidung gepackt und den Beutel, den hab ich für meine Sportsachen hergenommen, darum hat er nichts gemerkt, also es war nicht irgendwie auffällig... und ich hätt' einfach gesagt, wir hätten heute Sport... wenn er mich gefragt hätte, aber er hat mich nicht gefragt, und ich bin aus der Tür rausgegangen und hab Tschüss gesagt, und als die Tür zu war, ‚Auf Nimmerwiedersehen' gesagt und bin die Treppe ganz schnell runtergelaufen."*

Die fünfeinhalb Jahre, zu denen der Täter verurteilt wurde, sind inzwischen vorbei, und es stellt sich die Frage, ob die junge Frau heute ausreichend in Sicherheit ist. Möglicherweise wurde der Täter vorzeitig entlassen, und es gibt bisher in der Bundesrepublik kein Recht auf Information für die Betroffenen, wann der Täter freikommt, um entsprechende Schutzmaßnahmen zu ergreifen.

„Ich hab mir ausgemalt, wie ich mich rächen würde."
„Manchmal habe ich schon so Haß- oder Rachegefühle, vor allem, weil er jetzt bei der Kirche arbeitet. Er tut so toll, und dabei verstehe ich nicht, wie er damit leben kann und ständig von Gott redet...", empört Diana sich über ihren Vater. Ihre Aussagen im Prozeß handeln immer wieder vom „Nein"-Sagen, vom Widerstand und vom Ekel. *„Ich kann mich nicht erinnern, daß ich je was gefühlt hätte dabei außer Ekel. Ich wollte es einfach nicht"*, aber *„er hat mich nicht ernst genommen, daß ich nicht mit ihm schlafen will"*. Nach eineinhalb Jahren Ruhe fing er wieder an, sie mit Fragen unter Druck zu setzen. Diesmal konnte sie ihren Widerstand durchsetzen, entwickelte daraufhin aber Schuldgefühle, daß ihr das früher nicht gelungen war. *„Ich hab deshalb auch ein ganz schlechtes Gefühl – ich hab ja gesehen, daß der da nichts mehr gemacht hat, und da denke ich, ich hätte das früher auch schaffen müssen... Das ist ganz schlimm, und ich fühle mich schuldig,*

auch wenn ich weiß, daß ich dafür nichts kann... Ich habe mir ausgemalt, wie ich mich rächen würde. Bei seiner Weihe zum Diakon würde ich es sagen. Ich kann nicht verstehen, daß andere ihn mögen."

Als die Mutter im Scheidungsgeschehen Anzeige gegen ihren Mann erstattete, nachdem Diana ihr vom Mißbrauch berichtet hatte, bedeutete das für Diana Entlastung und Genugtuung. *„Ich möchte, daß er sich einfach ändert – daß er es einsieht und seine eigenen Konsequenzen zieht, nicht unbedingt durch das Gefängnis. Es soll aber nicht einfach an ihm vorbeigehen, als ob nichts wäre!"*

„Da hab ich ausgeholt und ihm ins Gesicht geschlagen."
Maria ist noch heute stolz auf einen Widerstandsakt gegen den Freund ihrer Mutter. Auch sie schaffte es dadurch zwar noch nicht, den Mißbrauch definitiv zu beenden. Aber sie machte in der Konfrontation die entscheidende Erfahrung mit ihrer Macht: Sie konnte ihn schockieren und wehrlos machen. *„Eine Sache war noch, da bin ich stolz darauf: Im großen Zimmer hat er meinen Busen streicheln wollen, da hab ich ihn weggedrückt. Er ist in die Küche gegangen und hat seine Pilze gebraten. Ich bin aus dem Wohnzimmer in die Küche gekommen, um mir etwas zu trinken zu holen, da bot er mir hundert Mark an, wenn er dafür zehn Minuten meinen Busen streicheln darf. Da habe ich ausgeholt und ihm ins Gesicht geschlagen. Er hat leider einen Vollbart, sonst hätte meine Mutter sehen müssen, daß seine Backe angeschwollen war. Ich habe ihn angeschrien, ich bin doch keine Hure, vielleicht habe ich auch noch gesagt, du Schwein – dann bin ich ab. Er hat nicht zurückgeschlagen! Ich denke, das war irgendwie ein Schock für ihn. Ich denke, daß das mittendrin war, als ich so zehneinhalb war."*

„Ich hab Arsch zu ihm gesagt."
Die Täter versuchten in der Regel, die Konfrontation durch das Opfer ins Leere laufen zu lassen oder auf das Opfer zurückzuwerfen, um die Wirksamkeit ihrer Strategien aufrechtzuerhalten, so z.B. bei Marianne. Als sie dem Täter vorgehalten hatte, *„ob er überhaupt wisse, was er ihr angetan habe mit fünfzehn, als sie absolut nicht gewollt habe, habe er einfach gemeint, sie solle die Klappe halten, er wolle nicht darüber reden"*. Für sie bot sich später die Gelegenheit, dem Täter endlich ihre Meinung zu sagen. *„Er hat noch mal bei uns angerufen und was gefragt, da hab ich ein Schimpfwörtchen zu ihm gesagt und dann aufgelegt... Ich hab Arsch zu ihm gesagt."*

9. Nach der Aufdeckung
Entlastungsstrategien der Täter

Wenn der sexuelle Mißbrauch aufgedeckt wird und die Strategien des Täters nicht mehr den Zugang zum Kind und die Verdeckung der Tat sichern können, setzt er sie ein, um für die Tat nicht zur Verantwortung gezogen zu werden. Nun charakterisieren Unglaubwürdigmachen des Opfers, Selbstentlastung, Verharmlosung, Schuldzuweisung an das Opfer oder an verschiedene Umstände, Verdrehung der Tatsachen und das Einfordern von Mitleid und Verständnis die Wende in der Täterstrategie.

„Sie (habe es) gewollt, und er habe auch nichts dagegen gehabt."
Nachdem die Mutter Strafanzeige gegen ihn erstattet hatte, entfaltete Utes Vater seine Strategie der Verdrehungen der Tatsachen: die Entlastung seiner Person, die Entwertung und Belastung des Opfers sowie seine Selbstdarstellung als liebender Vater und Wohltäter. So ist in dem Gutachten, das über den Täter angefertigt wurde und das dem Gericht als Entscheidungshilfe zur Urteilsfindung vorlag, diese Strategie ausführlich wiedergegeben. Sie steht im Kontrast zu den Aussagen der geschädigten Kinder. *„Er habe dem (Freund von Ute) mit einer Anzeige gedroht, wenn er vorzeitig was mit der (Ute) anfange. Die (Ute) sei schon immer schwierig gewesen, intrigant. Sie habe immer die Eltern gegeneinander ausgespielt, zeitlebens. Sie habe auch andere beim Spielen gestört, anstatt konstruktiv mitzuspielen. Sie seien deswegen vorher schon mit ihr beim Kinderpsychologen gewesen... Er habe sie trotzdem geliebt, weil sie doch irgendwo ein guter Mensch sei. Es erschüttere ihn. Sie habe ihn auch geliebt. Sie hätten sich bestens verstanden. Er habe die (Ute) gefühlsmäßig für sich gewinnen wollen... Sie sei sehr frühreif gewesen, überdurchschnittlich... Sie sei allerdings wegen ihrer Quertreiberei in ein Internat gekommen, auch wegen der schulischen Leistungen. Seine Frau habe früher einen Freund gehabt, der oft betrunken gewesen sei. Da habe es oft mit der (Ute) Streit gegeben. Sie sei wie ein Aschenputtel behandelt worden. Das habe ihm leid getan. Deshalb habe er gesagt, daß sie jedes zweite Wochenende zu ihm kommen solle, damit sie wenigstens etwas Ruhe habe. Menschlich, vom Empfinden her, sei sie sehr reif. In den Leistungsfächern könne sie nicht bestehen, das möge sie nicht. Er habe gedacht, daß er ihr mit Liebe und Zuwendung einen Ansporn gäbe... Er habe gedacht, er müsse sie dazu bringen, daß es ihr nicht mehr egal sei. Liebe ermögliche vieles. Bloß bevor sie unter die Räder komme, habe er sie anderweitig informieren wollen, weil ihr Interesse erwacht*

gewesen sei. Da sei es ihm lieber so gewesen. Sie sei dann tatsächlich schulisch etwas besser geworden... Sie habe wenigstens die Mittlere Reife haben sollen, damit sie ein gleichwertiger Mensch sei und nicht lebenslang irgendwelche Frondienste verrichten müsse und einem Mann ausgeliefert sei, weil sie nicht lebensfähig sei... (die sexuellen Handlungen) habe sie gewollt, und er habe auch nichts dagegen gehabt. Sie habe gesagt: Papa, sie lasse ihn nicht im Stich. Seine Frau habe ihn im Stich gelassen. Er sei der (Ute) sehr dankbar gewesen, es sei ihm auch nicht unangenehm gewesen, wenn es auch nicht richtig gewesen sei. Er sei überhaupt einer anderen moralischen Auffassung gewesen und habe gemeint, daß erst eine Straftat eintritt, sobald Geschlechtsverkehr ausgeführt werde... Einfaches Spielen habe er nicht als verboten angesehen... Ihm sei auch daran gelegen gewesen, ihre Neugier abzusättigen..."

Mit allen zur Verfügung stehenden Mitteln verdrehte der Täter jede Einzelheit seiner Taten, errichtete ein komplettes Lügengebäude, in dem jedes Element der erfundenen Geschichte nur ein Ziel verfolgte: die Belastung des Mädchens und die eigene Entlastung. In zahlreichen Briefen aus der Haft an seine Mutter – die hinsichtlich Aussagen über die Tat, die dementsprechend jeweils rot unterstrichen waren, sorgfältig ausgewertet wurden – setzte der Täter diese Linie fort und betonte – ganz offensichtlich auf die Justiz gezielt – immer wieder, das Mädchen habe ja gewollt, es hätte nicht gemußt... und strickte damit weiter am Selbstbild des Moralapostels, der das Kind angeblich schützen wollte, z.B.: *„Ich hatte etwas dagegen, daß (Ute) mit (ihrem Freund) alleine in der Wohnung war. Das sind alles eklatante Verstöße gegen die Aufsichtspflicht bzw. Kuppelei."*

Als der Täter im Verlauf des Verfahrens feststellte, daß seine Leugnungsstrategien nichts fruchteten, mobilisierte er die vorerst letzte Stufe seiner Täterstrategien: Er bat um „Nachsicht" und „Verständnis", um ein mildes Urteil zu erreichen. Allerdings leugnete er weiterhin die Vergewaltigung, weil beim Straftatbestand der Vergewaltigung das Strafmaß vergleichsweise hoch ist. Diese Strategie, sich nun als Schamhaften und Reuigen darzustellen, zeigte sich in Briefen aus der Untersuchungshaft z.B. folgendermaßen: *„(Ich) konnte voller Scham die Wahrheit nicht sagen. Leider fehlte mir der Mut, beim Verhör die Wahrheit zu sagen, insbesondere vor zwei Damen. Meine Aussage war demnach ungültig. Ich stimme in vollem Umfang den Aussagen von... zu. Lediglich zum Geschlechtsverkehr zwischen (Ute) und mir kam es nicht. Ich sehe meine abscheuliche Straftat ein, kann lediglich um Nachsicht bitten. Im Moment sah ich es nicht weiter als Straftat, später verdrängte ich es. Ich bitte um Ihr Verständnis."*

Das Urteil von 3 Jahren und 10 Monaten belohnte den Täter für diese Zeilen, die auf dem Rat seines Verteidigers zu beruhen schienen und wohl kaum auf *„Unrechtseinsicht und Reue"* zurückzuführen waren, wie im Urteil zu seinen Gunsten formuliert wurde. Dem Täter wurde ferner strafmildernd angerechnet, er sei vermindert zurechnungsfähig, eine Persönlichkeitsstörung habe zu einer erheblichen Beeinträchtigung seiner Steuerungsfähigkeit während des Tatzeitraums geführt. Diese Beurteilung steht im Widerspruch zu den im Verfahren ausführlich dokumentierten Täterstrategien. Wie an diesen Strategien zu erkennen ist, war der Täter hervorragend in der Lage, seine Handlungen zu steuern, um über Jahre hinweg den sexuellen Mißbrauch begehen zu können. Auch die Strategie der scheinbaren Gewaltlosigkeit wird im Urteil als strafmildernder Faktor angeführt: *„Zu den Taten ist hervorzuheben, daß der Angeklagte bei seinen Taten keine körperliche Gewalt eingesetzt hat"* – eine Formulierung, die den Gewaltcharakter der Mißbrauchshandlungen leugnet und zeigt, wie wenig das Strafrecht die realen Umstände sexuellen Mißbrauchs berücksichtigt: Der Täter setzte deutlich erkennbar immer jene Mittel ein, mit denen er die Duldung des Mißbrauchs durchsetzen konnte. Nach den Aussagen der Mädchen wäre er mit der Anwendung roher Gewalt vermutlich nicht ans Ziel gekommen, denn dann hätten sie die Absicht des Täters schneller erkannt.

„Wobei die Grenzen leicht überschritten worden sind."

Sibylles Stiefvater versuchte zunächst, sich mit der Behauptung zu entlasten, er sei ja ohnehin impotent und würde *„gar keinen hoch kriegen"*, daher seien die Aussagen des Mädchens unglaubwürdig. Eine klinische Untersuchung widerlegte diese Ausrede sofort. Dann versuchte er es mit der Unterstellung, Sibylle lüge, um mit ihrem Freund zusammensein zu dürfen – eine „Logik", die sich nur erschließt, wenn sein Anspruch auf Bestimmungmacht über Sibylle ernstgenommen würde. Im nächsten Entlastungsversuch beschuldigte er sie, mit ihrem Bruder geschlafen zu haben, und schließlich bemüht er die „Täter ist Opfer"-These sowie die Figur des „Moralapostels". Er gibt an, *„er habe halt einen Fehler gemacht, daß er zu sehr auf seine Stieftochter aufgepaßt habe und den Umgang mit ihrem Freund nicht gutgeheißen habe. Das sei nun jetzt die Rache der (Sibylle)."*

Es gelang dem Täter, den Gutachter für seine Entlastungsstrategien zu funktionalisieren, der dementsprechend empathisch formulierte: *„Es besteht überhaupt kein Zweifel, daß seine Bemühungen hinsichtlich seiner Stiefkinder nicht von Dominanz, Härte und Brutalität geprägt gewesen sind, sondern eher von einer Sehnsucht nach Liebe* *und Geborgenheit, wobei die Grenzen leicht überschritten worden sind.*" Die Verurteilung des Täters zu drei Jahren Haft zeigt allerdings, daß die These von der „leichten Überschreitung" im Strafverfahren nicht überzeugte.

„Das Kind hat schon immer gelogen."
Prall gefüllt ist die Gerichtsakte von Nellis Vater mit Strategien, sich in einer Flut von Briefen aus der Untersuchungshaft, vor allem an den Vorsitzenden Richter, zu entlasten und das geschädigte Mädchen mit allen Mitteln zu belasten. Dies soll daher ausführlicher dargestellt werden, weil es zuspitzt, was auch in anderen Fällen mehr oder weniger offen sichtbar war:

1. Das Kind unglaubwürdig machen

„Das Kind hat schon immer gelogen", ist die erste Argumentation, um die Glaubwürdigkeit des Kindes zu untergraben. Wie bei Ute stellt auch dieser Täter Nelli als krank und sich selbst als fürsorglich dar: *„Sie ist auch seit ihrer Kindheit nerven- und geisteskrank. Ich selbst habe sie oft zum Psychiater bzw. zum Arzt nach X bringen müssen, damit sie behandelt und geheilt wird, aber bis heute ist sie immer noch nicht geheilt. Glauben Sie vielleicht einem kranken Kind, daß eigentlich nur Hilfe braucht? Es wäre schade, das Kind zu ruinieren dadurch, daß man ihm Fragen stellt. Es könnte dabei noch kränker werden..."*

2. Der Täter als Opfer

Darauf folgt die Strategie, dem Kind die ganze Schuld zuzuschieben. *„Die (Nelli) ist verhext worden und das weiß niemand. Denken Sie daran, (Nelli) will nur meinen Tod, das weiß ich genau, die (Nelli) hat den Tod meiner Mutter gebracht, die (Nelli) hat den Teufel im Körper. Der Richter hat keine Ahnung von Hexerei und schwarzer Magie. Ich bin unschuldig. Ich bestätige das und fordere Haftentlassung, das ist Freiheitsberaubung..."*

3. Der fürsorgliche Vater

Diese Strategie drückt sich vor allem in der Formulierung aus: *„Ich denke Tag und Nacht an meine Kinder und das macht mich seelisch fix und fertig, macht mich krank, es ist für mich eine richtige Qual... wenn sie so gelitten und gearbeitet hätten wie ich, Kinder und Wohnung versorgt etc., dann würden sie mich verstehen..."*

4. Bedrohung der Behörden

„Die Behörden selber verstoßen gegen Menschenrechte... das ist Freiheitsberaubung... ich werde eine Anzeige machen..."

5. Anspruch auf Bestimmungsmacht in der Familie

„Meine Sache ist eine ausgesprochene Familienangelegenheit und

sollte auch innerhalb der Familie geklärt werden... Über meine Familie habe nur ich zu entscheiden... Ich lasse mir von niemandem auf der Welt das Recht auf meine Familie nehmen..."

6. Der „brave Bürger"

„Ich bin ein ehrlicher Mensch und einer, der fest arbeitet... ich bin ein Ehrenmann... habe stets gearbeitet und war anständig..."

7. Die Opfererpressung

In einem Brief an seine Tochter versuchte er, sie dazu zu bringen, die Anzeige zurückzuziehen und sie mit Drohungen und Schuldzuweisungen zu erpressen. *„Hilf mir, hier herauszukommen, indem du die Anzeige zurückziehst, gehe zur Polizei, sag keine Lügen wie du es jetzt tust, du schadest dir selbst und der ganzen Familie... wenn ich hier sterbe, dann hast du schuld. Du wirst keine Familie mehr haben, die dir hilft, du wirst meinen Namen nicht mehr tragen. Ein Kind, das die Eltern nicht anerkennt, hat kein Recht, auf Kosten der Eltern und deren Schweiß zu leben."*

Das neurologische Gutachten über den Täter bietet auch in diesem Fall ein reiches Feld, seine Entlastungsstrategien zu entfalten und dem Gericht entsprechende Argumente anzubieten. Als solch ein Angebot kann z.B. die folgende Formulierung im Gutachten angesehen werden, die ein patriarchales Männlichkeitsverständnis als Entlastungsmoment empfiehlt: *„Begünstigend für das vorliegende Delikt könnte der Umstand sein, daß seinem eigenen, festgeschriebenen und unkorrigierbaren Verständnis nach die Familie, das heißt sowohl Frau als auch Kinder, seinen eigenen Besitz darstellen, über den er verfügen kann, ohne Außenstehenden Rechenschaft darüber schuldig zu sein."*

Die Strategie des Täters, zumindest Strafminderung zu erreichen, ging auf. Zu seinen Gunsten werden im Urteil Faktoren angeführt, deren entlastende Rolle wenig überzeugt, weil sie entweder in keinem Zusammenhang mit der Tat stehen oder den Eindruck von Rechtfertigung erwecken. Positiv für den Angeklagten wird gewertet, daß er

a) ein *„arbeitsames Leben"* geführt habe,

b) sich nach dem Tod seiner Ehefrau in einer *„schwierigen sozialen Situation"* befunden habe,

c) *„zu keinem Zeitpunkt eine echte Vater-Tochter-Beziehung"* gehabt habe, sondern *„gegenseitige Abneigung"* vorgelegen habe.

Der folgende Passus aus der Urteilsbegründung zeigt die Vernachlässigung der vom Täter eingesetzten sowohl körperlichen als auch subtilen Gewalt. Obwohl vorher deutlich gesagt wurde, Nelli habe meistens *„keinen Widerstand (geleistet) aus Angst vor Schlägen und wegen ihrer starken körperlichen Unterlegenheit gegenüber dem*

Vater", werden dann doch nur vier Einzelfälle als Gewaltakte bewertet und der Täter für den gesamten Regelfall der Gewaltdrohung entlastet. *„In allen vier Einzelfällen, in denen der Angeklagte Gewalt gegen (Nelli) einsetzte, war ihm klar und bewußt, daß diese die sexuellen Handlungen nur wegen der Gewaltanwendung bzw. aus Angst vor weiteren Schlägen duldete bzw. selbst vornahm... Mit Ausnahme (dieser) Einzelfälle... war er sich nicht bewußt, daß (Nelli) in den anderen Fällen aus Angst vor jener früheren oder einer erneuten Gewaltanwendung die sexuellen Handlungen ohne Widerstand über sich ergehen lassen könnte."*

„Sie hat mich ja gereizt."
Nach der Beendigung seines Zugriffs auf das Mädchen durch die Vergewaltigung behauptete Utes Vater, sie sei sowieso schlecht und hätte ihn ja gereizt. Dieser Schritt der Schuldzuweisung zielte eindeutig auf die weitere Absicherung der Geheimhaltung, entwertete Ute, erzeugte Rechtfertigungsdruck bei ihr und verlagerte die Auseinandersetzung in sie. *„Ich (habe) ihn bestimmt nicht gereizt, wie soll das denn mit zehn oder elf Jahren gehen! Als das Ganze anfing, wußte ich noch nicht mal, um was es da geht bzw. was reizen überhaupt ist. Ich lief schließlich weinend in mein Zimmer. Am Schluß war ich sogar soweit, daß ich mir überlegte, ob ich nicht doch wieder zu ihm komme, bevor ich mir ständig seine Vorwürfe jetzt anhöre und mich von ihm dadurch fertigmachen lasse... Seit dieser Zeit wollte ich dann auch nicht mehr zum Papa fahren. Er hat mich auch gar nicht mehr beachtet, sondern mich einfach links liegen lassen. Er nahm dann auch auf einmal (die kleine Schwester)."*

Deutlicher als in dieser Aussage kann die Strategie eines sexuellen Mißbrauchers im familialen Rahmen kaum beschrieben werden. Die Aufeinanderfolge der einzelnen Schritte gipfelt – bei der definitiven Beendigung der Wirkung seiner Strategien und nach Schuldzuweisung an das Mädchen – darin, daß der Täter offen seine Mißachtung und Feindseligkeit gegenüber dem Mädchen zeigte, sie fallenließ und den Mißbrauch am neuen Objekt fortsetzte: der Schwester.

Dem Täter gelang es allerdings nicht, die Aufdeckung der Tat zu verhindern. Mit Hilfe ihres Freundes, den Ute bald nach Beendigung des Mißbrauchs kennenlernte und der merkte, *„daß etwas nicht stimmt"*, gelang es ihr, der Mutter alles zu erzählen und damit die Strafanzeige zu ermöglichen. Erst die Aussage der Schwester im Prozeß deckte die bruchlose Fortsetzung und Wiederholung aller Strategien des Täters und die Mehrfachtäterschaft dieses Mißbrauchers auf.

„Ich habe mein Bestes gegeben."
Auch Dianas Vater versuchte es nach der Erstattung der Strafanzeige gegen ihn zuerst mit der Aushöhlung der Glaubwürdigkeit des Mädchens. Er bezeichnete sie als *„psychisch gestört"* und therapiebedürftig. Erst als aufgrund der Beweislage sich der Druck auf ihn erhöhte, ein Geständnis abzulegen, gab er sein Leugnen auf und versuchte es mit einer neuen Strategie. Die Überredung des Opfers, die er während der Zeit des Mißbrauchs anwandte, polte er nun um und stellte sich einerseits als den „Reuigen" und andererseits als den „Bedauernswerten" dar, der ja nur sein *„Bestes (versucht habe) zu geben"*. In einem Brief an Diana stellt sich diese neue Strategie folgendermaßen dar: *„Ich habe vorhin der Mami leider (Gottseidank) sagen können, was ich dir angetan habe. Ich kam nach einem langen Weg dazu, erst jetzt... ich fange erst jetzt an – eher konnte ich ehrlich nicht – mich mit dem Geschehen von vor drei Jahren auseinanderzusetzen. Bevor die ganze Scheiße für mich und vor allem für euch erst losgeht, ist es mir wichtig, daß du mein Eingeständnis hast. Ich versuche, mit Hilfe, verstehen zu lernen – zu erahnen, wie es in dir aussieht. Ich kann es nur versuchen. Ich kann es nicht mehr rückgängig machen – wenn ich nur könnte. Ich habe keine begründete Hoffnung, von dir jemals eine Verzeihung zu erwarten. Du hast dich sehr tapfer gehalten, und ich bin froh und sehr dankbar, in welcher Art und Weise du mit dieser – meiner Scheiße – umgegangen bist. Ich wußte nicht, daß du so reif und verantwortungsbewußt bist. Die Mama hat dich gut erzogen. Du bist ein reifer Mensch, auch wenn's noch ein bisserl braucht. Es wird dir nicht viel helfen, wenn ich dir sage, wie ich erst jetzt daran leide – mit dir. Du sollst aber wissen, wie sehr ich 26 Jahre an mir selber – manchmal verzweifle – leide. Das ist kein bißchen Entschuldigung. Ich habe nicht nur dich verletzt und zum Hassen gebracht, sondern den liebsten Menschen für mich, die Mama. Ich muß lernen, ich selber zu werden – frei zu werden. Ich bin ein Gefangener in mir selber, immer gewesen. Ich habe mein Bestes versucht, zu geben."*

Aus den Unterlagen wird nicht klar, ob es zu einer Verurteilung kam oder ob das Verfahren eingestellt wurde. Im Fall der Einstellung wäre seine letzte Strategie wiederum erfolgreich gewesen.

Sicher ist es nachvollziehbar und Bestandteil des bestehenden Strafrechtssystems, daß die Beschuldigten auf jede Art versuchen, ihre Situation zu verbessern und mildere Strafen zu erreichen. Doch für die Opfer sexueller Gewalt sind die Entlastungsstrategien und Schuldzuweisungen angesichts dessen, was ihnen angetan wurde, schwer zu ertragen. Ein mildes Urteil gegen den Täter bedeutet für sie eine Abwertung des ihnen zugefügten Leids. Abgesehen von der Behauptung der (Mit-)Schuld der Opfer und der häufigen Zuerkennung einer Beeinträchtigung der Steuerungsfähigkeit erreicht der Täter manchmal auch bereits durch leichte Zugeständnisse eine Strafminderung. Dabei konnte in den Verfahren nachverfolgt werden, daß solche Eingeständnisse ausschließlich erst dann erfolgten, wenn die Beweislage einer Leugnung den Boden entzog.

In keinem Fall wurde vom Täter Wiedergutmachung für die Tat – z.B. die Finanzierung einer Therapie für das Opfer – gefordert bzw. mit dem Urteil verknüpft. Solch eine Maßnahme würde den Täter zwingen, sich mit dem von ihm angerichteten Schaden auseinanderzusetzen, und könnte daher sekundärpräventive Wirkung haben. Wie wenig diese Opfersicht bisher Eingang in den Umgang mit Sexualstraftätern gefunden hat, wird im folgenden am Beispiel eines Praxisprojekts in der forensischen Abteilung einer Landesnervenklinik (Maßregelvollzug) aufgezeigt, in die Täter eingewiesen werden, die im Strafverfahren als nicht voll verantwortlich für ihre Tat und daher als nicht (voll) schuldfähig beurteilt wurden.

6. Fortsetzung der Täterstrategien im Maßregelvollzug

*1. Das Projekt: „Betroffene in der Auseinandersetzung mit pädosexuellen Straftätern im Maßregelvollzug“**

Die Gelegenheit für eine Begegnung mit Sexualstraftätern im Maßregelvollzug bot sich über eine Anfrage der „Initiative gegen Gewalt und sexuellen Mißbrauch an Kindern und Jugendlichen e.V.“ in Siershahn bei Koblenz, ihr Projekt zu begleiten und vorhandenes Fachwissen einzubringen. Das von der Initiative in Kooperation mit der forensischen Abteilung „Nette-Gut“ der Landesnervenklinik Andernach (heute umbenannt in Abteilung für forensische Psychiatrie der Rhein-Mosel-Fachklinik) 1997 geplante Projekt „Betroffene in der Auseinandersetzung mit pädosexuellen Straftätern im Maßregelvollzug“ sollte Betroffenen ermöglichen, Täter zu befragen und sie mit ihren Schmerzen und Forderungen zu konfrontieren. Die Landesnervenklinik versprach sich Anstöße für die Erweiterung ihres therapeutischen Konzepts insbesondere um den Punkt der Entwicklung von Opferempathie bei den Tätern sowie der Berücksichtigung der Opferperspektive bei den TherapeutInnen. Für die vorliegende Studie wiederum war von Interesse, den Prozeß dieser Begegnung unter dem Aspekt der Täterstrategien in der Selbstdarstellung und im Umgang mit den Betroffenen als StellvertreterInnen „ihrer“ Opfer zu beobachten. Es waren auch Informationen darüber zu erwarten, nach welchen therapeutischen Konzepten mit den Tätern gearbeitet wird und welche Wirkungen diese auf die Täter zeigen.

Das Projekt wurde nach längerer Vorbereitungszeit von Oktober bis Dezember 1997 in sechs sorgfältig protokollierten Sitzungen in der LNK Andernach durchgeführt. Schwerpunkte der Auseinandersetzung sollten folgende Fragen sein:

- Haben die Täter Wiedergutmachungsabsichten gegenüber ihren Opfern?
- Übernehmen sie dieVerantwortung für ihre Verbrechen?
- Halten sich die Täter selbst für heilbar bzw. halten sie Sexualstraftäter generell für heilbar?

* Das gesamte Projekt ist dargestellt in der Dokumentation Betroffene in der Auseinandersetzung mit pädosexuellen Straftätern im Maßregelvollzug, herausgegeben von der Initiative gegen Gewalt und sexuellen Mißbrauch an Kindern und Jugendlichen e.V., Siershahn 1999.

- Wie stellen sich Sexualstraftäter ihre Resozialisierung vor?
- Wie kann die Gesellschaft sich vor Sexualstraftätern schützen?
- Wie kann die Therapie verbessert werden?
- Ist Opferempathie ein sinnvoller Weg in der Therapie?
- Was bringt die direkte Konfrontation?
- Welche Forderungen haben die Betroffenen an die Täter und an den Umgang mit Tätern?

Im konkreten Ablauf zentrierten sich die Gespräche auf:

- Motivationen zur Teilnahme am Projekt,
- Phantasien der Täter zur Vorbereitung ihrer Taten,
- Ablauf der Therapie in der LNK,
- Forderungen an die Täter zur Auseinandersetzung mit der Opferperspektive,
- Möglichkeiten der Prävention von Sexualstraftaten,
- Bilanzierung der Ergebnisse bei allen Beteiligten.

2. Die am Projekt Beteiligten

Am gesamten Projektverlauf nahmen fünfzehn Personen teil: sechs Betroffene, fünf Sexualstraftäter, zwei TherapeutInnen aus der Klinik und zwei BeobachterInnen. Die Gruppe der Betroffenen bestand aus zwei in der Kindheit vom Vater sexuell mißbrauchten Frauen, einem Elternpaar eines vergewaltigten und ermordeten Kindes, der Mutter einer vom eigenen Vater sexuell mißbrauchten Tochter sowie der Mutter einer Tochter, die von einem Nachbarn sexuell mißbraucht worden war. Die Tätergruppe setzte sich zusammen aus fünf Tätern, die an einer stationsübergreifenden Therapiegruppe für pädosexuelle Straftäter teilnehmen. Unter ihnen befanden sich: M., der seit seinem 15. Lebensjahr wiederholt wegen sexuellen Mißbrauchs, Nötigung und Körperverletzung in Verbindung mit Perversionen strafrechtlich in Erscheinung getreten war; L., der mehrfachen sexuellen Mißbrauch und Nötigung von Mädchen (mit vorgehaltenem Messer) begangen hat; V., der wegen schweren Diebstahls, Sachbeschädigung, gefährlicher Körperverletzung, mehrfachen sexuellen Mißbrauchs und Nötigung von Jungen verurteilt worden war; W., wegen mehrfachen sexuellen Mißbrauchs von Jungen (seit dem 17. Lebensjahr strafrechtlich in Erscheinung getreten) verurteilt; und E., der sexuellen Mißbrauch an seiner Tochter und einer Nichte begangen hatte. Unter den TherapeutInnen befand sich ein Funktionsoberarzt mit langjähriger Erfahrung in der Psychotherapie und eine Ärztin in der Funktion der Cotherapeutin in der Therapiegruppe. Den BeobachterInnenstatus nahmen der Initiator des Projekts und der Initiativgruppe in Siershahn sowie die Autorin vom Deutschen Jugendinstitut ein.

3. Einige Ergebnisse der Konfrontation im Hinblick auf Täterstrategien

Die Ergebnisse korrelieren mit dem jeweiligen Motivationshintergrund der vier beteiligten Gruppen. Die Gruppe der Betroffenen stieg insgesamt mit einer hohen Erwartungshaltung in das Vorhaben ein, mit den Tätern ins Gespräch zu kommen, ihnen Anstöße in die Richtung von Opferempathie zu geben und sie ein Stück weit zur Übernahme von Verantwortung für ihre Taten und für künftige Prävention bringen zu können. Die Gefühle ihnen gegenüber bewegten sich zwischen Abscheu und Neugier. Die Erlaubnis für u.U. auch ungehemmtes Ablassen eigener Gefühle und die Formulierung von Forderungen gehörte mit zur Voraussetzung für die Betroffenen, um eigenen Gewinn aus der Konfrontation zu ziehen und nicht zum Instrument therapeutischer Strategien der Klinik einerseits, der Täterstrategien zur Funktionalisierung in ihrem Interesse andererseits zu werden.

Im Verlauf der sechs Sitzungen veränderten sich die Einschätzungen der Betroffenen über den durchlaufenen Prozeß. Anfangs überwog eher der Eindruck, „die wirken ja so harmlos“, es fiel schwer, in der Gruppe der so sichtbar defizitären Täter in der forensischen Psychiatrie den Sexualstraftäter schlechthin zu sehen, es wollten sich fast Gefühle von Sympathie einstellen *(„Sie kommen mir so gar nicht als Täter vor... Sie sind mir so vertraut von Ihrem Typ“)*, zumal Anflüge von Authentizität spürbar waren wie z.B. in folgenden Aussagen:

„Ein anderer Aspekt waren die eigenen Minderwertigkeitsgefühle. Ich meine, ich habe ein Kind nie als besonders sexuell attraktiv erlebt, aber das waren die schwächsten Opfer.“

„Man muß so sagen, Kinder wehren sich sowieso nicht, die bleiben immer ruhig.“

„Das Verlangen war schon da von der Frau und so, aber der Mut war nicht da. In dem Moment ist es ein Klacks auf der Straße, wo ich das kleine Mädchen gesehen habe, da habe ich mir das geholt. Das ist... eine ganz leichte Sache dann. Aber nicht mit erwachsenen Frauen.“

„Also bei mir haben die Phantasien also so angefangen, daß ich also mir irgendsolche Doktorspielchen vorgestellt habe. Daß ich irgendsolche Situationen in den Phantasien vorgestellt habe, wie ich mit dem Körper von anderen in Kontakt kommen kann. Also norma-

le Situationen, die jetzt abseits der Sexualität lagen. Daß ich dann hinterher versucht habe, auch diese Situationen zu schaffen. Und dazu waren für mich einfach Kinder geeigneter, weil ich denen leichter ein X für ein U vormachen konnte. Das war jetzt ganz einfach so. Und dann kamen also noch aggressive, gewaltsame Aspekte mit dazu, die ich natürlich dann auch darin ausgelebt habe. Und das hat sich dann so eigentlich, so als ständiger Fluchtpunkt habe ich das so vor mir hergetragen."

Doch alle bekannten Strategien, mit denen die Täter jeglicher Entwicklung von Opferbewußtsein und Verantwortungsübernahme für ihr eigenes strafbares Handeln auswichen, kamen Zug um Zug zum Vorschein, und es gelang ihnen über große Strecken sogar, die Betroffengruppe für ihre eigenen Interessen und ihre Selbstdarstellung soweit zu manipulieren, daß die Konfrontation zeitweise eher zur Kollaboration wurde. Sämtliche Entlastungsargumente, die aus der Täterforschung bekannt sind, wurden von den Tätern gezielt eingesetzt: selbst Opfer gewesen, schlechte Lebensumstände, mangelnder Mut, geringes Selbstbewußtsein, Unsicherheit, keine Gewalt angewendet, Alkoholisierung, Hilflosigkeit, Flucht, Ängste, Hemmungen bis hin zur äußerst dreisten Bemerkung, es habe ja gar nicht richtig Spaß gemacht, und dem immerwährenden Versuch, Mitleid zu erregen oder, wie im folgenden Zitat, den Mißbrauch gar zur erbrachten Leistung umzudefinieren. *„Es hat mich immer wieder Überwindung gekostet. Es hat immer wieder Anläufe gebraucht, um das (den Mißbrauch) überhaupt hinzukriegen... Wenn es dann passiert war, wenn ich ein Opfer in meine Gewalt gebracht habe, dann habe mich so elend wie noch nie gefühlt."*

Die für Sexualstraftäter typische Strategie der Verharmlosung z.B. drückte sich in folgender Aussage aus: *„Ich habe ja auch großartig nichts weiter mit denen gemacht. Nur an denen gespielt, mehr nicht. Und ich habe mich selber befriedigt. Mehr habe ich nicht gemacht."*

Für eine Teilnehmerin aus der Betroffenengruppe war die Konfrontation mit den Tätern hilfreich, um Wut, Haß und Aggressionen auf „ihren" Täter freizulegen. *„Sie sind die Täter, die mich daran erinnern"*, aber *„ich mache das nicht wegen Ihnen, ich mache das wegen mir... Deshalb akzeptiere ich, daß es mir schlechtgeht... ich muß für mich was rausfinden, was für mich wichtig ist."* Sie trug wesentlich die Konfrontation im Verlauf des Projekts und beurteilte am Ende den Prozeß für sich positiv: *„Ich habe schon für meine Geschichte, für mein eigenes Weiterkommen einiges herausfinden können."*

Für andere war die Situation oft schmerzlich und schwer auszuhalten und der Gewinn nicht oder kaum zu erkennen. *„Ich habe un-*

heimlich viele Parallelen zu mir gesehen und was mein Vater mit mir getan hat und daß das so rüberkam: Ja, ich habe ja keine Gewalt angewendet. Für mich kam rüber, daß viele Täter überhaupt nicht begreifen, was sie einem antun oder wie schlimm das ist, was man durchmachen muß. Das ist heftig." Sie weint in diesem Moment und gibt damit den Tätern einen Einblick in die verheerenden Auswirkungen des Mißbrauchs: „Hölle, Schmerz und Trauer und Probleme." Die Tränen erreichten die Täter – vielleicht erstmals. Aber für die Betroffene scheint diese Wiederholung ihrer Erfahrungen in der Täterkonfrontation eher schmerzlich. Auch andere waren aufgebracht und konnten die Konfrontation für sich eher nicht positiv nutzen. *„Jedesmal, wenn ich hier rauskomme, dann wird mir der Gedanke viel bewußter: Wenn ich die alleine zu packen kriege, vergesse ich alles, vergesse ich, daß ich Kinder habe, vergesse ich, wer ich bin und woher ich komme – soviel Wut steigt auf"*, aber *„das sind die Verkehrten".*

Zorn auf die wahrgenommenen Privilegien der Täter im Maßregelvollzug im Vergleich zur Situation der betroffenen oder zu schützenden Kinder wird laut. *„Soviel Mühe gibt sich für die Kinder keiner... Ich verbiete den Kindern, alleine irgendwohin zu gehen. Die dürfen nicht raus. Wenn ich nicht da bin, sowieso nicht. Ich sperre die praktisch ein, damit die (Täter) da draußen herumlaufen können."*

Die sechs Sitzungen waren insgesamt geprägt von z.T. heftigen Forderungen der Betroffenen an die Täter, sich in ihre Opfer hineinzuversetzen, zu begreifen, was sie ihnen angetan haben, etwas für sie zu tun und vor allem, ihren Beitrag zu leisten, daß die Gesellschaft vor ihnen, vor Sexualstraftätern generell geschützt werden könne. Letztere Frage zog sich über drei Sitzungen hin in der Hoffnung auf Antworten. Frustration und Enttäuschung machten sich am Ende breit, als deutlich wurde, daß die Täter nicht bereit waren, Verantwortung für ihre Taten zu übernehmen. Sie setzten ihre Täterstrategien bruchlos fort, ausschließlich ihren eigenen Interessen nachzugehen und andere Menschen dafür zu funktionalisieren und zu manipulieren. Sie stellten Forderungen an die Gesellschaft, verlangten Verständnis und Therapie (deren Angebot in der Klinik sie allerdings kaum nutzten), äußerten die Erwartung, daß durch Aufklärung der Kinder sich das Problem lösen werde, sowie die Idee, das Herstellen von Öffentlichkeit und Kommunikation über sexuellen Mißbrauch wirke präventiv (während sie selbst zugaben, daß sie bei Gesprächen über das Thema immer ausgewichen waren), äußerten den Wunsch, auch nach einer Entlassung weiter betreut zu werden usw. Eigenes Handeln, eigenständige Übernahme von Verantwortung für Prävention war kein einziges Mal Thema für die Täter. Sie beschäftigten sich ausschließlich mit sich selbst. Die Enttäuschung verschaffte sich Luft bei einer der betroffenen Mütter: *„Wenn ich sehe, wie hier Mittel verschwendet werden, wie hier Energien – auch unsere – verschwendet werden und Sie praktisch nichts Besseres zu tun haben, als uns mehr oder weniger an der Nase herumzuführen, da bin ich sauer!"*

Skepsis gegenüber Therapie wurde durchgängig laut und verstärkte sich zunehmend, je öfter die Täter das Recht auf Therapie für sich einforderten. *„Das, was da gekommen ist, war sehr enttäuschend. Für mich jetzt, ich denke, das war Unsinn. Da nützt auch die beste Therapie nichts, wenn man nicht bereit ist, von sich aus da irgendwelche Dinge verändern zu wollen. Da muß man von sich aus hingehen. Ich muß auch von mir aus hingehen und muß sagen ‚Mein Kind braucht die Hilfe, mein Kind braucht die Hilfe', da muß ich anrufen, da muß ich hinfahren, das muß ich auch alles bezahlen. Da kommt keiner hin und sagt: ‚Ach du armes Kind, ich gebe dir das mal, und ich biete dir die Hilfe und biete dir die Hilfe.' Die Täter bekommen die Hilfe geboten, kostenlos, wohnen kostenfrei, kriegen ihr Essen an den Tisch gebracht, kriegen ihre Betten gemacht. Waschen können sie sich vielleicht noch selber. Das ist traurig, das ist eigentlich sehr traurig, weil das Traurige daran – ich denke, das Verhältnis stimmt nicht. Das ist halt die letzten zwei Male so rübergekommen, das ist halt für mich enttäuschend. Ich denke, Täter machen sich wirklich keine Gedanken, lassen alles auf sich zukommen. Das letzte Mal kam ja auch von dem Herrn X, er hätte nie eine Hilfe angeboten bekommen, hätte nie die Möglichkeit gehabt. Verdammt noch mal! Wenn ich Hilfe brauche, dann muß ich mir die auch suchen. Wenn ich krank bin, dann gehe ich zum Arzt."*

Mitgebrachte Vorstellungen/Vorurteile auf der Seite der Betroffenen waren am Ende eher bestätigt oder sogar verstärkt worden, weil das konkrete Erleben der chronischen „Lügengebäude", der permanenten Anpassungsstrategien der Täter und ihrer Anspruchshaltung gegenüber der Gesellschaft noch weniger Hoffnung auf eine mögliche Änderung läßt. Im Gegenteil: *„Die haben gelernt. Der... hat einem doch nur nach dem Mund geschwätzt."* Die Analyse insbesondere der fünften Sitzung zeigte ernüchternd, daß gerade derjenige Täter, der das Projekt mitinitiiert hatte, kein anderes Interesse verfolgte, als seine Entlastungsstrategien zu verbreiten, sie zu untermauern, zu bestätigen und noch auszubauen. Er schaffte es, die Betroffenen erneut für sein Eigeninteresse zu benutzen: in seiner Selbstinszenierung, im Abschieben der Verantwortung für sein Handeln und im Stellen seiner Forderungen, was andere für ihn zu tun hätten. Es gelang ihm phasenweise, die Betroffenen als HilfstherapeutInnen/BeraterInnen umzufunktionieren, er ließ sich Ratschläge geben und forderte Mitleid und Anerkennung ein: *„Die Auseinandersetzung mit sich selber, mit der Straftat und mit den Gründen, die dazu geführt haben, die ist sehr anstrengend. Die ist eine unheimliche Belastung."* Damit setzte er die alten Täterstrategien bruchlos fort und kehrte die Verhältnisse ungebremst um: Nicht die Tat ist eine *„unheimliche Belastung"*, sondern die Beschäftigung mit sich selber.

Das Ergebnis der Konfrontation ist für die Betroffenen überwiegend bitter und hinterläßt Wut und Abscheu. Erklärungen eines Täters wie: *„Ich habe noch einen weiten Weg vor mir und muß noch viel an mir arbeiten"*, erweisen sich als hohle, auswendiggelernte Phrasen der Abwehr realer Auseinandersetzung mit sich selbst und der Verantwortung für die ausgeübte sexuelle Gewalt. Dafür hängt er schönen Zukunftsvisionen nach. *„Wenn ich mal (rauskäme), dann würde ich in eine Wohngemeinschaft gehen, da meiner Arbeit nachgehen und dann abends noch so eine Gruppentherapie besuchen" (V, 43).* Ganz unerträglich wird es, wenn einer der Täter beansprucht zu beurteilen, was von den aktuellen Forderungen z.B. nach Sicherungsverwahrung und Strafverschärfungen zu halten ist: *„Diese Hexenjagd, die im Moment so in den Medien veranstaltet wird, die halte ich durchaus nicht für sinnvoll..." (V, 13),* und er belehrt: *„Es fehlt hier ganz klar das Verständnis dafür, daß diese Straftaten und die sexuellen Fantasien nämlich genau die Flucht sind..." (V, 19)* usw. Er bewertet, beurteilt, weiß alles über Täter, fordert Mitleid ein – *„ich habe mich in der Situation (der Ausübung des Mißbrauchs) ganz einfach allein und hilflos gefühlt", (V, 14)* – und manipuliert. An sich zu arbeiten, ist er nicht bereit, wie über die TherapeutInnen zu erfahren ist.

Heftiger Frust und das Gefühl, von den Tätern „verarscht" worden zu sein, macht sich am Ende der Sitzungen breit und verstärkt Einschätzungen über Nicht-Therapierbarkeit der Täter und Forderungen nach ihrer Sicherungsverwahrung.

Das Ergebnis läßt vermuten, daß die Täter in der Klinik mit der Gewalt ihres Handelns und ihrer Folgen für das Opfer bisher gar nicht konsequent konfrontiert worden sind.

Die Einordnung der Täter als „Klienten", als krank, scheint einen schonenden Umgang mit ihnen zu bedingen, während ihre Aussagen durchaus davon zeugen, daß sie sich für ihr Eigeninteresse gut einsetzen können und ohne Druck nichts erreicht werden wird. Die stereotyp ausgedrückte Hoffnung auf „Therapie" wirkt als Phrase und Strategie. Es wird nicht glaubhaft, daß Therapie vor allem im Hinblick auf Verhinderung weiterer Täterschaft etwas bewirken könnte. Die Opferperspektive geht den Tätern merklich völlig ab und scheint von ihnen im Klinikbetrieb auch nicht verlangt zu werden. Duldung und Schonung scheinen Vorrang zu haben. Schonungslose Konfrontation mit den angerichteten Verletzungen und Aufgabe der Manipulation von Personen und Institutionen in ihrem Interesse müssen jedoch als Voraussetzungen gelten, um überhaupt etwas in Gang zu bringen.

Es ist deutlich geworden, daß sich Täter der Strafbarkeit ihres Handelns zum Zeitpunkt der Tat voll bewußt waren. Generell sollte Tätern abverlangt werden, konkret an Prävention mitzuarbeiten und die Opfer zu entschädigen.

Die von den Tätern so gern genannte „Aufklärung“ von Kindern und Öffentlichkeit über sexuellen Mißbrauch als präventive Maßnahme erweist sich als Ablenkungsmanöver, denn sie berichten selbst, daß sie weghörten und verdrängten, wenn das Delikt thematisiert wurde, um ihre kriminelle Tat ausführen zu können.

Täter setzen ihre Strategien der Manipulation, Lügen, Schuldzuweisungen an andere und des Anspruchs der Bestimmungsmacht im Maßregelvollzug fort – diese Beobachtung zieht sich durch sämtliche Protokolle der sechs Sitzungen. Gegenstrategien müßten entwickelt werden, um die Übernahme von Verantwortung der Täter für ihre Taten faktisch zu erreichen. Herkömmliche Therapien scheinen ungeeignet. Die Konfrontation mit der Opferperspektive ist unerläßlich, aber unklar ist, wie sie durchgeführt werden und erfolgreich sein kann. Die direkte Einbeziehung von Betroffenen nach dem Beispiel des Projekts setzt diese erneut Manipulation, Machtmißbrauch und schmerzlichem Wiedererinnern der erlittenen Verletzungen aus. Dennoch haben die Betroffenen in der Projektgruppe, die den gesamten Projektverlauf mitvollzogen haben, ihre Erfahrungen durchweg als positiv erlebt, als Fortschritt in ihrem eigenen Klärungsprozeß. Doch scheint die während des Projekts festgestellte Wirkung der Konfrontation auf die Täter in keinem Verhältnis zum Aufwand zu stehen, der von der Projektgruppe betrieben worden war. Sinnvoll könnte die Fortbildung der TherapeutInnen durch Betroffene – z.B. im Rahmen von Honorarverträgen – in bezug auf die Opferperspektive sein, denn die Erfahrung mit dem Projekt zeigte den wohl größten Lerneffekt bei der Gruppe der TherapeutInnen. Sie sind üblicherweise voll zentriert auf die Täter, verfangen in der Täterperspektive und scheinen weitgehend abgeschnitten vom Blick auf den Zusammenhang mit den geschädigten Opfern bzw. von der Beschäftigung mit der Opferseite generell. Die häufig bei TherapeutInnen anzutreffende große Täterempathie ist vermutlich hierin begründet und muß grundsätzlich kritisiert und im vorfindlichen Ausmaß und seinen gefährlichen Folgen im Täterschutz verhindert werden.

7. Zusammenfassung

Zwölf qualitative Interviews mit betroffenen Mädchen und Frauen im Alter zwischen 19 und 42 Jahren wurden durchgeführt, von denen acht für die vorliegende Studie ausführlicher ausgewertet wurden. Von 29 Prozeßunterlagen, zumeist Glaubwürdigkeitsgutachten und ergänzenden Informationen aus dem Prozeßgeschehen, waren zehn Fälle für die Fragestellung der Untersuchung ergiebig und wurden daher miteinbezogen. Ein Konfrontationsprojekt zwischen Betroffenen und Sexualstraftätern in einem Maßregelvollzug konnte einige ergänzende Gesichtspunkte zur Frage der Täterstrategien aus der Täterperspektive beisteuern.

Das Ergebnis der Auswertungen zeigt, daß die Strategien, mit denen sich pädosexuelle Väter oder vaterähnliche Personen Zugang zu Opfern verschaffen, so vielfältig sind wie die Zahl der Täter. Jede Strategie schien individuell entsprechend den Gegebenheiten, an denen der Täter ansetzen konnte, um an das Opfer zu gelangen, Hilfe auszuschließen und Widerstand unmöglich zu machen. Die Strategien, auf die die Täter allergrößte Sorgfalt verwendeten, richteten sich gleichzeitig nach mehreren Seiten:

- nach außen, um ein Eingreifen auszuschließen;
- gegen das Opfer, um es gefügig und wehrlos zu machen;
- gegen die Mutter (oder andere weibliche Bezugspersonen), um sie zu täuschen oder zur Duldung zu bewegen.

Aus den drei empirischen Untersuchungsschritten konnten fünf aufeinander folgende Schritte in den Täterstrategien herausgearbeitet werden, in denen die Täter den sexuellen Mißbrauch jeweils planten, vorbereiteten, durchführten und absicherten:

1. die Herstellung oder Nutzung von Bedingungen und Voraussetzungen, um den sexuellen Mißbrauch begehen zu können;
2. die sexuelle Annäherung an das Kind;
3. die Absicherung des sexuellen Zugangs zu ihm;
4. die Spaltung zwischen Kind und Mutter und die Vernebelung von deren Wahrnehmung;
5. die Stützung auf in ihrer Wirkung täterschützende Institutionen bzw. auf ein Umfeld, das dem Kind keinen Glauben schenkt und/ oder ihm nicht hilft.

So vielfältig die Strategien im einzelnen erschienen oder es konkret auch waren, erfolgten sie doch nach den gleichen Mustern, mit denen ein Kind getäuscht, benutzt, geängstigt, ein soziales Umfeld manipuliert und enge Bezugspersonen funktionalisiert werden, um an das eine Ziel zu gelangen: das Kind sexuell zu mißbrauchen, wann, wie und solange der Täter es will.

Die Ähnlichkeit der Strategien ergibt sich aus der spezifischen Situation des kindlichen Opfers: Abhängigkeit, relative Unwissenheit, Angewiesenheit auf Zuwendung, Sehnsucht nach Liebe und Wärme, Suche nach Bestätigung und Anerkennung. Je mehr Defizite ein Kind in bezug auf Sicherheit, Zuwendung, Anerkennung, Liebe und Wärme aufweist, desto größer ist offenbar die Gefahr, daß es Opfer sexuellen Mißbrauchs wird, wie es eine der interviewten Frauen ausdrückt: *„Wenn ich mir meine Geschichte anschaue, dann habe ich das Gefühl, eines der größten Gefährdungspotentiale ist es, dieses ungeliebte Kind zu sein... nach Anerkennung und Liebe sich zu sehnen, nach Wärme und Geborgenheit, die die einem natürlich überhaupt nicht geben, aber die einem vorgaukeln, das zu geben, und die einem vorgaukeln, das ist Liebe und das ist Nähe und das ist Zuwendung. Und dabei instrumentalisieren sie dich bis zum Erbrechen." (Rebecca, 27f)*

Gleichermaßen gelang es den Tätern, das soziale Umfeld zum Täterschutz zu bewegen, was sich in Argumenten wie den folgenden ausdrückt: „Er liebt dich doch, er kümmert sich doch um dich, es ist doch nur zu deinem Besten, sei doch nicht so undankbar usw." Die Berichte der Opfer belegen auf drastische Weise die nahezu absolute Aussichtslosigkeit, mit der ein Kind vom Täter in die „Mißbrauchsfalle" (s.u.) verstrickt wird und aus der es allein in der Regel erst herausfindet, wenn es im Lauf des Heranwachsens über Möglichkeiten effektiven Widerstands verfügt.

In bezug auf die Bedingungen und Voraussetzungen, an denen Männer, die Kinder sexuell mißbrauchen wollen, ansetzen oder die sie schaffen, konnten eine Reihe von Faktoren identifiziert und damit ein erhebliches Gefährdungspotential für Kinder aufgezeigt werden. *„Man muß so sagen, Kinder wehren sich sowieso nicht, die bleiben immer ruhig"* – diese Aussage eines verurteilten Sexualstraftäters aus dem Maßregelvollzug, der Kinder außerfamilial sexuell mißbrauchte, trifft so pauschal keineswegs zu. Die Berichte betroffener Mädchen und Frauen zeigen, daß sie sich alle auf die Weise, die ihnen unter den jeweils gegebenen Umständen möglich war, zur Wehr gesetzt haben, daß es den Tätern jedoch gelang, ihren Widerstand außer Kraft zu setzen, sie einzuschüchtern, zu ängstigen, in Abhängigkeiten zu verstricken und ihr Bedürfnis nach Zuwendung zu mißbrauchen.

Die vorliegende Untersuchung legte ihr Schwergewicht auf sexuellen Mißbrauch im sozialen Nahraum und dabei insbesondere auf familiale Zusammenhänge, weil in solchen Fällen die Täterstrategien gut zu erkennen waren. Die Täter hatten wegen des gesicherten Zugangs zum Opfer ausreichend Zeit, ihre Strategien zu entfalten, sie auf die Reaktionen des Kindes abzustimmen und ihre Macht gezielt einzusetzen. Viele dieser Strategien werden auch von Tätern außerhalb der Familie angewendet (vgl. Enders 1995).

Bei den bisherigen Arbeiten zu Täterstrategien war kaum thematisiert worden, daß bei den Voraussetzungen für den Mißbrauch der Mutter eine besondere Rolle zukommt, die der Täter nutzt und herstellt. Der Täter verwirrt systematisch ihre Wahrnehmung und zerstört die Solidarität zwischen Kind und Mutter, so daß sie weder der eigenen Wahrnehmung noch den Aussagen oder Hinweisen des Kindes traut und es damit nicht schützen kann. Zu den Voraussetzungen, die der Täter in seine Strategien einbaut, kann auch gehören, daß sie selber Probleme hat oder den Mann festhalten und nicht verlieren möchte, jedoch seine sexuellen Wünsche nicht erfüllen kann oder will (vgl. Enders/Stumpf 1991, Bullens 1995, 1999, Enders 1995, Jakob 1998).

Weitere Faktoren können nach den ausgewerteten Berichten die Gefahr sexuellen Mißbrauchs vergrößern: ein allgemeines Gewaltklima in der Familie, das zu grundsätzlicher Einschüchterung des Kindes führt, autoritäres Verhalten des Vaters/Täters, traditionelle Erziehungsvorstellungen wie Erwartung unbedingten Gehorsams etc., Probleme in der Partnerbeziehung der Mutter sowie Mangel an oder gänzliches Fehlen von Sexualaufklärung des Kindes. Nicht selten stellt auch eine sozial angesehene Position des Täters einen Rahmen her, der es ihm ermöglicht, nicht in Verdacht zu geraten und dadurch einen nahezu unbegrenzten Freiraum zum sexuellen Mißbrauch des Kindes zur Verfügung zu haben.

Die Strategien der sexuellen Annäherung an das Kind folgten, wie in vielen anderen Arbeiten auch berichtet wurde (vgl. Burgess & Holmström 1980, Sgroi 1982, Conte 1986, Lanning 1987, Warner & Kearney 1987, Monaco & Gaier 1988, Conte e.a. 1989, Berliner & Conte 1990, Enders 1994, 1995, Bullens 1995, Elliot e.a. 1995), immer dem Muster, an den Schwächen und Bedürfnissen des Kindes anzusetzen, es in seiner Wahrnehmung über gut und schlecht, kindgerechte und übergriffige Berührungen zu verwirren und mit zunächst scheinbar zufälligen, unbeabsichtigten Berührungen an einen Körperkontakt zum Täter zu gewöhnen. Die schleichende Sexualisierung bemerkte das Kind oft erst dann, wenn ein Ausbrechen aus der Situation kaum oder gar nicht mehr möglich war. Ein besonders hinterhältiger Bestandteil der Täterstrategien wurde in den angeführten Studien nicht erwähnt, stellte sich aber vor allem in den Interviews als ein vom Täter im familialen Rahmen, im sozialen Nahraum, relativ häufig angewandtes Mittel dar. Er zielt darauf ab, das Kind, verkleidet in scheinbare Liebeszuwendungen, durch die sexualisierten Berührungen selbst zu Lustgefühlen zu bringen, um damit eine Abhängigkeit zu erzeugen, die das Kind nicht überblicken kann. Auf diese Weise schafft der Täter die Basis für Schuldgefühle, die Berührungen ja genossen zu und daher kein Recht auf Abwehr und Hilfe von außen zu haben. Die Überzeugung, es sei selbst schuld, denn es habe die Berührungen provoziert, ist das Ziel dieser Annäherungen, um die Basis zur Duldung von Eskalationen des sexuellen Mißbrauchs und die Einforderung der Befriedigung der sexuellen Bedürfnisse des Täters zu legen. Das Argument, das häufig in Gerichtsverfahren auftaucht, der Täter habe ja keine Gewalt ausgeübt und dem Kind sei daher kein Schaden zugefügt worden, läßt die Strategien des Täters, das Kind für sich verfügbar zu machen, voll aufgehen (vgl. Fastie 1994, Kirchhoff 1994, Heiliger/Engelfried 1995). Es verkennt die subtile Gewalt im Vorgehen des Täters, das immer wieder durch Demonstrationen offener Gewalt unterstützt und begleitet wird, um das Gewaltpotential zu zeigen und die Angst des Kindes zu schüren (vgl. Conte e.a. 1990). Aus den Berichten der Betroffenen wird deutlich, daß der sexuelle Mißbrauch an Kindern niemals eine Handlung aus Liebe zum Kind sein kann. Im Gegenteil sollte die Behauptung von Liebe es nur verwirren. Scheinbare Anerkennung und Wertschätzung durch den Täter stellten deutlich erkennbar Täuschungsmanöver dar, um sich in das Vertrauen des Kindes einzuschleichen und nach langer und sorgsamer Vorbereitungszeit die Duldung des sexuellen Mißbrauchs durch das Kind zu erreichen (vgl. Bullens 1995, Warner-Kearney 1987). Die Lüge wird in dem Augenblick deutlich, in dem das Opfer sich ihm entzieht und die Tat aufdeckt. Dann schlagen dem Kind nur Feindseligkeit und Abwertung entgegen, es wird beschimpft und beleidigt.

Typisch für den sexuellen Mißbrauch an Kindern im sozialen Nahraum/in familialen Konstellationen scheint nach den Berichten aus Interviews und Akten und in der vorhandenen Literatur (vgl. Conte 1986) nicht nur die jahrelange Planung und Vorbereitung, sondern ebenso die jahrelange Dauer der Mißbrauchshandlungen. Spezielle Strategien des Täters richteten sich nach dem Gelingen des endgültigen sexuellen Zugriffs darauf, die Ängste des Kindes weiter zu schüren, Macht zu demonstrieren, Abhängigkeiten des Opfers zu festigen, Hilfe auszuschalten und die Täuschungsmanöver gegenüber anderen Personen zu verstärken (vgl. Berliner & Conte 1990). Auch hier setzten die Täter wieder alle Möglichkeiten ein, um die

Verfügung über ihr Opfer zu behalten, es regelmäßig zu benutzen und Aufdeckung verhindern zu können. Sechs bis neun Jahre betrug die durchschnittliche Dauer, die die interviewten Frauen in ihrer Kindheit und Jugend den sexuellen Mißbrauch ertragen mußten. Er war damit ein entscheidender traumatisierender Faktor, der ihre ganze Kindheit und Jugend bestimmte. Den entsprechenden Tätern ist es gelungen, den Erfolg ihrer Strategien auch in der Weise einzustreichen, daß keiner von ihnen strafrechtlich zur Verantwortung gezogen wurde. Die Täter aus den Gerichtsunterlagen wiederum gehörten zu der verhältnismäßig kleinen Gruppe derer, die angezeigt, angeklagt und verurteilt worden waren. Die Mehrzahl der Täter insbesondere aus dem sozialen Nahraum bleibt jedoch ohne Strafverfolgung, wie die angenommene Dunkelziffer in diesem Bereich zeigt (vgl. Baurmann 1983). In diese Gruppe gaben die Interviews einen Einblick, der zu erklären versucht, wie die Täter vorgehen, um einerseits den Mißbrauch begehen zu können, andererseits am Ende unentdeckt zu bleiben.

Bei ihren Strategien zur Aufrechterhaltung der Gefügigkeit ihrer Opfer setzten die Täter v.a. auf die Schwächen des Kindes, die sie ja bestens kannten (vgl. Conte 1986, Monaco & Gaier 1988, Enders 1994, 1995, 1999). Sie sorgten dafür, daß die Minderwertigkeitsgefühle des Kindes, seine Defizite und seine Angst vor Liebesverlust aufrechterhalten blieben oder sich noch verstärkten. Die Täter schafften es häufig, sich selbst als den Bemitleidenswerten darzustellen, für den das Kind etwas tun müsse. Manche erweckten im Kind den Eindruck, es sei für den Täter etwas Besonderes und leiste, was z.B. die Mutter nicht schafft, könne ihm mehr geben als diese (vgl. Bullens 1995, 1999). Solche Täuschung machte die Kinder stolz, und manche nahmen dafür die Verletzungen, die der Täter ihnen zufügte, in Kauf. U.U. nahmen sie sogar die Verantwortung für den Täter auf sich, damit es ihm gut gehe, er nicht unglücklich sei, die Familie nicht zerbreche usw. Manchmal logen sie auch aus dieser Situation, um den Täter zu schützen und den Mißbrauch vor anderen zu verdecken.

Auch mit offenen wie subtilen Drohungen arbeiteten die Täter, um dem Kind klarzumachen, es solle ja nicht wagen, den Mißbrauch offenzulegen. Die Angst des Kindes vor Entdeckung durch die Mutter wurde z.B. geschürt. Der Täter suggerierte dem Kind, das Sprechverbot aufzuheben, würde quasi allen Unglück bringen: die Kinder müßten vielleicht ins Heim, der Vater womöglich ins Gefängnis, die Familie werde zerrüttet – dem mißbrauchten Kind wurde die gesamte Verantwortung übertragen, mit der es sich in seiner erfolgten Zurichtung für das Wohl anderer identifizierte. Die Isolierung des

Kindes von jeglicher Unterstützung – vor allem durch die Mutter – und oft von Freundschaften mit Gleichaltrigen hielt seine Abhängigkeit von der Zuwendung durch die Täter aufrecht. Auch Schläge wurden eingesetzt, um dem Opfer die Gefahr zu verdeutlichen, die ihm bei Nichtbefolgen der ausgesprochenen und versteckten Verhaltensanweisungen drohen würde. Die inszenierte Koppelung zwischen Zuwendung und sexuellem Mißbrauch ließ das Kind manchmal lieber den oft schmerzhaften Mißbrauch und den Ekel ertragen, als gar nicht beachtet zu werden. Die Täter – insbesondere aus den Interviews – schafften es häufig, in den Kindern die Illusion zu nähren, sie mißbrauchten sie aus Liebe. Erst in langjährigen Therapieprozessen, in denen sich die Opfer mit den Problemen befaßten, die ihnen infolge des sexuellen Mißbrauchs zu schaffen machen, wurden sie sich darüber klar, nur benutzt worden zu sein. Als Kind war ihnen diese Einsicht zumeist nicht möglich, zu stark fühlten sie sich angewiesen auf die Suggestion von Liebe, Interesse und Wertschätzung.

Daß Mütter ihre Kinder oft nicht vor sexuellem Mißbrauch durch ihre Partner schützen können, ist ein Faktor, dem unter dem Aspekt der Täterstrategien bisher noch zuwenig Aufmerksamkeit geschenkt wurde. Fachleute verschiedener Einrichtungen sind mit Schuldzuweisungen an die Mutter häufig schnell bei der Hand, wobei u.U. der Täter selber aus dem Blickfeld gerät (vgl. Jakob 1998). Am notwendigen Verständnis für die Situation der Mütter und entsprechender Unterstützung zur Verbesserung des Kinderschutzes fehlt es noch weitgehend (vgl. ebd.). Die Berichte zeigen, daß oft bereits in der Konstruktion der Beziehungen zwischen dem Mißbraucher und der Mutter das Problem dafür lag, daß sie ihr Kind nicht schützen konnte. Die Beziehungen wurden zumeist als schwierig beschrieben, die Mütter lehnten die Sexualität mit dem Mann eher ab, wollten oder konnten seine Wünsche nicht erfüllen und fühlten sich von ihm eher nicht verstanden. Sie waren zumeist eher unselbständig und/oder fühlten sich abhängig von diesem Mann und hatten große Angst, von ihm verlassen zu werden. Ein eher traditionelles Frauenbild in ihren Köpfen ließ sie sich schuldig fühlen, die Bedürfnisse des Mannes nicht zufriedenzustellen. Eine nach außen funktionierende Familie/Beziehung hinzubekommen, erschien ihnen als wichtigstes Ziel gemäß einer zentralen gesellschaftlichen Erwartung an Frauen, die sie zu erfüllen versuchten. Aus dieser Konstellation geriet der Schutz der Kinder in Konkurrenz zum Schutz der formalen Familien- oder Beziehungsstruktur und der formalen Aufrechterhaltung der (ehelichen) Beziehung nach außen. Frauen laufen in dieser Situation offenbar Gefahr, pädokrime Interessen ihrer Männer nicht wahrzunehmen.

Erst wenn sie bereit sind, sich von den Männern zu trennen, die ihr Kind mißbrauchen, sind sie (wieder) fähig, dem Kind Glauben zu schenken, wenn es ihnen von der Tat berichtet, und können sich für das Kind einsetzen, wie insbesondere aus den Akten hervorgeht.

Ist die Frau als Kind selbst Opfer sexueller Gewalt gewesen und hatte sie keine Chance, ihr Trauma aufzuarbeiten, ist die Gefahr bekanntlich besonders gegeben, daß sie zum einen wieder an ähnliche Männer wie den Mißbraucher gerät, zum anderen blockiert offenbar die Verdrängung des eigenen Mißbrauchs die Wahrnehmung ähnlicher Vorgänge in ihrem späteren Leben (vgl. Enders/Stumpf 1991). Die berichteten jahrelangen, ausgeklügelten Täterstrategien sowie die Tatsache, daß nahezu alle Täter aus den Interviews heute neue Partnerinnen wiederum mit Kindern haben – zumeist in einer neuen Ehe – könnten darauf schließen lassen, daß diese Täter „von Haus aus" pädokrime Interessen hatten/haben. Denkbar ist durchaus, daß sie bei der Partnerinnenwahl Frauen suchten, die sich ihnen als schwache Persönlichkeiten zeigten, erhebliche Probleme hatten oder unselbständig waren, sich dem Mann eher unterwarfen und sich eher mit einem traditionellen Weiblichkeitsbild identifizierten.

Ein Aspekt, der ohne Zweifel für Prävention von besonderer Bedeutung ist, betrifft die Reaktion von Institutionen und Personen auf das Wissen bzw. die Vermutung eines sexuellen Mißbrauchs an Kindern und erfordert besondere Beachtung. Zu diesem Punkt liegt bisher ebenfalls kaum Forschung vor, die sich kritisch mit professionellem Handeln in diesem Feld auseinandersetzt (vgl. Schele 1996, Roth 1997, Jakob 1998). Sowohl in den Interviews als auch den Akten wurde immer wieder berichtet, daß die Mädchen/jungen Frauen gegenüber Fachkräften verschiedener Bereiche oder Privatpersonen Signale ausgesendet hatten, die ihren Hilfebedarf deutlich machten, oder daß sie sich direkt an entsprechende Personen um Hilfe gewendet hatten. Die Reaktionen auf die Signale bzw. konkreten Aussagen der Mädchen/jungen Frauen waren zumeist eher abweisend und zeugten einerseits von hoher Unkenntnis in bezug auf angemessene Hilfe für sexuell mißbrauchte Kinder und Jugendliche und andererseits von einer deutlichen Neigung zum Täterschutz.

Keiner der Hinweise, die die Frauen aus den Interviews als Kinder gegeben hatten, hatte dazu geführt, daß die Täter zur Verantwortung gezogen und an weiteren Mißbrauchshandlungen gehindert wurden. Allenfalls wurden die Kinder bzw. Jugendlichen aus den Familien herausgenommen, um sie dem akuten Mißbrauch zu entziehen. Aber die offensichtliche Tatsache, daß die Täter ihr Handeln mit dem Entzug des einen Opfers nicht beendeten, sondern neue Opfer suchten oder sich bemühten, weiterhin an dieses eine Opfer heranzukommen, blieb völlig unbeachtet. Es wurde noch nicht einmal in Betracht gezogen, daß eventuell Geschwister der Betroffenen ebenfalls vom Vater sexuell mißbraucht wurden/werden. Bei den Berichten aus den Akten, die ja Ergebnis dessen sind, daß die Betroffenen ihre Mütter oder Institutionen schließlich zum strafrechtlichen Eingreifen bewegen konnten, scheint z.B. der Umgang von Polizei und Justiz mit den Opfern immer noch auf eine Verharmlosung der Taten hinzuweisen. In Gerichtsverfahren entwickeln die Täter, wenn sie nicht mehr die Chance haben, ihre Tat gänzlich zu verdecken, in aller Regel eine neue intensive Strategienabfolge der eigenen Entlastung und Belastung des Opfers.

Schließlich wurde in der Auswertung der Berichte auf den Widerstand der Betroffenen selbst eingegangen, den sie dem Täter entgegensetzten. Hierbei wurde deutlich, daß die Mädchen zu Beginn des Mißbrauchs alle ihren Widerstand gezeigt hatten, sobald sie erkennen konnten, daß etwas geschah, womit sie nicht einverstanden waren. Ihre unterschiedlichen Formen des Widerstands wurden jedoch außer Kraft gesetzt oder aktiv gebrochen mit Mitteln, die der Täter jeweils aus der genauen Kenntnis der Situation des Kindes entwickelte. Die Entschlossenheit zum Widerstand führte jedoch dazu, daß die jungen Frauen irgendwann eine Gelegenheit nutzten oder schufen, um sich aus der Mißbrauchssituation zu befreien, zumeist allerdings erst nach längerer Dauer des Mißbrauchs und beim Zuwachs von Erfahrungen und Stärke. Für die Mädchen/jungen Frauen aus den Akten war es von großer Bedeutung, daß der Täter angezeigt und – zumeist – verurteilt wurde. Diese Konsequenz dient nicht nur ihrem Schutz, sondern hilft ihnen auch, die Schuldgefühle, die der Täter bei ihnen erzeugt hatte, von sich zu weisen und seine Schuld am Mißbrauch bestätigt zu bekommen. Diese Tatsache kann für die Verarbeitung ihrer traumatischen Erfahrungen von zentraler Bedeutung sein.

Bei den Frauen aus den Interviews, deren Mißbraucher niemals strafrechtlich zur Verantwortung gezogen wurden, war ein starkes Bedürfnis spürbar, selber den Täter mit seiner Tat zu konfrontieren und eventuell eine Fortsetzung seiner Taten an anderen Opfern zu verhindern. Da die Täterstrategien zumeist nach Beendigung des sexuellen Mißbrauchs bei der Betroffenen weiterwirkten und verhinderten, daß sie sich befreiten und den Täter zur Verantwortung zogen, erfordert es offenbar viel Mut und Energie, sich aus den Verstrickungen endgültig zu lösen und sich mit dem Täter zu konfrontieren. Doch erst dieser Akt scheint zu signalisieren, daß die Wirkung der Täterstrategien beendet ist und die Opfer selber aus dem Täterschutz aussteigen. Deshalb scheint eine aktive Unterstützung der Betroffenen für diese Konfrontation von großer Wichtigkeit zu sein. Im Fall der Interviewten haben es einige geschafft, sich diese Unterstützung zu besorgen, und z.B. erreicht, daß um den Täter herum eine soziale Kontrolle errichtet wurde, die ihm erneuten Mißbrauch erschwert oder unmöglich macht. Die Mehrzahl Betroffener kann vermutlich diesen Weg allein nicht gehen und ist auf die Unterstützung durch Außenstehende angewiesen, die sie ihnen bisher aber eher zu verweigern scheinen. Doch wurde deutlich, daß die Unterlassung der Konfrontation von Tätern mit ihrer Tat sich als aktiver Täterschutz auswirkt und den Tätern prinzipiell eine nahezu grenzenlose Fortsetzung des Mißbrauchs an immer neuen Opfern ermöglicht.

Das Projekt der Konfrontation zwischen Betroffenen und Sexualstraftätern im Maßregelvollzug hat vermuten lassen, daß die Täter im Rahmen der forensischen Psychiatrie ihre Strategien der Manipulation anderer für ihre Interessen und die Verleugnung ihrer Taten bruchlos fortsetzen. Es bedarf spezialisierter Behandlungsansätze, um diese Strategien zu entkräften, und einer Opferperspektive sowie Opferschutz überhaupt erst Raum zu verschaffen.

Angesichts der Vielfalt der Strategien, mit denen die Täter arbeiten, um den sexuellen Mißbrauch an Kindern begehen zu können und (zumeist) ungestraft zu bleiben, muß präventives Handeln auf mehreren Ebenen ansetzen.

1. Allgemeine primäre Prävention durch Veränderung gesellschaftlicher Strukturen, die sexuellen Mißbrauch hervorbringen und fördern: Abbau der Geschlechterhierarchie durch Verwirklichung von Gleichberechtigung (vgl. Godenzi 1993); Abbau sämtlicher Signale und „Kulturen", die dazu beitragen, die Hemmschwellen herabzusetzen, sexuellen Mißbrauch zu begehen (vgl. Russel 1984, Finkelhor 1984): die Struktur der Geschlechterhierarchie, die Abgeschlossenheit familialer Strukturen, ein traditionelles Weiblichkeits- und Männlichkeitsverständnis, wirtschaftliche und emotionale Abhängigkeit der Mütter von (Ehe-)Partnern, Pornographie und Prostitution, Verharmlosung sexueller Gewalt durch Täterlobbies, Tabuisierung sexueller Themen und daraus resultierende Unsicherheit im Umgang mit Sexualität ebenso wie mit sexueller Gewalt.

2. Primäre Täterprävention durch Veränderung des im System der Geschlechterhierarchie verankerten Männlichkeitsverständnisses der Überlegenheit gegenüber Frauen, von Besitz- und Verfügungsrechten über Frauen und Kinder, der Machtaneignung, Härte durch Verleugnung von Gefühlen, Zwang zu Leistung und Erfolg, der Funktionalisierung von Sexualität als Mittel der Kompensation von Defiziten (vgl. Godenzi 1993, Heiliger/Engelfried 1995). Eine grundsätzliche Neustrukturierung männlicher (sexueller) Sozialisation ist für eine allgemeine Täterprävention unverzichtbar (vgl. Bange 1999).

3. Primäre Opferprävention durch Stärkung des Selbstbewußtseins und der Widerstandskraft von Kindern, ihrer Position in Generationenhierarchie und Gesellschaft, Absicherung ihrer emotionalen und ökonomischen Versorgung (vgl.Enders 1995, 1999, Schele 1996, Riedel-Breidenstein/Schönherr 1996, Amann/Wipplinger 1997, Lohaus/Schorsch 1997, Godenzi 1993, Schaffrin 1993, Ehrentreich 1996, Marquardt-Mau 1995, Strohhalm e.V. 1996). Stärkung und Absicherung der eigenständigen ökonomischen, sozialen und emotionalen Situation der Mütter zur Erhöhung ihrer Möglichkeiten des Kinderschutzes. Allgemeine Vermittlung der grundsätzlichen Glaubwürdigkeit der Aussagen von Kindern (vgl. Volbert 1991, Trube-Becker 1999).

4. Sekundäre Opferprävention durch konsequente Intervention aller verantwortlichen Institutionen bei Verdacht und Gewißheit sexuellen Mißbrauchs, Beendigung und Sanktionierung von Täterschutz. Qualifizierung der Fachkräfte für effektive Intervention, Selbsterfahrung zur Auslotung von Blockaden gegen parteiliche Hilfeleistung für Opfer sexueller Gewalt. Priorität des Opferschutzes, Information über Täterstrategien, Täterlobbies und ihre Ideologien. Unterstützung der Betroffenen in der Aufarbeitung der erlittenen Gewalt.

5. Sekundäre Täterprävention durch Verhinderung von Wiederholungstäterschaft in der Form (strafrechtlicher) Inverantwortungnahme und gegebenenfalls Behandlung der Täter. Verstärkung und Systematisierung sozialer Kontrollmechanismen durch Verbesserung der Überwachung bekannter Mißbraucher.

1. Allgemeine Prävention: Maßnahmen zur Veränderung gesellschaftlicher Strukturen und Selbstverständnisse

Prävention von sexuellem Mißbrauch an Kindern ist ohne strukturelle gesellschaftliche Veränderungen nicht denkbar und kann ohne sie nicht erfolgreich sein. Grundsätzlich muß denjenigen gesellschaftlichen Strukturen und Einstellungen entgegengearbeitet werden, die die Voraussetzungen für sexuellen Mißbrauch schaffen bzw. ihn begünstigen.

Sexuellen Mißbrauch als Gewalt benennen
Grundsätzlich darf der Gewaltcharakter des sexuellen Mißbrauchs an Kindern nicht in Frage gestellt werden und muß benannt werden. Jede Form des sexualisierten Übergriffs, vom „Streicheln" bis zur Vergewaltigung, ist ein massiver Eingriff in die körperliche und seelische Integrität des Kindes, auch wenn die Folgen für jedes Kind in sehr unterschiedlicher Form und Schwere in Erscheinung treten. Das Benutztwerden für die sexuellen und Macht-Bedürfnisse des Erwachsenen verletzt seine Menschenwürde, entwertet es als Mensch, degradiert es zum – austauschbaren – Objekt, gibt ihm das Gefühl, kein Lebensrecht zu haben, läßt es den Körper hassen und verfolgt es mit Schuld- und Schamgefühlen.

Daß auch die Folgen des sexuellen Mißbrauchs für die Opfer z.B. in Gerichtsverfahren kaum oder gar kein Thema sind, scheint ein Ergebnis dessen zu sein, wie sexueller Mißbrauch – vor allem aus männlicher Perspektive – gesehen wird, z.B. verharmlosend, wie einer der Täter aus dem „Nette-Gut" es ausgedrückt hat: *„Ich habe...*

nur an denen gespielt... und ... mich selber befriedigt. Mehr habe ich nicht gemacht." Als Gewalt wird häufig nur begriffen, wenn die Täter massive Prügel u.ä. einsetzen, was, wie zu sehen war, im Vergleich eher selten vorkommt. Die Täter können ihre Ziele auf andere Weise viel effektiver und langfristiger durchsetzen: mit offenen und subtilen Drohungen, Druck, der Schaffung eines gewalttätigen Klimas, der Förderung der Angst des Kindes vor Liebesentzug und Bestrafung, durch die Erweckung von Schuldgefühlen beim Kind u.v.m.

Jede Verharmlosung sexueller Gewalt ist abzulehnen und als täterschützendes Verhalten zu erkennen. Sogenannte „Pädophilie" ist als pädokrimes Verhalten zu bewerten und in der Formulierung, es handele sich hier um eine „sexuelle Präferenz", kann das Wirken der Täterstrategien und der Täterlobby identifiziert werden.

Täter benennen und strafrechtlich zur Verantwortung ziehen

Zur Primär- ebenso wie Sekundärprävention ist es unerläßlich, die Täter als Täter zu benennen, sie zu verfolgen und zur Verantwortung zu ziehen. Jegliche Entlastung und Minimierung von Schuld, die die Täter selbst betreiben, die sich aber auch in hohem Maß in institutionellem Handeln finden, bedeutet Sicherheit der Täter und Erfolg ihrer Strategien. Mitleid etwa wegen des möglichen sozialen Abstiegs eines angezeigten und verurteilten Täters, spiegelt eine Haltung wider, die Mißbrauch nicht als Gewalt bewertet. Denn tatsächlich befindet sich ein Täter schon durch die Tat selbst im sozialen Abseits, was nur er zu verantworten hat. Er hat sich für die Tat entschieden und wird durch strafrechtliche Verfolgung dafür sanktioniert. Daß Strafandrohung und strafrechtliche Verfolgung keine oder wenig abschreckende Wirkung auf (potentielle) Täter haben, ist eine häufig aufgestellte Behauptung, mit der Fachkräfte verschiedener Einrichtungen ihre Arbeitsweise „Hilfe statt Strafe" für den Täter begründen und rechtfertigen wollen. Strafandrohung verliert tatsächlich dann ihre abschreckende – und dadurch auch präventive – Wirkung, wenn die Tat nicht konsequent strafrechtlich verfolgt wird, sondern ein Täter mit hoher Wahrscheinlichkeit entweder durch die Anwendung seiner Strategien nicht erkannt wird oder bei Aufdeckung seiner Tat mit der Bereitschaft rechnen kann, daß er kaum oder keine Folgen zu tragen hat. Die in Fachkreisen mittlerweile verbreitete Auffassung, „Hilfe statt Strafe" sei eine angemessene Reaktion auf den Täter, postuliert eine primäre Hilfsbedürftigkeit, wobei die Straftat sekundär oder als solche unberücksichtigt zu bleiben droht. Entsprechendes Handeln wirkt sich täterschützend aus und richtet sich gegen den Opferschutz.

1.3. Die Lebensbedingungen von Kindern verbessern

Für allgemeine Prävention sind dringend auch die in der vorliegenden Studie dargestellten Bedingungen zu beachten, die Kinder offensichtlich leicht sexuellem Mißbrauch aussetzen. Dazu gehört zunächst die extreme Abhängigkeit der Kinder von ihren Bezugs- und Betreuungspersonen, ferner der häufige Mangel an Zuwendung, teilweise auch materielle Deprivation. Auch die Abgeschlossenheit der familialen Struktur ist geeignet, Kinder den Bedüfnissen von Erwachsenen auszuliefern, und ein „ideales" Aktionsfeld für sexuelle Mißbraucher. Das Bemühen von Frauen, ihren Partner unbedingt zu halten oder überhaupt einen Partner zu finden, macht sie anfällig für Täterstrategien, die ihre Wahrnehmung vernebeln, sie vom Kind abspalten und verhindern, daß sie es beschützen können. Alle diese Gefährdungsfaktoren verweisen auf gesellschaftsstrukturelle Bedingungen, die sexuellen Mißbrauch an Kindern begünstigen (vgl. Bange 1999). Primärpräventives Handeln muß daher in letzter Konsequenz die emotionale und materielle Versorgung von Kindern autonom absichern und ihre vollständige Angewiesenheit auf Bezugspersonen auflösen.

1.4. Die Situation von Müttern unterstützen

Prävention von sexuellem Mißbrauch insbesondere innerhalb familialer Konstellationen muß die Situation der Mütter unterstützen. Wie vor allem in den Interviews gezeigt werden konnte, waren die Mütter sexuell mißbrauchter Kinder nicht in der Lage, diese vor ihrem Partner zu beschützen, haben sie Verhalten manchmal nicht wahrhaben können oder wollen, das eigentlich auf sexuellen Mißbrauch hätte hindeuten können. Manchmal liefert eine Mutter sogar das Kind an den Täter aus, um ihn als Beziehungspartner zu behalten.

In der Regel aber scheint es eher so zu sein, daß die Mütter nicht glauben können, daß ihr Partner „so etwas" tut, weil es ihre Beziehung zu ihm und ihre gesamte Lebenssituation grundlegend in Frage stellt und den sofortigen Abbruch erfordern würde. „*Eine Frau erlebt selbst ein schweres Trauma, wenn sie glaubt, daß ihr Kind sexuell mißbraucht worden ist: Von einem Augenblick zum anderen steht sie vor dem Verlust ihrer Partnerschaft, dem Zusammenbruch ihres Lebensplanes, dem Verlust der Familie, der Akzeptanz und dem Ertragen der Not ihres Kindes, den eigenen Schuldgefühlen... vor sozialem Abstieg oder sogar Armut, vor dem Verlust sozialer Bindungen... vor der Aussicht auf kostspielige, zermürbende und schwer belastende Rechtsstreitigkeiten... usw. All dies ist ein Trauma, dem manche Mütter durch Verleugnung vorzubeugen versuchen.*"(Jakob 1998, S. 109, vgl. Oelze 1996)

Faktoren, die Mütter ‚anfällig' für solche Strategien und unwissentliche oder wissentliche Mittäterschaft machen können, sind u.a.:

• Die Angst vorm Alleinsein als Frau und die Vorstellung, allein als Frau keine Geltung zu haben, in der Rolle der Ehefrau und Mutter gefangen zu sein und keine Eigenständigkeit erlangt zu haben;

• die Fixierung auf einen männlichen Partner, der es schafft, die Frau über seine pädokrimen Interessen hinwegzutäuschen und sie im Rahmen seiner Täterstrategien, die er auch gegenüber dem Kind anwendet emotional an sich zu binden;

• Schuldgefühle gegenüber dem Beziehungspartner, ihm sexuell seine Bedürfnisse nicht erfüllen zu können oder zu wollen, jedoch zu glauben, hierfür verantwortlich zu sein, entsprechend der traditionellen Frauenrolle und im Verhaftetsein im Mythos von männlicher Sexualität als triebhaft, die nach Befriedigung verlange.

Die Befreiung der Frauen von der Angst, allein nichts zu gelten, setzt ihre Eigenständigkeit und Unabhängigkeit ökonomisch, im besonderen aber psychisch voraus. Dabei handelt es sich um Faktoren, die im Emanzipationskonzept enthalten sind und mit der Gleichberechtigungspolitik der Gesellschaft bereits gefördert werden, aber auf breiter Ebene noch viel zuwenig greifen.

Über die Gefahr der Fixierung einer Mutter an einen pädokrimen Beziehungspartner, der durch seine Täterstrategien die Partnerin manipuliert und für seine Interessen funktionalisiert, ist breite Aufklärung und Beratung notwendig, um Frauen mit Kindern, die auf Partnersuche sind, auf diese Gefahr aufmerksam zu machen. Doch ist anhand der Berichte in den Interviews und aus den Gerichtsakten auch nicht auszuschließen, daß es pädokrime Täter gibt, die eine Frau mit dem Ziel heiraten, ein Kind zu zeugen, das sie später mißbrauchen können. Frauen, die eine entsprechende Ahnung haben, sollten diese nicht als absurd abtun, sondern als mögliche Realität begreifen. Insbesondere der in der Studie dargestellte Bestandteil der Täterstrategien, der eine oft jahrelange Planung und Vorbereitung des Mißbrauchs enthält, wäre ein Hinweis in dieser Richtung.

Um Schuldgefühlen von Frauen gegenüber ihren Partnern entgegenarbeiten zu können, muß mit den Mythen über angeblich biologisch determinierte Triebhaftigkeit männlicher Sexualität öffentlich aufgeräumt werden. Ebenso muß der Kultur permanent verfügbarer sexueller Befriedigung von Männern und damit ständigem Anreiz, ständiger Verstärkung und Aufrechterhaltung der Ideologisierung männlicher Sexualität sowie der Gleichsetzung von Männlichkeit und sexueller Betätigung entgegengearbeitet werden (vgl. Bange 1999, Heiliger/Engelfried 1995). Frauen müssen von dem Druck entlastet werden, für diese Befriedigung zur Verfügung stehen oder bei Verweigerung etwa den sexuellen Mißbrauch ihrer Kinder dulden zu müssen.

Pornographie und Prostitution problematisieren
Wie insbesondere unsere Studie zum Zusammenhang zwischen männlicher Sozialisation und potentieller Täterschaft sexueller Gewalt (Heiliger/Engelfried 1995) gezeigt hat, spielt die Erfahrung, die Jungen vermittelt wird, eine bedeutende Rolle, daß Frauen sich Männern anbieten. Die täglichen Darstellungen von Frauen in den Medien, die ihre Verfügbarkeit suggerieren und die Kenntnis von Prostitution als realem Verkauf von Sexualität bzw. Körper prägen entscheidend das Männlichkeitsbild der Überlegenheit über Frauen und der Berechtigung ihres sexuellen Gebrauchs. Mit der immanenten Sexualisierung der männlichen ebenso wie der weiblichen Rolle entsteht für Jungen/ Männer ein (vermeintlicher) Erwartungsdruck, Sexualität entsprechend auszuüben, um das Männlichkeitsbild zu erfüllen. Die ständige Präsenz der immer gleichen Bilder und Suggestionen in Medien und Werbung bestätigt, verfestigt und perpetuiert diese Vorstellungen und legitimiert das Primat sexueller Betätigung und Bestätigung, was in diesem Kontext in sich potentiell gewaltträchtig ist. Wenn Männer Schwierigkeiten im Kontakt mit Frauen, insbesondere Angst vor Frauen und Minderwertigkeitsgefühle haben, besteht die Gefahr, daß sie sich für Kinder als Ziele von sexueller Betätigung und Machtgewinn entscheiden. Das ist zwar gesellschaftlich sanktioniert, scheint jedoch so starke Defizite auszugleichen, daß das soziale Abseits irrelevant wird, zumal die gesellschaftlichen Kontrollmechanismen bei sexuellem Mißbrauch so schwer greifen.

Eine Entlastung von entsprechendem Erwartungsdruck, begleitende Ermunterung und Legitimierung im Zusammenhang mit weiteren Maßnahmen der primären Prävention z.B. im Abbau der Geschlechterhierarchie und der Veränderung des Männlichkeitskonzepts an sich (s.u.) würde der Abbau solcher Darstellungen von Frauen sein, die im übrigen eine Verletzung der Menschenrechte von Frauen darstellen.

2. Primäre Täterprävention durch Veränderung des Männlichkeitsverständnisses und der männlichen Sozialisation

Angesichts der – vor allem in den bearbeiteten Gerichtsunterlagen deutlich gewordenen – offensichtlich häufig vorhandenen Schwierigkeit, Gewalt bei sexuellem Mißbrauch zu definieren, drängt sich der

Zusammenhang mit den Normen und der Kultur männlicher Sexualität auf. Wenn es für Männer kulturell akzeptiert ist, andere als Objekte für sexuelle Entladung, Bestätigung und Machtaneignung zu nutzen, z.B. in der Prostitution, der Pornografie, in Peep-shows und ähnlichen Arrangements*, dann muß diese Kultur grundlegend revidiert werden. Es muß für Jungen im Prozeß der Aneignung ihrer Sexualität Lernziel werden, daß der Körper eines Mädchens, einer Frau, jeder anderen Person generell nicht als Objekt benutzt werden darf und Empathiefähigkeit entwickelt werden muß (vgl. Connell 1999). Die in der vorliegenden Untersuchung häufig auftauchenden Aussprüche von Tätern wie *„Er sagte, das sei doch schön"*, zeigen unter anderem das Absolutsetzen des eigenen Genusses und die Projektion der eigenen Gefühle auf die benutzte Person, deren Realität völlig ausgeblendet wird. Nur so kann auch die – immer noch weit verbreitete – Meinung, nicht nur bei Tätern, zustande kommen, eine Vergewaltigung könne für eine Frau oder ein Mädchen lustvoll sein. Auch einem Mädchen/einer Frau Provokation zu unterstellen, wenn der Täter auf sie sexuell reagiert, scheint im besten Fall Resultat reiner Projektion und Unkenntnis der realen Verhältnisse zu sein, im allgemeinen jedoch eher – was die Berichte in der vorliegenden Studie nahelegen – der Rechtfertigung zu dienen.

Solchen Auffassungen und Bestandteilen einer immer noch in hohem Maß akzeptierten männlichen Kultur muß konsequent widersprochen werden, wenn Prävention sexueller Gewalt glaubwürdig angestrebt wird.

Forderungen im Hinblick auf die männliche Sozialisation wurden im früheren Forschungsprojekt „Sexuelle Gewalt. Männliche Sozialisation und potentielle Täterschaft" (Heiliger/Engelfried 1995) formuliert, das sich ausschließlich mit dieser Frage auseinandergesetzt hat. Dabei wurde herausgearbeitet, daß das aus dem gesellschaftlich gültigen System der Geschlechterhierarchie abgeleitete Männlichkeitsbild von Dominanz, Macht, Leistung, Härte, Überlegenheit, Verfügung über Frauen und (sexuellem) Erfolg unrealistische und im Grunde unerfüllbare Anforderungen an Jungen stellt, denen sie durch Ausübung von Bestimmungsmacht und (häufig sexuell) gewaltträchtigem Verhalten gegenüber Schwächeren oder als unterlegen Deklarierten gerecht zu werden versuchen. Angst vor Frauen und Frauenfeindlichkeit werden durch die Ideologie männlicher Überlegenheit im

* Daß auch die Beziehung, die Ehe, oftmals die Rolle der legimitierten sexuellen Entladung spielt, dafür geben Alltagsverständnis und Alltagspraxis gelebter Beziehungen ausreichend Zeugnis ab (vgl. Godenzi 1989).

Geschlechterverhältnis erzeugt bzw. gefördert und verhindern eine partnerschaftliche Auseindersetzung. Am wenigsten Widerstand ist von (jüngeren) Kindern oder behinderten Menschen zu befürchten, auf deren Kosten am leichtesten sexuelle Bestätigung und Machtgefühle gewonnen werden können

Präventive Arbeit mit Jungen muß also der Tatsache Rechnung tragen, daß Jungen auf der Opferseite, aber in erheblichem Maß auch auf der Täterseite zu finden sind. Einige bundesrepublikanische Präventionsansätze berücksichtigen mittlerweile diesen Doppelaspekt in der präventiven Arbeit mit Jungen (vgl. z.B. Ottemeier-Glücks 1987, Karl 1994, 1998, Strohhalm e.V. 1996, Petze e.V. 1996, Zartbitter e.V., Kruse 1996, Sachs 1996, Bange 1995, 1999, Schwarz 1997, u.a.). Die Verhinderung der Identifikation mit einem Männlichkeitsbild, das (sexuelle) Verfügung über Mädchen und Frauen zur Machtaneignung enthält, geht einher mit aktiver Grenzsetzung bei früh auftretendem übergriffigen Verhalten. Die Förderung einer Entsolidarisierung von entsprechendem Verhalten unter Jungen beugt einer Herausbildung sexistischer männerbündischer Strukturen vor (vgl. Heiliger 1998). *„Hey, hast du nicht gemerkt, daß sie nicht will?“* ist z.B. ein einfacher Vorschlag zur Täterprävention unter Jugendlichen selbst (vgl. Strohhalm e.V., Mitteilungen April 1998, vgl. auch Heiliger 2000, Bange 1995). Der Protest mancher Jungenarbeiter, Jungen dürften nicht über eine Täterrolle definiert werden, weicht der Konfrontation mit real vorfindlichem, häufig schon früh sich manifestierendem konkretem Täterverhalten von Jungen aus und leugnet es (vgl. Permien/Frank 1995, Heiliger/Engelfried 1995 u.a.).

Wer Jungen ausschließlich in der potentiellen Opferrolle sieht, ignoriert die bedeutsame Tatsache, daß männliche Belästiger und Sexualstraftäter ihr Verhalten in der Regel als Jungen/Jugendliche herausbilden (vgl. Bange 1999 usw.) und in dieser Phase (möglicherweise) noch an der weiteren Entwicklung einer Täterkarriere gehindert werden können bzw. müssen. Notwendig für Täterprävention ist daher die stärkere Aufmerksamkeit für frühe sexuelle oder sexualisierte Übergriffe von Jungen gegen Mädchen oder andere Jungen und ein gezieltes Eingreifen mit therapeutischer Intervention. In der Bundesrepublik existieren bisher relativ wenige Ansätze therapeutischer Arbeit mit jugendlichen Sexualstraftätern, die als solche eingeordnet bzw. verurteilt wurden (vgl. Rotthaus/Gruber 1997, Gruber 1999, Deegener 1991, 1995, 1999, Fürniss 1999), obwohl *„alle TherapeutInnen, die sich auf solch eine Arbeit einlassen, gleichermaßen die Erfahrung (machen), daß die Therapie mit Jugendlichen und Heranwachsenden, die sexuell deviantes Verhalten zeigen, durchaus erfolg-*

versprechend ist, da in diesem Alter die Verfestigung solchen Verhaltens noch relativ gering ist" (Rotthaus 1991, S. 7). Die relative Vernachlässigung dieser Arbeit ist um so schwerer verständlich, als der Anteil männlicher Jugendlicher an (bekannt gewordenen) Sexualstraftaten größer ist, als von ihrem Bevölkerungsanteil zu erwarten wäre (vgl. ebd.).

Noch größer ist das Defizit der Intervention bei sexuellen Attacken, die z.B. in Betreuungseinrichtungen für Kinder beobachtet werden können und ein Konzept gezielter Arbeit mit diesen Kindern erfordern. Es ist anzunehmen, daß die Unsicherheit vieler pädagogischer Fachkräfte in bezug auf angemessene Bewertung sexueller Aggression auf die Tabuisierung sexueller Themen in der Gesellschaft, die Suggestion einer Geschichte sexueller Befreiung und die erwähnte Ideologie aggressiver männlicher Sexualität (vgl. Jakob 1998) zurückzuführen ist. Hier ist dringend Aufklärung und Fortbildung zu fachlich qualifiziertem Handeln notwendig, um die Herausbildung von Täter- und Opferkarrieren zu verhindern.

In bezug auf alltägliche Verhaltensweisen von Jungen gegenüber Mädchen, die Entwertungen und sexualisierte Machtaneignungen enthalten, muß generell eine Haltung kultiviert werden, die die Beendigung der Duldung signalisiert. Im Zusammenhang mit der „Münchner Kampagne gegen Männergewalt an Frauen und Mädchen/Jungen" (vgl. Heiliger 2000) ist in einem Schulprojekt deutlich geworden, wie rasch Jungen in der Lage und bereit sind, Orientierungen anzunehmen und umzusetzen, wenn sie ihnen als neue Norm erklärt und durch positive Grenzsetzungen vermittelt werden. Anhand einer Befragung zu Diskriminierung und Gewalt von Jungen gegen Mädchen wurde SchülerInnen vermittelt, welche Verhaltensweisen im weiteren Sinn als gewalttätig angesehen werden können und müssen (vgl. Heiliger 1998). Die Jungen erfuhren u.U. zum erstenmal, daß Mädchen „Hure" oder „Schlampe" zu nennen kein Spaß ist, sondern eine sexistische Beleidigung. Da Mädchen gleichermaßen im System der Geschlechterhierarchie und der zugewiesenen Rollenvorstellungen verfangen sind, darf und kann die Abwehr nicht von ihnen allein verlangt werden. Es ist vielmehr die Aufgabe erwachsener Bezugspersonen, Jungen die notwendigen Bewertungen und Erklärungen zu vermitteln. Jungen sind auf dem Weg zu ihrer männlichen Identität auf entsprechende Hilfestellungen angewiesen – vor allem, wenn es darum geht, traditionelle patriarchale Männlichkeitsvorstellungen abzubauen, was ohne Unterstützung nur schwer gelingen kann.

Die Förderung positiver Vorbilder für eine männliche Identität, die sich nicht auf Dominanz gegenüber Schwächeren gründet, sondern

Dominanzstreben ablehnt und Respekt vor Mädchen und Frauen vermittelt, bringt eine grundsätzliche Neuorientierung in bezug auf ein gleichberechtigtes Geschlechterverhältnis und ein entsprechendes Männlichkeitsverständnis auf den Weg. Jungen, die bereits in diese Richtung gehen, brauchen Anerkennung und Unterstützung für ihr Verhalten, das anderen Jungen als die neue, gesellschaftlich erstrebenswerte Norm vermittelt werden muß. Schließlich kommt der Veränderung der sexuellen Sozialisation von Jungen eine wesentliche präventive Bedeutung zu, die die bisherige Förderung triebgesteuerter Sexualität durch Selbstkontrolle ersetzt und Männlichkeitsmodelle entwickelt, die Sexualität nicht mehr als Kompensations- und Bestätigungsmittel einsetzt und die Entladungsfunktion von Sexualität nicht mehr fördert.

3. Maßnahmen zur primären Opferprävention

Programme zur Prävention sexuellen Mißbrauchs, die sich speziell an die (potentiellen) Opfer richten, sind nach ihrer Entwicklung vor allem in den USA und Kanada (vgl. Finkelhor/Leatherman 1995, Yawney 1995) mittlerweile auch in der Bundesrepublik verbreitet und werden vielfältig eingesetzt (vgl. Strohhalm e.V., Zartbitter Köln e.V., Petze e.V.).

Godenzi verweist darauf, daß angesichts der Schwierigkeit, die notwendigen gesellschaftlichen Veränderungen herbeizuführen, um die Ursachen sexuellen Mißbrauchs zu beheben *(„denn immerhin steht nichts weniger als die Organisation und der Stil moderner Gesellschaften zur Diskussion“,* Godenzi 1993, S. 327), dem mächtige Widerstände entgegenstehen, Information und Aufklärung für Kinder eine machbare Handlungsstrategie sei. Allerdings gibt er zu bedenken, ob die finanzielle Förderung dieser Arbeit durch die öffentliche Hand nicht auch *„darin begründet liegt, daß diese Strategie der patriarchal organisierten Gesellschaft harmlos und eher stabilisierend erscheint, da sie im Gegensatz zu den anderen Präventionsrichtungen kaum an den Grundfesten der bestehenden Ordnung rüttelt“* (ebd., S. 334). Angesichts der Vielfalt und Angepaßtheit der Täterstrategien an die jeweilige Situation des Kindes sind Kinder ohnehin weitgehend machtlos, wenn nicht – zumindest im familialen Rahmen – gänzlich ausgeliefert, wie Bullens (1995) meint. Die Auswertung der Berichte von Opfern zeigt auch, daß Mißbraucher es sich zunutze machen – oder gezielt auf der Suche danach sind –, wenn Kinder Defizite in ihrem Selbstbewußtsein und ihrer Widerstandskraft aufweisen.

Die AnbieterInnen der Programme sehen daher die Legitimation ihrer Arbeit darin, daß die Stärkung des Selbstbewußtseins und der Widerstandskraft von Kindern als wesentliche Elemente der Opferprävention für deren Entwicklung in jedem Fall positiv ist und zumindest die Chance enthält, daß Kinder eine für sie potentiell schädigende Situation erkennen und sie abwehren können (vgl. Bange 1993, Enders 1995, Braun 1995, Enders/Böhme/Wolters 1997, May 1997). Angesichts seiner Kenntnis der Täterstrategien ist David Finkelhor (1984) z.B. überzeugt, daß Täter sich Kindern nicht nähern, wenn sie den Eindruck haben, diese würden nicht schweigen und sich nicht einschüchtern lassen. Daher könne *„im Erziehungsbereich das Machtverhältnis zwischen Erwachsenen und Kindern verändert werden. Die Stärkung der Kinder in dieser Beziehung ist Konzept und Ziel. Es geht um die Durchsetzung ihrer Rechte und die Achtung vor ihnen. Denn ihr Selbstwertgefühl ist die Grundlage für die Fähigkeit, eigene Grenzen zu erkennen und durchzusetzen"* (Riedel-Breidenstein/Schönherr 1996, S. 39).

Die Arbeitsprinzipien in der Opferprävention:

1) Dein Körper gehört dir,
2) vertraue deinem Gefühl,
3) unterscheide schöne und unangenehme Berührungen,
4) du hast das Recht, nein zu sagen,
5) über schlechte Geheimnisse kannst du sprechen,
6) lerne Hilfe zu holen,
7) du bist niemals schuld (vgl. ebd., S. 42ff),

verbunden mit altersgemäßen Informationen über sexuellen Mißbrauch, Sexualität und konkrete Hilfsmöglichkeiten sowie die Stärkung der Kooperation von Kindern untereinander (vgl. Kavemann 1996) erweitern in jedem Fall Wissen und Handlungsfähigkeit der Kinder: *„Die Ergebnisse der Studien (über diese Programme) weisen darauf hin, daß (sie) mit einem verbesserten Wissen und verbesserter Fähigkeit verbunden sind, die Kinder darin unterstützen können, sich vor einem sexuellen Mißbrauch zu schützen."* (vgl. Amann/Wipplinger 1997, S. 668) Unklar bleibe jedoch, *„ob es Kindern gelingt, dieses Wissen und die Fähigkeiten in alltäglichen Situationen umzusetzen"* (ebd.).

In bezug auf den sexuellen Mißbrauch innerhalb familialer Strukturen können Präventionsprogramme, die sich an Kinder als (potentielle) Opfer richten, kaum dazu führen, ihn zu verhindern, darin sind sich alle einig, die sich mit der Präventionsthematik auseinandergesetzt haben (vgl. Finkelhor/Dziuba-Leatherman 1995, Schele 1995 u.a.). Die Machtstrukturen innerhalb der Familien, die

Autorität der Erwachsenen, die Abhängigkeit der Kinder in der Generationenhierarchie, vor allem aber die dargelegten Strategien der Täter lassen die Vorstellung illusorisch erscheinen, Kinder könnten sich grundsätzlich dagegen wehren, sexuell mißbraucht zu werden. *„Wenn man die Schläue, die Autorität und die Mittel bedenkt, über die viele Erwachsene verfügen, kann man sich kaum vorstellen, daß ein Kind dagegen ankommen könnte...“* (Finkelhor/Dziuba-Leatherman, 1995, S. 108) Aber auch grundsätzlich wird immer wieder festgestellt, daß bisher niemand definitiv nachzuweisen imstande war, Programme der Opferprävention könnten sexuellen Mißbrauch an Kindern tatsächlich verhindern (vgl. ebd., Yawney 1995, Amann/Wipplinger 1997, Lohaus/Schorsch 1997 u.a.), *„denn Kinder werden der Autorität und der körperlichen und materiellen Obermacht der Erwachsenen immer unterlegen sein“* (Amann/Wipplinger, 1997, S. 670). Amann und Wipplinger führen eine Studie von Briggs (1991) an, nach der z.B. Kinder zwischen fünf und acht Jahren Erwachsene grundsätzlich als Beschützer ansehen und sich daher nie vor ihnen fürchten, eher schon vor Phantasiegestalten, Monstern und ähnlichem. *„Sie meinen, daß Kinder Erwachsenen immer gehorchen müssen und Geheimnisse keinesfalls erzählt werden dürfen“* (ebd., S. 672), was den Erfolg von Täterstrategien natürlich sehr erleichtert.

Um so schwieriger ist es logischerweise, Kinder vor Erwachsenen ihres sozialen Nahraums zu schützen. In einer US-amerikanischen Evaluation von Präventionsprogrammen stellte sich u.a. heraus, daß Kinder größte Schwierigkeiten hatten, sich vorzustellen, von Erwachsenen, die sie gut kennen, mißbraucht zu werden (vgl. Sigurdsen, Strang und Doig, 1987 b, Amann/Wipplinger 1997). Diese Schwierigkeit korrespondiert mit entsprechenden Problemen bei Erwachsenen. In ihrem Präventionsprojekt in Bamberg befragten Knappe und Selg (1992) z.B. Eltern zu ihrem Wissen über sexuellen Mißbrauch und Täter. Die Täter wurden von den Eltern zwar korrekt zum größten Teil im Bekannten- und Verwandtenkreis der Opfer vermutet, *„das eigene Umfeld schied jedoch aus – in dem Sinn: Es können zwar Bekannte und Verwandte als Täter in Frage kommen, aber die Verwandten und Bekannten anderer, nicht die eigenen. Die Vorstellung eines Täters im Verwandten- oder Bekanntenkreis wurde von manchen Befragten kategorisch ausgeschlossen, andere reagierten darauf mit Ratlosigkeit. Während bei Fremdtätern durchweg die Anzeige oder andere Formen des Öffentlichmachens angestrebt wurden, verfügen die meisten Befragten über keinerlei Ideen zum Umgang mit einem Täter im eigenen Bekannten-/Verwandtenkreis.“* (Knappe/Selg 1992, S. 151) Dieses Ergebnis spiegelt die Tatsache der hohen Dunkelziffer sexuellen

Kindesmißbrauchs wider, die mit der Nähe zwischen Täter und Opfer steigt (vgl. Baurmann 1993). Kaum jemand will einen Mißbrauch innerhalb der Verwandtschaft bzw. sozialer Nähe wahrhaben, geschweige denn zur Anzeige bringen. Diese Tatsache ist zugleich Ursache und Folge der Täterstrategien und sichert ihren Erfolg.

Bei den auf Kinder gerichteten Programmen zur Prävention sexuellen Mißbrauchs ist zwar ihre spezifische Wirkung zur Verhinderung der Tat noch nicht erwiesen, aber unstrittig ist, daß sie Grundsätzen emanzipatorischer Sozialisation/Erziehung zur Verbreitung verhelfen, wenn sie z.B. ein „Empowerment"-Konzept verfolgen, das das Selbstwertgefühl der Kinder stärkt und ihnen Informationen über ihre Rechte vermittelt.

Als aus gesellschaftspolitischer Perspektive problematisch kann Präventionstätigkeit jedoch dann betrachtet werden, wenn sie den Anspruch erhebt, real vor sexuellem Mißbrauch schützen zu wollen/zu können und ausschließlich auf (potentielle) Opfer zielt. Eine u.U. berechtigte Kritik wirft den Präventionsprogrammen vor, die Verantwortung für potentiellen sexuellen Mißbrauch auf die Kinder abzuschieben, wenn nicht zugleich gesellschaftliche Änderungen angestrebt werden, die die Ursachen der Tat betreffen, z.B. die Entstehung von Täterschaft verhindern, Täter stoppen und strafrechtlich zur Verantwortung ziehen.

4. Maßnahmen sekundärer Opferprävention: opferorientierte Intervention und Unterstützung betroffener Kinder

Wenn auch niemand bisher eindeutig nachweisen kann, daß Präventionsprogramme sexuellen Mißbrauch verhindern, können sie doch in jedem Fall dazu beitragen, daß bereits begangener sexueller Mißbrauch an Kindern aufgedeckt und den Kindern geholfen wird. Allein darin, daß das Problem benannt und darüber gesprochen und die Verantwortung den Tätern zugewiesen wird, wird eine Entlastungsfunktion für betroffene Kinder gesehen (vgl. Schele 1996, Strohhalm e.V. 1996, Enders 1995).

Sie erleben, daß nicht nur sie mißbraucht werden, daß darüber gesprochen werden kann, daß sie keine Schuld tragen und möglicherweise Hilfe erhalten können. Institutionen und Gruppen, die Präventionsprogramme anbieten, sind in der Regel auf entsprechende „Enthüllungen" (Strohhalm e.V. 1996) und die Bereitstellung angemessener Hilfe vorbereitet. Auf jeden Fall gilt dies als Standard für die Durchführung präventiver Arbeit (vgl. ebd.).

Schele (1996, S. 95) nennt vier entscheidende Faktoren im interventiven Vorgehen:

1. Information über sexualisierte Gewalt;
2. Wahrnehmungsschulung bezüglich möglicher Verhaltensauffälligkeiten, Symptome und verschlüsselter Hilferufe betroffener Kinder;
3. Direkte und indirekte Hilfestellungen nach Offenbarung sexualisierter Gewalt;
4. Erwerb von Handlungskompetenz durch fachliche Auseinandersetzung, kritische Selbstreflexion hinsichtlich der eigenen Geschlechtsrolle, der beruflichen Rolle, eigener Gewalterfahrungen sowie internalisierter Normen und Werte.

Schele schlägt vor, betroffenen Kindern folgende Signale zu vermitteln, um ihnen das Sprechen zu ermöglichen bzw. zu erleichtern:

„- Du darfst reden.
- Ich... weiß, daß es sexuellen Mißbrauch gibt; ich kenne das Problem.
- Es gibt eine Sprache für das, was dir angetan wurde.
- Ich glaube dir.
- Ich ertrage, was du erzählst.
- Du hast keine Schuld, ich mache dir keinerlei Vorwürfe.
- Wir werden eine Lösung finden.
(Solche Signale) entlasten die Betroffenen, belassen eine Entscheidung über weitere Offenbarungen bei ihnen, stabilisieren ihr Selbstwertgefühl und geben ihnen ein Stück Autonomie". (ebd. S. 100)

Unabhängig von der Existenz spezialisierter Präventions- und Interventionsprogramme kann wohl jeder Institution im sozialen Bereich abverlangt werden, betroffenen Mädchen und Jungen angemessene Hilfe anzubieten. Häufig scheint allerdings das Gegenteil der Fall zu sein, wie die entsprechenden Aussagen in den Interviews erkennen ließen und wie Projekte, die mit betroffenen Frauen arbeiten, erfahren. *„In Berichten betroffener Frauen wird deutlich, daß Bezugspersonen aus dem weiteren Umfeld wie Schule, Jugendämter, Freizeiteinrichtungen u.a. auf Hilferufe oft gar nicht reagiert oder nur inadäquat Personen um Unterstützung gebeten haben, bevor eine Intervention erfolgte."* (ebd.) Daß diese Erfahrungsberichte keine Ausnahmen darstellen, zeigt u.a. die in Kap. 2 angeführte Arbeit von Roth (1997).Vorurteile über „Opfer", traditionelle Normen- und Wertevorstellungen sowie Geschlechtsrollenkonzepte blockieren nach Roth bei vielen Fachkräften die Wahrnehmung der Betroffenheit bei Kindern und Jugendlichen. Schele sieht dahinter u.a. auch die *„begrün-*

dete Befürchtung, daß im Verlauf der Thematisierung Betroffene um Hilfe bitten werden" (Schele 1996, S. 77). Als fatales Defizit erweise sich, daß es in vielen Einrichtungen noch *„kein problemadäquates, konzeptionell festgelegtes und damit verbindliches Hilfsangebot"* gibt (Roth 1997, S. 343).

Die Wahrnehmungs- und Reaktionsfähigkeit vieler Fachkräfte scheint überdies eng an ideologische Festlegungen gebunden zu sein; wenn sie z.B. *„aus der Angst heraus, womöglich einen unschuldigen Familienvater oder eine scheinbar heile Familie zu belasten, die Signale und Hilferufe betroffener Mädchen einfach nicht glauben können, bedürfen sie der Aufklärung, Information und Unterstützung."* (Schele 1996, S. 97) Der hiermit oft verbundene systemische Ansatz im professionellen Handeln wird aus der Sicht der Opferperspektive und parteilich arbeitender Hilfsstellen für eine dem Opfer und der Tat angemessene Hilfeleistung für untauglich, ja kontrainiziert angesehen (vgl. ebd., Roth 1997, Jakob 1998, Kap. 2.6.). Eine Familie, in der z.B. ein Vater oder Stiefvater ein Kind sexuell mißbraucht, kann nicht als heile Familie postuliert und behandelt werden. Sie ist als solche auch nicht (wieder) herstellbar. Entsprechendes Handeln schützt in seiner Wirkung die Täter und Strukturen, die Mißbrauch fördern und ermöglichen. Das Mißbrauchsopfer und evtl. weitere Geschwister/Kinder werden so nicht geschützt, wodurch die Institution ihr Wächteramt hinsichtlich von Kinderschutz und Kindeswohl verfehlt (vgl. Jakob 1998, Bringewat 1997). Bei Vorliegen sexueller Gewalt kann es keine Unparteilichkeit oder Allparteilichkeit im Interesse der gesamten Familie geben, der Schutz des verletzten Kindes muß ohne jeden Zweifel Priorität haben.

In diesem Zusammenhang ist auch eine Einstellung und Praxis kritikwürdig, die davon ausgeht, der Kontakt eines sexuell mißbrauchten Kindes zum mißbrauchenden Vater schade dem Kind nicht, sondern sei ihm zur Verarbeitung seines Traumas sogar förderlich.* Solch eine Auffassung, hier in einem familienrechtlichen Gutachten vertreten, zeugt von Unkenntnis der Täterstrategien und Täterstrukturen bei sexuellem Mißbrauch. Insbesondere die in entsprechenden Äußerungen häufig zu findende Betonung der Liebe des Kindes zum Mißbraucher zeigt Unwissenheit über die vor allem in den Interviews der vorliegenden Studie dokumentierten Tatsache, daß der Täter die Liebesbedürftigkeit des Kindes für seine Interessen ausnutzt und ihm Liebe „vorgaukelt". Das mißbrauchte Kind kann diesen „Verrat" erst erkennen, wenn die Täterstrategien aufgrund von Loslösungs- und

* vgl. Kap. 2.6. lt. Zitat Fthenakis im dort angeführten familienrechtlichen Gutachten.

Heilungsprozessen beim Opfer ihre Wirkung verloren haben, wie zahlreiche Berichte zeigen. *„Ich war eigentlich nur Mittel zum Zweck... du denkst ja immer, du wirst geliebt. Aber... du wirst eigentlich nur gebraucht."* (*Michaela, 19*) Weiteren Kontakt zum Mißbraucher zu verordnen, macht gerade die Loslösung und Verarbeitung unmöglich, weil der Täter seine Strategien fortsetzt. Die Behauptung, Kontaktabbruch zum Täter könne eine Gefährdung für die weitere Entwicklung des mißbrauchten Kindes sein, muß von daher als Täterschutz bewertet werden, wie im folgenden Zitat zum Ausdruck kommt: *„Neben dem sexuellen Mißbrauch kann die Mißbraucher-Kind-Beziehung auch durch positive Elemente gekennzeichnet sein, die dem Kind bei Kontaktabbruch verlorengingen... Man muß sich darüber im Klaren sein, daß dies kein heilsamer Schritt ist, sondern auch eine Gefährdung für die weitere Entwicklung des Kindes darstellt."* (Arbeitskreis 1991)*

Diese mit der neuen Kindschaftsrechtsreform gestärkte, wissenschaftlich nicht haltbare ideologische Position, der Vater sei in jedem Fall für eine positive Entwicklung des Kindes unentbehrlich, hat in bezug auf sexuellen Kindesmißbrauch zu einer sehr problematischen Entwicklung geführt, wie in Kap. 2.6. ausführlicher dargelegt wurde. Einer Mutter, die im Scheidungsverfahren den Vorwurf des sexuellen Mißbrauchs gegen den Expartner erhebt, wird der Schutz ihres Kindes durch die (neue) Behauptung abgeschnitten, sie wolle das Kind aus eigennützigen Motiven dem Vater „entfremden" und rede ihm sexuellen Mißbrauch ein. In der Auswertung der Gerichtsakten wurde mehrfach ein Zusammenhang zwischen der Trennung der Mutter vom Partner und dem Bericht eines Kindes über die erlittene Tat erkennbar. Es wurde diskutiert, daß die Täterstrategien des Geheimhaltungsverbots gegenüber dem Kind und der Wahrnehmungsvernebelung gegenüber der Mutter mit der Trennung nicht mehr greifen, Vertrauen zwischen Mutter und Kind sich wieder aufbauen und die Mutter zum Schutz ihres Kindes (wieder) fähig werden kann. Die neue „PAS" (Parental Alienation Syndrome)-Debatte (vgl. Kodjoe/Koeppel 1998, Fischer 1998, Ward u.a. 1998, Gardner 1992 und kritisch: Salzgeber/Stadler 1998, Gerth 1998, Urteil LG Mainz v. 21.7.97) ignoriert diese Zusammenhänge und wendet sich im Endeffekt gegen den Schutz und das Wohl des Kindes.

Roth ist der Überzeugung: *„Erst dann, wenn Professionelle sich grundlegende Kenntnisse zur Thematik erworben haben und somit beginnen, diese Gewaltsituation zu realisieren, hören sie auf, daran*

* Eine Auffassung, die gleichermaßen Wassilis Fthenakis in familienrechtlichen Gutachten vetreten hat.

zu glauben, daß ein Kind, das mit dem Täter zusammenlebt, vor sexueller Gewalt geschützt werden kann bzw. selbst in der Lage ist, sich vor dem Täter zu schützen, indem es beispielsweise lernt, nein zu sagen. Dann lassen sie es bleiben, sich darauf zu verlassen, daß ein Gespräch mit dem Täter, bei dem er unter Tränen seine Bereitschaft beteuert, ab jetzt ein guter Vater zu sein, ausreicht, um das Kind zu schützen. Und somit geben sie es auf, an ihrer Wunschvorstellung festzuhalten, daß alle Eltern ihre Kinder im Grunde lieben und daß daher der Kontakt zwischen Eltern und Kindern für die Entwicklung des Kindes dringend erforderlich ist, auch dann, wenn das Kind möglicherweise weiterhin sexuell mißbraucht wird. Vielmehr beginnen sie zu begreifen, daß eine Familie, in der sexuelle Gewalt stattfindet, keine Familie ist, in der die existenziellen Grundbedürfnisse eines Kindes nach Liebe und Geborgenheit, nach Sicherheit und Vertrauen, nach Anerkennung, Entwicklung, Zuversicht und Autonomie auch nur annähernd befriedigt werden. Daher kann es nicht die Aufgabe von Professionellen sein, unter allen Umständen am Erhalt der Familie zu arbeiten, sondern es geht darum, beispielsweise den Aufbau von Wohngruppen und Bereitschaftspflegefamilien voranzutreiben, in denen eine sehr intensive Einzelbetreuung der Kinder möglich ist, damit die Kinder geschützt sind und ihre Verletzungen allmählich heilen können.“ (ebd., S. 352f)

Angemessene Unterstützung von sexueller Gewalt Betroffener ist also eine wesentliche Forderung an professionelles Handeln. Zunächst geht es um die Herstellung physischer Sicherheit durch die Unterbindung des Zugangs des Täters zum Mißbrauchsopfer, ferner um die *„Herstellung subjektiver und empfundener Sicherheit des Kindes, damit erste Schritte zur Bewältigung der traumatischen Erfahrungen überhaupt erst möglich werden“* (Jakob 1998, S. 105). Dafür ist die Entwicklung und Umsetzung von verbindlichen „Opferschutzstandards“ (ebd., S. 114) Voraussetzung: *„Der Fokus wird auf die Bedürfnisse der Kinder, auf ihre Befindlichkeit und auf den Prozeß der Traumabewältigung gerichtet.“* (ebd. S.115) Auch eventuelle Bemühungen um den Mißbraucher sollten sich an den Erfordernissen zur Traumabewältigung des Opfers orientieren (vgl. ebd.). Die Stärkung der Mutter-Kind-Beziehung und die Unterstützung der Mutter des mißbrauchten Kindes dabei, den Schutz des Kindes wiederherstellen und aufrechterhalten zu können, sieht Jakob als wesentlichen Baustein zur Umsetzung des Opferschutzes. Er betont dabei die „neue Familie“ (ebd., S. 109f), die sich nach der zumeist erfolgenden Trennung vom Mißbraucher bildet und die Kompetenzen der Mutter zum Schutz ihres Kindes zur Wirkung bringen kann.

Hilfestellung für die Opfer bei der Aufarbeitung erlittener Beschädigungen ist zum einen eine allgemein zu erkennende Verpflichtung, zum anderen ist sie u.a. auch ein Element der Prävention in der Weise, daß Kinder, insbesondere Mädchen, die zu Opfern gemacht wurden, nicht ihr Leben lang weiterhin in der Opferrolle verbleiben, sie also in die Lage versetzt werden, sowohl sich selbst als auch später ihre eigenen Kinder und die Menschen um sich herum zu schützen. Für diese Unterstützung kann, wie in der vorliegenden Studie gezeigt wurde, die Möglichkeit einer Konfrontation mit dem Täter – in einer für das Opfer jeweils positiven Weise – von großer Bedeutung sein, um die Verarbeitung der erlittenen Gewalt zu fördern, die Betroffenen von Schuldgefühlen zu entlasten und der Verdrängung des Erlebten vorzubeugen. Die Unterstützung der Opfer muß die Finanzierung entsprechender therapeutischer Hilfen entweder über öffentliche Mittel oder durch die Täter selbst einschließen.

Hinsichtlich angemessener institutioneller Intervention weist Jakob (1998) auf das Problem hin, daß in der Bundesrepublik in bezug auf den Opferschutz eine starke Rechtsunsicherheit bestehe: *„Es gibt nicht genügend klare gesetzliche Regelungen und Ausführungsbestimmungen, wie Opferschutz in helfenden Einrichtungen zu praktizieren sei. Auch fehlen gesetzlich geregelte Schutzmaßnahmen für psychosoziale HelferInnen, die Opferschutz praktizieren."* (ebd., S.101) Angst vor der „Täterlobby" (vgl. Kap. 2.5.) und vor Dienstaufsichtsbeschwerden und Strafanzeigen, die schwerwiegende Folgen für die HelferInnen haben können, verunsichern und verhindern konsequenten Opferschutz und die Inverantwortungnahme der Täter. Das Schweigegebot gewinnt dadurch Vorrang vor dem Redegebot bei Wissen um das Vorliegen einer Straftat und der Notwendigkeit von Intervention zur Einlösung der „Garantenpflicht" (Bringewat 1997, vgl. Witt 1987) des Kinderschutzes. Unterlassung von Hilfeleistung und Verdeckung einer strafbaren Handlung sind Vorwürfe, denen pädagogische, soziale und medizinische Fachkräfte sich aussetzen können, wenn sie die Tat verschweigen und das Opfer nicht in Sicherheit bringen.

Damit jedoch Fachkräfte in den verschiedenen Institutionen fähig werden, geeignete Hilfe für Gewaltopfer zu leisten und Täter in die Verantwortung zu nehmen, brauchen sie nicht nur Sachkenntnisse (z.B. über Täterstrategien) und die Kooperation mit anderen Institutionen, sondern auch Selbsterfahrung und Selbstreflexion über ihre eigene Betroffenheit bzw. über ihre Blockaden in bezug auf die Wahrnehmung des Problems sexueller Gewalt (vgl. Schele 1996, Schmidt/Peter 1996, May 1997, Roth 1997), wie es May zusammenfassend formuliert: *„Förderung von Mut, Stärke, Sensibilität und Be-*

sonnenheit, um sexuellen Mißbrauch wahrzunehmen, zu benennen, dagegen einzutreten, Sekundärtraumatisierungen abzubauen und eigene Barrieren, sich der Situation zu stellen, zu überwinden. Gefühlsambivalenzen in bezug auf sexuellen Mißbrauch wahrnehmen, benennen und akzpetieren können. Entwicklung interdisziplinärer Arbeitskonzepte, Förderung von Autonomie, Handlungskompetenz und Empathiefähigkeit. Motivation zu parteilicher Opferhilfe und Kinderschutz. Reflexion der eigenen Sozialisation im Hinblick auf geschlechtsrollenstereotypes Verhalten als Ausgangspunkt veränderter Sozialisationsbedingungen und -modelle im pädagogischen Prozeß. (Weiter-)Entwicklung geschlechtsspezifischer Arbeitsansätze.“ (May 1999, S. 212)

Zum eigenen Schutz empfiehlt Jakob Fachkräften, die opferschutzorientiert arbeiten wollen, sich in ihrer Institution abzusichern und ihr Vorgehen zu besprechen. Es sei darüber hinaus notwendig, auf kommunaler Ebene Standards für den Opferschutz zu entwickeln und sich in der konkreten Arbeit rechtlich abzusichern. *„Schließlich halte ich es für notwendig, die Fachöffentlichkeit über die Täterstrategien aufzuklären, da sich die Naivität mancher psychosozialer HelferInnen besonders nachteilig für Mißbrauchsopfer und ihre Angehörigen, aber auch für die HelferInnen selber auswirken kann.“* (ebd., S. 117)

5. Sekundäre Täterprävention: Hoffnungen auf eine Täterbehandlung

Es gehört zweifellos wesentlich zur Prävention sexueller Gewalt an Kindern, die Täter, die in aller Regel als Wiederholungstäter gelten müssen, in einer Weise zu behandeln, die es ihnen unmöglich macht, ihre Täterschaft weiter fortzusetzen. In dieser Richtung jedoch sind die bisher vorliegenden Konzepte von Täterarbeit und Tätertherapie nicht überzeugend, müssen hier opferorientierte – nicht täterorientierte – Maßnahmen dringend entwickelt werden. Wie anhand des Praxisprojekts im Maßregelvollzug des „Nette-Gutes“ (vgl. Kap. 6) gezeigt wurde, besteht hier ein grundsätzlicher Reflexions- und Fortbildungsbedarf, denn *„Täter setzen ihre Strategien der Manipulation, der Lügen, der Schuldzuweisungen an andere und des Anspruchs der Bestimmungsmacht unbegrenzt im Maßregelvollzug fort.“* (ebd.) Solche Konzepte sind aber nicht zu lösen von gesellschaftsstrukturellen Veränderungen. Dazu gehören, wie bereits gesagt, die Veränderung des Männlichkeitsbildes sowie der männlichen sexuellen Sozialisation, die Beendigung der Duldung einer permanenten Förderung der

Ideologie triebhafter männlicher Sexualität, die Beendigung der permanenten Anreize zur sexuellen Betätigung und der Gleichsetzung von Männlichkeit und Sexualitätsausübung sowie die Kontrolle von Medien im Hinblick auf Ermunterungen und Rechtfertigungen, die sie zur Durchführung sexuellen Mißbrauchs an Kindern oder sexueller Gewalt gegen erwachsene Frauen vermitteln.

Doch ist Täterbehandlung prinzipiell ein wichtiger und hoffnungsvoller Faktor im Präventionsgedanken, obwohl allen mit dem Problem des sexuellen Mißbrauchs Befaßten klar ist, *„daß die eigentlichen Probleme der Sexualdelinquenz nicht hinter, sondern auch vor den Mauern liegen“* (Goderbauer 1999, S. 172). Ein hoher Druck und hohe Verantwortung lastet auf TherapeutInnen, Sexualstraftäter erfolgreich zu behandeln, so daß sie keine Rückfalltaten mehr begehen. Dieser Druck hat sich enorm verstärkt, seit Mitte der 90er Jahre, ausgelöst durch die vermehrten Sexualmorde an Kindern, die Bevölkerung begann, Initiativen zu gründen und für mehr Sicherheit vor Sexualstraftätern Forderungen zu erheben. Mit der Verabschiedung des „Gesetzes zur Bekämpfung von Sexualdelikten und anderen gefährlichen Straftaten“, das am 26.1.1998 in Kraft trat, zog die Bundesregierung Konsequenzen aus den Protesten. Dieses Gesetz hob das Strafmaß an, ermöglicht die Sicherungsverwahrung bereits bei der ersten Wiederholungstat, insbesondere bei Sexualmord, stellt höhere Anforderungen an eine bedingte Entlassung von Sexualstraftätern und ordnet die Behandlung von Sexualstraftätern an, bei der Verhängung von mehr als zwei Jahren Haft u.U. auch gegen den Willen des Täters. Die Bundesländer sind durch das neue Gesetz gezwungen, das vorhandene Therapieangebot auszuweiten.

Ferner wurden Rückfallstudien durchgeführt, die Daten über polizeilich erneut erfaßte Straftaten der entlassenen Täter zusammentrugen. Die Studie von Egg (1998), kriminologische Zentralstelle in Wiesbaden, hat z.B. ergeben, daß etwa die Hälfte der einmal wegen Sexualdelikten verurteilten Sexualstraftäter wieder straffällig wird, doch nur ca. 12 bis 20 % abermals Sexualstraftaten begehen (sexueller Mißbrauch an Kindern 20 %, Vergewaltigung 14 %; vgl. ebd., S. 168). Über die rückfallverhütende Wirkung von Tätertherapien, die Rückschlüsse auf spezifische angewandte Methoden erlauben würden, gibt es dabei aber noch wenig Erkenntnisse. Es fehlt bisher noch an kontrollierten Evaluationen zur Behandlung von Sexualstraftätern, den meisten mangelt es an adäquaten Vergleichsgruppen (vgl. Lösel ebd., vgl. auch Pfäfflin 1999, Nedopil 1999, u.a.). Eine US-amerikanische Studie hat 42 entsprechende Untersuchungen an über 3000 Personen ausgewertet, mit dem Ergebnis, daß die Behandelten etwas seltener rückfällig wurden als die Unbehandelten (Forby u.a. 1989, bei Lösel, S. 286). Eine neuere kanadische Studie (Hanson e.a. 1993) überprüfte 197 Täter in einem Zeitraum zwischen 10 und 31 (!) Jahren nach der Haftentlassung: 52 % von ihnen waren wieder wegen Sexualstraftaten, Gewaltdelikten oder beidem verurteilt worden. Einige Autoren weisen darauf hin, daß in vielen Rückfallstudien, insbesondere in der Bundesrepublik, der überprüfte Zeitraum viel zu kurz sei, um gültige Aussagen zuzulassen. Eine deutsche Arbeit spricht von einer „Faustregel" (Wille 1990), nach der Sexualstraftäter unbehandelt zu 40 bis 50 % ,mit therapeutischer Behandlung zu 30 bis 35 %, mit Hormonbehandlung zu 20 bis 30 % wieder Delikte begehen würden (vgl. Lösel, S. 298). Wie unterschiedlich die Wirkung einzelner Therapieansätze insgesamt eingeschätzt wird, drückt sich in folgender Aussage aus: *„Manche Programme führen zu Effekten, die deutlich über dem Durchschnitt liegen, bei anderen ergeben sich keine Wirkungen oder muß sogar mit einer Verschlechterung gegenüber der Kontrollgruppe gerechnet werden."* (Lösel ebd., S. 287, vgl. Andrews und Bonta 1994)

Grund zum Optimismus, daß die angewandten Täterprogramme tatsächlich zu einer nennenswerten Reduzierung von Rückfällen führen oder gar ein Ausschluß von Rückfällen vorhersagbar wäre, scheint es bisher also nicht zu geben. Im Grunde liegt noch kein eindeutiges Wissen darüber vor, was eigentlich dazu beigetragen hat, wenn ein Täter tatsächlich nicht rückfällig wurde. *„Aus den bisherigen Verlaufsuntersuchungen nach der Behandlung von Sexualdelinquenten können wir zwar von einer gewissen Wirksamkeit von Psychotherapie und medikamentöser Therapie ausgehen, keineswegs aber ganz genau die wirksamen Komponenten der angebotenen Therapien benennen."* (Berner 1999, S. 132)

Auch in den Therapiekonzepten, -methoden und -richtungen gehen die Meinungen der ExpertInnen zum Teil weit auseinander. Einerseits besteht zwar weitgehend Einigkeit darüber, daß bei Sexualstraftätern nicht mit einer bestimmten Methode, sondern eher mit einem Methodenmix zu arbeiten sei (vgl. Goderbauer 1999, Pfäfflin 1999, Berner 1999 u.a.); hinsichtlich des grundsätzlichen Ansatzes jedoch finden sich zwei konträre Auffassungen, deren Eckpunkte sich am Ansatz an der Persönlichkeitsstruktur des Täters versus an der kriminellen Tat beschreiben lassen. So formuliert z.B. Goderbauer von der sozialtherapeutischen Anstalt im Hohenasperg zur ersteren Richtung: *„Die Behandlung von Sexualstraftätern muß an der seelischen Grundstörung ansetzen, nicht am Delikt: an den Kontaktschwierigkeiten, den Selbstwertproblemen, den Hemmungen, den*

Aggressionen.“ (1999, S. 175). Zum Ansatz am kriminellen Verhalten dagegen meint Lösel (1999), Programme, die *„an den Kognitionen und konkreten Verhaltensmustern der Straftäter ansetzen“*, würden bessere Effekte aufweisen. Das *„Bedürfnisprinzip“* verlange, *„daß die Maßnahme spezifisch auf solche Merkmale abzielt, die nach dem empirischen Kenntnisstand kriminogen sind (z.B. nicht auf unspezifische Ziele bestimmter Therapieschulen)“*. (ebd., S. 288) Auch Berner (1999) zieht aus den Veröffentlichungen der letzten Jahre den Schluß, die erfolgreichsten Programme seien jene gewesen, die gezielt kriminogenes Verhalten behandelten, wobei er sich primär auf US-amerikanische Arbeiten bezieht. Am radikalsten formulieren nach wie vor holländische TherapeutInnen diesen Ansatz am Delikt: *„Im Mittelpunkt des kognitiv verhaltenstherapeutischen Ansatzes steht das Delikt, das hiermit zusammenhängende Verhaltensmuster und der Rückfallprozeß... die Behandlung ist nicht darauf gerichtet, den Täter durch die Rekonstruktion seiner Biographie und seiner Persönlichkeit auf der Basis von Einsicht zu heilen. Vielmehr soll er lernen, seine Impulse zum delinquenten Verhalten unter Kontrolle zu behalten, dadurch, daß ihm seine Entscheidungen, die letztlich zu dem Delikt geführt haben, bewußt gemacht werden und ihm gezeigt wird, wie er diesen Entscheidungsprozeß selbst mit Hilfe von anderen steuern kann.“* (Kröger 1999, S. 338). Bullens (1995, 1999) berücksichtigt am deutlichsten die Fortsetzung der Strategien der Täter in der Therapie. Er nennt Täter „Meister der Manipulation“, die auch den TherapeutInnen „einen Ring durch die Nase ziehen“, weshalb er nur mit Gruppen und im Team mit drei TherapeutInnen (zwei Männern und einer Frau) arbeite, denn „einer allein könnte dem Täter zu leicht auf den Leim gehen“ (Die Woche).

Ein großes und ungelöstes Problem ist nach wie vor die Nacharbeit und Kontrolle nach Entlassungen und Therapien. Alle ExpertInnen sind sich einig, daß ohne Nacharbeit und Kontrolle ein möglicher Erfolg der Therapie mit hoher Wahrscheinlichkeit verlorengehen würde. So formulieren z.B. Gmelin und Speck (1997): *„Therapie, auf die nun Politik und Öffentlichkeit setzen, ist kein Allheilmittel. Sie hat ihre Grenzen. Sie bietet keine Garantie, daß Täter nicht doch eines Tages rückfällig werden. Täter, die entlassen werden oder die sich im Freigang befinden, sind daher zu überwachen. Lebenslänglich. Sie haben sich regelmäßig bei der Polizei zu melden und sich ständigen Kontrollterminen zu unterziehen. Beim geringsten Hinweis darauf, daß die therapeutischen Maßnahmen nicht greifen, ist der Täter in Sicherungsverwahrung zu nehmen – nicht aus Gründen der Rache oder der Abschreckung, sondern zum Schutz der Allgemein-*

heit."(ebd., S. 203) Aber die Frage stellt sich, wer diese Kontrolle und Nacharbeit leisten soll. Die Bewährungshilfe in Deutschland ist mit dieser Arbeit überfordert und beginnt, sich zu wehren und Forderungen zu stellen, wie sie kompetenter arbeiten könnte (Rohr 1999). Bei dem Gedanken an lebenslange Therapie stellt sich die Frage nach der Kostenübernahme. Lebenslange Sicherungsverwahrung andererseits findet zur Zeit nur Mehrheiten in Bürgerinitiativen vor Ort. Wie Opferschutz in großem Umfang gewährleistet werden kann, ist eine noch völlig offene Frage. Auch das Modell von Megans Gesetz (vgl. Oren 1998), das in den USA nach der Ermordung der kleinen Megan durch einen Nachbarn von einer Initiative durchgesetzt wurde, findet in Deutschland bisher keine AnhängerInnen: die Information der Nachbarn, wenn ein entlassener Sexualstraftäter in ihre Nachbarschaft zieht. In Deutschland dagegen erfahren entlassene Sexualstraftäter außer der anerkanntermaßen weitgehend unwirksamen Führungsaufsicht keine Kontrolle. In der Bundesrepublik werden selbst Opfer nicht informiert, wenn der Täter aus der Haft entlassen wird, so daß sie Schutzmaßnahmen ergreifen könnten.

Spätestens hier wird deutlich, wie wenig der Opferschutz in Deutschland bisher gesichert ist, so daß der Schluß gezogen werden kann, daß eine ernsthafte Auseinandersetzung mit Tätertherapie und Opferschutz in der Bundesrepublik gerade erst oder noch gar nicht richtig begonnen hat. Solch eine Auseinandersetzung, die auch entsprechende Folgen in der Praxis haben muß, erfordert die Einmischung vieler gesellschaftlicher Gruppen und dabei vor allem von Frauen als den primär von sexueller Gewalt Betroffenen, die bisher im wesentlichen nur den Weg sahen, ihre Ängste und Forderungen im Rahmen von Bürgerinitiativen einzubringen – dies allerdings erfolgreich, wie die Veränderungen der letzten Jahre gezeigt haben. Nun aber geht es, nach den Gesetzesänderungen, um mehr: um die Einmischung in die Konzepte der Täterarbeit, um die Forderung nach Nachweisen für deren Effektivität, um Information, Transparenz und Kontrolle über die ausgeübte Therapie. Hier bestehen noch enorme Defizite, geringes Wissen und große Unsicherheiten.

Literatur

Amann, Gabriele/Rudolf Wipplinger, „Prävention von sexuellem Mißbrauch – ein Überblick", in Amann, Gabriele/Rudolf Wipplinger (Hg.), *Sexueller Mißbrauch. Überblick zu Forschung, Beratung und Therapie. Ein Handbuch*, Tübingen 1997, S. 655f–678.

Arbeitskreis Berliner psychologischer Sachverständiger in Familiensachen, *Umgangsrecht und sexueller Mißbrauch*, Vortrag in Dresden am 20.9.91 anläßlich eines Kongresses des Berufverbandes deutscher Psychologen.

Armstrong, Louise, *Kiss Daddy Goodnight*, Frankfurt a.M.1 985.

Bange, Dirk, „Nein zu sexuellen Übergriffen – Ja zur selbstbestimmten Sexualität: Eine kritische Auseinandersetzung mit Präventionsansätzen", in Zartbitter (Hg.), *Nein ist Nein. Neue Ansätze in der Präventionsarbeit*, Köln 1993, S. 7ff.

ders., „Von Leid- und Leitbildern. Über die Notwendigkeit einer geschlechtsspezifischen (Täter-)Präventionsarbeit mit männlichen Jugendlichen", in Ursula Enders (Hg.), a.a.O., 1995, S. 292–295.

ders. „Männliche Sozialisation und Täterprävention", in: Höfling u.a. 1999, a.a.O., S. 152–163.

ders., „Prävention sexueller Gewalt gegen Mädchen und Jungen. Eine Verpflichtung von Politik und Jugendhilfe", ebd., S. 140–151.

Bange, Dirk/Deegener, Günther, *Sexueller Mißbrauch an Kindern. Hintergründe, Ausmaß, Folgen*, Weinheim 1996.

Baurmann, Michael, *Sexualität, Gewalt und psychische Folgen*, Wiesbaden 1983.

Berliner, L./J.R. Conte, „The process of victimization: the victim's perspective" in *Child abuse and neglect*, Vol 14/1990, S. 29–40.

Berner, Wolfgang, „Untersuchungen über Therapieerfolge bei Straftäterbehandlungen und deren Konsequenzen für neue Behandlungsmodelle", in Wodtke-Werner, a.a.O., S. 123–138.

Braun, Gisela, „Mein Körper gehört mir! Präventionsarbeit in Kindergärten und Schulen", in: Ursula Enders (Hg.), a.a.O., Köln 1995, S.275–282.

Bringewat, Peter, *Tod eines Kindes. Soziale Arbeit und strafrechtliche Risiken*, Baden-Baden 1997.

Bruder, Klaus-Jürgen, „Grenzverletzungen und Verleugnung: Die Strategien sexuellen Mißbrauchs", in *Pro familia magazin* 3/95, S.1–4.

Budin, L.E./C.F. Johnson, „Sexual abuse prevention Programs: offenders attitudes about their efficacy", in *Child abuse and neglect*, Vol. 13/1989, S. 77–87.

Bullens, Ruud, „Der Grooming-Prozeß – oder das Planen des Mißbrauchs", in Brunhilde Marquardt-Mau (Hg.), *Schulische Prävention gegen sexuelle Kindesmißhandlung. Grundlagen, Rahmenbedingungen, Bausteine und Modelle*, München 1995, S.55–67.

ders., „Faktoren der Behandlung von Sexualstraftätern: Motive, Therapiesetting, Nachsorge", in *Forensische Psychiatrie und Psychotherapie* 2/1994, S. 33–53.

ders., „Aufgaben und Möglichkeiten multiprofessioneller Kooperation aus der Sicht der Mißhandlertherapie“, in *Informationsdienst Kindesmißhandlung und -venachlässigung*, 4. Jg. Sonderband 1 Juli 1997, S. 105–114.
ders., „Der Täter ist ein netter Mensch. Therapeutische Arbeit mit Männern, die Kinder sexuell mißbraucht haben – Täterbehandlung im Rahmen des Rotterdam-Projekts“, in Evangelisches Jugend- und Fürsorgewerk, a.a.O., S.152–161.
Bundschuh, Claudia/Stein-Hilbers, Marlene, *Abschlußbericht zum Projekt „Entstehungsbedingungen der Pädosexualität“* im Auftrag des Bundesministeriums für Familie, Frauen, Jugend und Senioren, Universität Bielefeld 1998.
Burgess, A.W./Holmström, L.L., „Sexual trauma of children and adolescents: Pressure, sex, secrecy“, in L.G. Schults (Hg.), *The sexual victimology of youth*, Springfild, IL 1980.
Ceci/Bruck, „The suggestibility of the child witness: A historical review and synthesis“, in *Psychological Bulletin* 113/93, S. 403–439.
Conte, J.R./Wolf, S./Smith, T., „What sexual offenders tell us about prevention strategies“ in *Child abuse and neglect*, Vol. 13/89, S. 293–301.
Christiansen, J.R./Blake, R. H., „The Grooming Process in Father-Daughter Incest“ in Horton, A.L./Johnson, B.L. e.al. (Hg.), *The incest perpetrator, a Family member no one wants to treat*, London 1992.
Connell, Robert W., *Der gemachte Mann. Konstruktion und Krise von Männlichkeiten*, Opladen 1999.
Däubler-Gmelin, Herta/Dieter Speck, *Sexueller Mißbrauch. Die Einsamkeit der Opfer, die Hilflosigkeit der Justiz*, München 1997.
Danica, Elly, *Nicht!*, München 1989.
Dannecker, Martin, „Bemerkungen zur strafrechtlichen Behandlung der Pädosexualität“, in Jäger, H./Eberhard Schorsch (Hg.), *Sexualwissenschaft und Strafrecht*, Stuttgart 1987, S. 70–83.
David, Klaus-Peter:„‚Das darf kein Papst, kein Lehrer, kein Nachbar, niemand darf es!‘ Eine Therapie mit einem jugendlichen Mißhandler“, in Johns, Irene (Hg.), *Zeit alleine heilt nicht*, Freiburg 1993.
Deegener, Günther, „Psychosexuelle Auffälligkeiten männlicher Jugendlicher – Anregungen zur selbsterfahrenden Auseinandersetzung mit der männlichen (Therapeuten-)Rolle“, in Wilhelm Rotthaus (Hg.), *Sexuell deviantes Verhalten Jugendlicher*, Dortmund 1991.
ders., „Sexuell aggressive Kinder und Jugendliche – Häufigkeiten und Ursachen, Diagnostik und Therapie“, in Höfling u.a., a.a.O., 1999, S.352–382.
ders., „Diagnostik und Therapie von psychosexuell auffälligen männlichen Jugendlichen“, in Evangelisches Jugend- und Fürsorgewerk a.a.O., 1999, S. 92–110.
ders., *Sexueller Mißbrauch: Die Täter*, Weinheim 1995.
Dirks, Liane, *Die liebe Angst*, Reinbek 1989.
Eck, Michaela/Arnold Lohaus, „Entwicklung und Evaluation eines Präventionsprogramm zum sexuellen Missbrauch im Vorschulalter“, in *Praxis der Kinderpsychologie und Kinderpsychiatrie*, 1993, S. 285–292.
Egg, R., „Zur Rückfälligkeit von Sexualstraftätern“, in Kröber/Dahle (Hg.), a.a.O., S. 57–70.
Ehrentreich, Barbara, „Wie wirksam sind präventive Programme gegen Mißbrauch?“, in Strohhalm e.V. (Hg.), a.a.O., S. 191–208.

Ehrentreich, Barbara/Dagmar Riedel-Breidenstein, „Prävention von sexuellem Mißbrauch an Mädchen und Jungen im Spannungsfeld zwischen Theorie und Praxis", in Hentschel, Gitti (Hg.), a.a.O., S.79–92.

Elliot, Michelle/Kevin Browne/Jennifer Kilcoyne, „Child Abuse Prevention. What Offenders tell us", in *Child abuse and neglect*, 19/1995, S. 579–594.

Enders, Ursula, „Wie Kinder sich wehren: Widerstandsformen, Kompetenzen und Überlebenskraft der Opfer", in: Enders (Hg.), a.a.O., Köln 1995.

dies. (Hg.), *Zart war ich, bitter war's*, Köln 1995.

dies., „Täter auf der Opfersuche", in Gegenfurther/Bartsch (Hg.), a.a.O.

dies., „Blick hinter die Maske. Die Täter", in: Dirk Bange/Ursula Enders, *Auch Indianer kennen Schmerz. Sexuelle Gewalt gegen Jungen*, Köln 1995.

dies./Ulfert Böhme/Dorothee Wolters, *Laß das – nimm die Finger weg! Ein Comic für Mädchen und Jungen*, Weinheim 1997.

dies., „Die Strategien der Täter und die Verantwortung von uns Erwachsenen für den Schutz von Mädchen und Jungen", in Höfling u.a., a.a.O.

dies., „Wie Pädophile ihre Opfer suchen", in: Hentschel (Hg.), a.a.O., S. 220–238.

dies./Johanna Stumpf, *Mütter melden sich zu Wort*, Köln 1991.

Evangelisches Jugend- und Fürsorgewerk, *Wege aus dem Labyrinth*, Berlin 1999.

Faller, K.C., „Possible Explanations for Child Abuse Allegation in Divorce", in *American Journal of Orthopsychiatry* 1/1991.

Fastie, Friesa, *Zeuginnen der Anklage. Die Situation sexuell mißbrauchter Mädchen und junger Frauen vor Gericht*, Berlin 1994.

dies., „Die Situation sexuell mißbrauchter Mädchen als Zeuginnen vor Gericht", in Wodtke-Werner (Hg.), a.a.O., 1997, S. 97–110.

Fegert, Jörg M., „Kinderpsychiatrische Begutachtung und die Debatte um den Mißbrauch mit dem Mißbrauch", in *Zeitschrift für Kinder- und Jugendpsychiatrie* 1995.

ders., „Psychische Folgen von sexuellem Mißbrauch und ihre Bedeutung im familiengerichtlichen und vormundschaftsgerichtlichen Verfahren", in Wodtke-Werner, a.a.O., S.41–68.

ders., „Betroffene, Helfer und Strafverfolger. Eine empirische Untersuchung im Labyrinth der Reaktionsmöglichkeiten auf sexuellen Mißbrauch", in Evangelisches Jugend- und Fürsorgewerk, a.a.O., S. 42–61.

Finkelhor, David, „Four Preconditions of Sexual Abuse. A Model", Manuskript 1981, in der Bibliothek des Kinderschutzzentrums Wien

ders.,/Jennifer Dziuba-Leatherman, „Präventionsprogramm in den USA. Evaluationsstudie zu den Erfolgen und Reaktionen von Kindern", in Marquardt-Mau (Hg.), a.a.O., 1995, S. 87–112.

ders., „Zur internationalen Epidemiologie von sexuellem Mißbrauch an Kindern", in Amann/Wipplinger, a.a.O., 1997, S. 72–85.

ders., „Sexueller Missbrauch von Kindern. Aufgaben und Probleme für den Jugendschutz und professionelle Helfer", in Hilberg,/Ullmann (Hg.), *Kindheit und Trauma*, Göttingen 1997.

ders./Nancy Strapko, „Sexual abuse prevention education. A review of evaluation studies", in D. Willis/E. Holden/M. Rosenberg (Hg.), *Child abuse prevention*, New York 1999, S. 150–167.

Fischer, Wera, „The Parental Alienation Syndrome (PAS) und die Interessenvertretung des Kindes", in *NDV* 10/98, S. 306–310.

Fraser, Sylvia, *Meines Vaters Haus*, 1988
Fürniss, Tilman, „Aspekte der spezifischen Therapie mit jugendlichen Mißhandlern", in Höfling u.a., a.a.O., 1999, S. 383–396.
Gaenslin-Jordan, C./N. Wehnert-Franke/H. Richter-Appelt, „Prävention von sexuellem Mißbrauch. Zwischen Ohnmacht und Handlungsdruck", in M. Gegenfurtner/B. Bartsch (Hg.), a.a.O., S. 77–94.
Gardiner-Sirtl, Angelika, *Als Kind mißbraucht. Frauen brechen das Schweigen*, Hamburg 1983.
Gardner, Richard A., *The Parental Alienation Syndrome*, New Jersey 1992
Gerth, Ulrich, „Das Leben ist komplizierter", in *Kind-Prax* 6/98, S. 171–172.
Gegenfurtner, M./B. Bartsch (Hg.), *Sexueller Mißbrauch von Kindern und Jugendlichen. Hilfe für Kind und Täter*, Magdeburg 1994.
Gil, Eliana, *Die heilende Kraft des Spiels. Spieltherapie mit mißbrauchten Kindern*, Mainz 1993.
Glade-Hassenmüller, Heidi, *Gute Nacht Zuckerpüppchen*, 1992.
Godenzi, Alberto, *Bieder, brutal. Männer und Frauen sprechen über sexuelle Gewalt*, Zürich 1989.
ders., *Gewalt im sozialen Nahraum*, Basel 1993.
Goderbauer, Rainer, „Stationäre Behandlung von Sexualstraftätern im Strafvollzug", in Wodtke-Werner, a.a.O., S. 167–182.
Groth, Hobson und Gary, „The Child molester: Clinical observations", in Conte, J.R./D.A. Shore (Hg.), *Social work and child sexual abuse*, Nr.4/1982.
Harten, Hans-Christian, Zur Zementierung der Geschlechterrollen als mögliche Ursache für sexuellen Mißbrauch – Sozialisationstheoretische Überlegungen zur Mißbrauchsforschung", in Ammann/Wipplinger, a.a.O., 1997, S.106–120.
Hassenmüller, Heidi, *Ein Tabu wird abgebaut. Erfahrungsberichte, Analysen, Interviews zum sexuellen Mißbrauch*, Recklinghausen 1993.
Hazzard, A./C. Webb/C. Kleemeier/L. Angert/J. Pohl, „Child abuse prevention. Evaluation and one-year follow-up", in *Child abuse and neglect* 15/1991, S. 123–138.
Heiliger, Anita, „Heilung ist nicht möglich", in *Emma* 3/4 1997, S. 49–51.
dies./Constance Engelfried, *Sexuelle Gewalt. Männliche Sozialisation und potentielle Täterschaft*, Frankfurt 1995.
dies./Steffi Hoffmann (Hg.), *Aktiv gegen Männergewalt. Kampagnen und Maßnahmen gegen Gewalt an Frauen international*, München 1998.
dies., *Jungen Grenzen setzen! Eine SchülerInnenbefragung an einer Realschule*, Arbeitspapier des Deutschen Jugendinstitutes, München 1998.
dies., *Männergewalt gegen Frauen beenden. Strategien und Handlungsansätze am Beispiel der Münchner Kampagne gegen Männergewalt an Frauen und Mädchen/Jungen*, Leverkusen 2000.
dies.,, „Zur Problematik einer Konzeption nachehelicher gemeinsamer elterlicher Sorge als Regelfall im Kontext einer geplanten Reform des Kindschaftsrechts", in *FamRZ* 9/92.
Hentschel, Gitti (Hg.), *Skandal und Alltag. Sexueller Mißbrauch und Gegenstrategien*, Berlin 1996.
Herman, Judith Lewis, „Sex Offenders. A Feminist Perspective", in Marshall, W.L./Laws, D.R./Barbaree, H.E. (Eds.), *Handbook of Sexual Assault. Issus, Theories and Treatment of the Offender*, New York 1990.

dies., *Die Narben der Gewalt. Traumatische Erfahrungen verstehen und überwinden*, München 1993.
Hirsch, Mathias, *Schuld und Schuldgefühl*, Gottingen 1998.
Höfling, Siegfried/Detlef Drewes/Irene Epple-Weigel (Hg.), *Auftrag Prävention. Offensive gegen sexuellen Missbrauch*, München 1999.
Initiative gegen Gewalt und sexuellen Missbrauch an Kindern und Jugendlichen e.V. (Hg.), *Betroffene in der Auseinandersetzung mit pädosexuellen Straftätern im Maßregelvollzug. Dokumentation*, Siershahn 1999
Jakob, Peter, „Optimierung der Hilfe durch Einzelfallkooperation der Hilfen bei sexueller Gewalt an Kindern“, in Heusohn, Lothar/Ulrich Klemm (Hg.), *Sexuelle Gewalt gegen Kinder*, Ulm 1998, S. 100–118.
Jäckel, Karin, *Du bist doch mein Vater. Der schockierende Bericht eines Inzestopfers*, München 1988.
Karl, Holger, „Hast du das auch auf Diskette? Jungen, Männer und Methoden“, in *materialien aus dem hessischen jugendring* Nr. 7, S. 101–113.
ders., „Der ehrenhafte Abschied vom Panzersoldaten. Grundlagen antisexistischer Jungenarbeit“, in Glücks, Elisabeth, Franz Gerd Ottemeier-Glücks (Hg.), *Geschlechtsbezogene Pädagogik*, Münster 1994, S. 133–154.
ders., „Altes aus Phantasialand. Jungensexualität und die Praxis antisexistischer Jungenarbeit“, in *KJuG* 3/98, S. 86–91.
Kavemann, Barbara, „Entwicklungen der Diskussion über sexuellen Mißbrauch – Widersprüche und Positionen“, in Petze (Hg.), a.a.O., S. 9–25.
dies./Bundesverein zur Prävention von sexuellem Mißbrauch an Mädchen und Jungen e.V. (Hg.), *Prävention. Eine Investition für die Zukunft*, Ruhnmark 1997.
Kirchhoff, Sabine, *Sexueller Mißbrauch vor Gericht*, Opladen 1994
dies., „Aufklärung wider die Erregung, Fakten und Fiktionen am Beispiel der Justiz“, in Hentschel, Gitti (Hg.), a.a.O., Berlin 1996, S. 309–316.
Knappe, Anne/Herbert Selg, *Prävention von sexuellem Missbrauch an Mädchen und Jungen*, herausgegeben vom Bayerischen Staatsministerium für Arbeit und Sozialordnung, München 1993.
Kodjoe, Ursula/Peter Koeppel, „The Parental Alienation Syndrome“, in *Der Amtsvormund* 1/98, S. 9–28.
Krahe, Barbara/Renate Scheinberger-Olwig, *Forschungsprojekt: Sexuelle Aggressivität zwischen Jugendlichen. Zusammenfassende Darstellung der Ergebnisse*, Institut für Psychologie der Universität Potsdam 1997.
Krahe, Barbara/Scheinberger-Olwig, Renate/Waizenhöfer, Eva/Kolpin, Susanne, „Childhood Sexual Abuse an Revictimiziation in Adolescence“, in *Child Abuse & Neglect*, Vol 23, 4/1999, S. 383–394.
Kramer, Dorothee, „Konzept für eine parteiliche Prävention von sexualisierter Gewalt und sexuellem Missbrauch in Mädchen- und Jungenstunden“, in Petze (Hg.), a.a.O., S. 61–87.
Kröber, Hans-Ludwig/K.-P. Dahle (Hg.), *Sexualstraftaten und Gewaltdelinquenz – Verlauf – Behandlung – Opferschutz*, Heidelberg 1998.
Kroeger, Uta, „Zur Behandlung von Sexualstraftätern in der Doktor Henry van der Hoeven-Kliniek in den Niederlanden“, in Höfling u.a., a.a.O., S. 336–345.
Kruse, Torsten, „Arbeit mit Jungen im Spannungsfeld zwischen potentieller Opfer- und Täterschaft“, in Kavemann/Bundesverein... (Hg.), a.a.O., S. 186–198.

Lanning, K., *Child molesters: A behavioral analysis*, Arlington, VA 1987.
Lappessen, Katharina, *Was ist mit Anna?*, München 1992.
Lautmann, Rüdiger, *Die Lust am Kind. Portrait des Pädophilen*, Hamburg 1994.
Lösel, Friedrich, „Behandlung und Rückfälligkeit von Sexualstraftätern", in Höfling u.a., a.a.O, S. 279–304.
Lohaus, Arnold/Sabine Schorsch, „Kritische Reflexionen zu Präventionsansätzen zum sexuellen Mißbrauch", in Amann/Wipplinger, a.a.O., S. 680–694.
Marquardt-Mau, Brunhilde (Hg.), *Schulische Prävention gegen sexuelle Kindesmißhandlung*, Weinheim, 1995.
Marquit, Carl, „Der Täter, Persönlichkeitsstruktur und Behandlung", in L. Backe/N. Leist /J. Merrick/N. Michelsen (Hg.), *Sexueller Mißbrauch von Kindern in Familien*, Köln 1986.
May, Angela, *Nein ist nicht genug. Prävention und Prophylaxe. Inhalte, Methoden und Materialien zum Fachgebiet sexueller Mißbrauch*, Ruhnmark 1997
dies., „Sexuellen Mißbrauch verhindern. Vorbeugende Arbeit in der Schule mithilfe multidisziplinärer Ansätze", in Höfling u.a., a.a.O., S.197–220.
Merian, Svende, *Vaters Hände*, Neuwied 1990.
Monaco, N.M./E.L. Gaier, „Developmental Awareness and Moral Stage Development in Child abuse", in *Early Child Development and Care*, 30/1998, S. 31–42.
Nedopil, Norbert, „Die Bedeutung von Persönlichkeitsstörungen für die Prognose künftiger Delinquenz", in *Monatsschrift für Kriminologie und Strafrechtsreform* 2/1997.
ders., „Möglichkeiten und Grenzen bei Entlassungsprognosen von Rechtsbrechern", in Höfling u.a., a.a.O., S. 397–407.
Nicht mit uns! Texte und Bilder aus den Selbsthilfegruppen für Mädchen und junge Frauen, die sexuell mißbraucht wurden, hg. von der Initiative Münchner Mädchenarbeit, München 1993 (Nr.1), 1996 (Nr.2)
Oelze, Sylvia, „Mütter als Spiegelbild der Gesellschaft", in Hentschel (Hg.), a.a.O., S. 279–289.
Ottemeier-Glücks, Franz-Gerd, „Über die Notwendigkeit einer antisexistischen Arbeit mit Jungen", in *Deutsche Jugend* 7/8/1987.
Petra K., „Mein über alles geliebter Papi. Erinnerungsarbeit", in Doris Janshen (Hg.), *Sexuelle Gewalt. Die allgegenwärtige Menschenrechtsverletzung*, Frankfurt a.M. 1991.
Petry, Siegfried, *Stell dich nicht so an. Geschichte und Therapie eines sexuellen Mißbrauchs*, Weinheim 1991.
Petze e.V. (Hg.), *Keine Panik, Schulische Prävention von sexualisierter Gewalt gegen Mädchen und Jungen. Beiträge zur LehrerInnenfortbildung*, Kiel 1996.
Pfäfflin, Friedeman, „Prinzipien der therapeutischen Behandlung von Sexualtätern", in Wodtke-Werner, a.a.O., S. 97–108.
Pötz-Neuburger, Susanne, „Ein Jahr Sorgerechtsreform: Entwicklungen und Erfahrungen", in *Streit* 4/99, S.147–152.
Riedel-Breidenstein, Dagmar, „Mißbrauch des Mißbrauchs – was bedeutet diese öffentliche Auseinandersetzung?" in Strohhalm e.V. (Hg.), a.a.O., S. 183–190.

dies./Christa Schönherr, „Die Arbeit mit den Präventionsthemen ist ein Weg zu einer Erziehungshaltung. Darstellung der grundlegenden Präventionsthemen", ebd., S. 39–56.

Rijnaarts, Josephine, *Lots Töchter*, München 1991.

Roth, Gabriele, *Zwischen Täterschutz, Ohnmacht und Parteilichkeit. Zum institutionellen Umgang mit „sexuellem Mißbrauch"*, Bielefeld 1997.

Rotthaus, Wilhelm/Thomas Gruber, „Systemische Tätertherapie mit Jugendlichen und Heranwachsenden – Einladung zur Konstruktion einer Welt der Verantwortlichkeit", in Amann/Wipplinger (Hg.): a.a.O., S.573–585.

Russel, Diane E.H., *Sexual Exploitation. Rape, Child Sexual Abuse and Workplace Harassment*, Beverly Hills 1984.

Sachs, Kai, „Ist Prävention sexualisierter Gewalt überhaupt möglich? Oder: Wie kann Interventionsarbeit durch Männer für Jungen aussehen?", in Petze (Hg.), a.a.O., S. 42–60.

Salzgeber, Joseph/Michael Stadler, „Beziehung contra Erziehung – kritische Anmerkungen zur aktuellen Rezeption von PAS", in *Kind-Prax* 6/98, S. 167–171.

Schaffrin, Irmgard, „Ein Mädchen sagt nein... und dann? Selbstbestimmung, Sexualität und sexuelle Gewalt", in Konrad Lappe/Irmgard Schaffrin/ Evelyn Timmermann u.a., *Prävention von sexuellem Mißbrauch. Handbuch für die pädagogische Praxis*, Ruhnmark 1993.

Schele, Ursula, „Mißbrauch – ein Thema für die Schule", in Petze (Hg.), a.a.O., S. 88–108.

Schmidt, Barbara/Antje Peter, „Die Notwendigkeit von Selbsterfahrung in der LehrerInnen-Fortbildung", ebd., S. 109–129.

Schwarz, Anne, „Neue Jungen braucht das Land! Überlegungen zum pädagogischen Arbeiten an der sexuellen Identität von Jungen aus der Perspektive feministischer Mädchenarbeit", in Kurt Möller (Hg.), *Nur Macher und Macho? Geschlechtsreflektierende Jungen- und Männerarbeit*, Weinheim/München 1997, S. 301–318.

Singer, M.I./D. Hussey/K.J. Stom, „Grooming the victim: an analysis of a perpetrators seduction letter", in *Child abuse and neglect*, Vol 16/1992, S. 877-886

Sgroi, Suzanne, *Handbook of clinical intervention in child sexual abuse*, Lexington 1982

Stein-Hilbers, Marlene/Claudia Buntschuh, „Zur Propagierung und Entkriminalisierung von Pädosexualität", in: Kriminologisches Journal 3/98.

Strohhalm e.V. (Hg.), *Auf dem Weg zur Prävention*, Berlin, 1996.

Stumpf, Johanna, „Mit-Täterin oder Mit-Opfer? Beratung der Mutter", in Enders (Hg.), a.a.O., S. 218–229.

Thoennes, Nancy/Patricia G. Tjaden, „The Extent, Nature and Validity of Sexual Abuse Allegations in Custody Visitation Disputes", in *Child abuse and neglect* 1992.

Trube-Becker, Elisabeth, „Glaubwürdigkeit und Begutachtung von mißbrauchten Kindern und Jugendlichen", in Hentschel (Hg.), a.a.O., S. 324–331.

Vachss, Alice, *Merkt Euch ihren Namen! Eine Staatsanwältin im Kampf gegen Vergewaltiger, Pädophile und ihre Lobby*, Frankfurt 1993.

Volbert, Renate, „Zur Glaubhaftigkeit von Kinderaussagen", in *Sozialmagazin* 5/1991.

Volbert, Renate, „Glaubwürdigkeitsbegutachtung bei Verdacht auf sexuellen Mißbrauch von Kindern“, in *Zs. für Kinder- und Jugendpsychiatrie* 1995, S. 20–26.

dies./Volker Pieters, „Suggestive Beeinflussung von Kinderaussagen“, in *Psychologische Rundschau* 47/96, S. 183–198.

Wakefield, H./R. Unterwager, „Sexual Abuse Allegation in Divorce and Custody Disputes“, in *Behavioral Science and the Law*, Vol.9/1991.

Ward, Peggie/J. Campbell Harvey, „Family Wars: The Alienation of Children“, in *Pace Custody Newsletter* 9/1993

Wehnert-Franke, Natascha/Hertha Richter-Appelt/Christine Gaenslin-Jordan, „Wie präventiv sind Präventionsprogramme zu sexuellem Mißbrauch von Kindern? Kritische Überlegungen zu schulischen Präventionsmodellen in den USA“, in *Zeitschrift für Sexualforschung* 1/1992.

Wetzels, Peter, „Verbreitung und familiäre Hintergründe sexuellen Kindesmißbrauchs in Deutschland“, in Höfling (Hg.), a.a.O.; S.104–134.

Wetzels, Peter, *Gewalterfahrungen in der Kindheit*, Baden-Baden 1997.

Winter, Reinhard, „Sexualität als Lösung? Bewältigungsprobleme von Jungen und Männern und Sexualität“, in *Kind, Jugend und Gesellschaft* 3/93.

Witt, Carsten, „Die Zusammenarbeit von Klinikum, Polizei, Staatsanwaltschaft und Jugendamt zur Verfolgung und Verhinderung von Kindesmißhandlung unter den Gesichtspunkten Datenschutz und Schweigepflicht“, in *Unsere Jugend* 5/87, S. 178–190.

Wodtke-Werner, Verena (Hg.), *Alles nochmal durchleben. Das Recht und die (sexuelle) Gewalt gegen Kinder*, Baden-Baden 1997.

dies./Ursula Mähne (Hg.), *Nicht wegschauen! Vom Umgang mit Sexual(straf)tätern. Schwerpunkt sexueller Mißbrauch*, Baden-Baden 1999.

Wulf, Rüdiger/Rainer Goderbauer, „Therapie von Sexualstraftätern im badenwürttembergischen Justizvollzug – Konzeption, Erfahrungen und Perspektiven“, in: Wodtke-Werner, a.a.O., S. 109–122.

Wurtele, S.K./L.C. Kast/A.M. Melzer, „Sexual abuse prevention for young children: A comparison of teachers and parents as instructors“, in *Child abuse and neglect*, Vol. 16/1992, S. 865–876.

Wyre, Ray, „Mißbrauch in Institutionen“, in *Pädophilie – Verrat am Kind, Dokumentation der Fachtagung*, hg. v. Sozialpäd. Fortbildungsstätte Haus am Rupenhorn, Berlin 1997, S. 86–102.

ders./Hilary Eldridge, „The Treatment Program at the Gracewell Clinic in Birmingham“, unveröffentlichtes Manuskript, Birmingham 1990.

ders./Anthony Swift, *...und bist Du nicht willig – die Täter*, Köln 1991.

Yawney, Dave, „Prävention gegen sexuelle Kindesmißhandlung in kanadischen Grundschulen“, in Marquardt-Mau (Hg.), a.a.O., S. 113–134.